Martin Merkel, Sven Diederich (Hrsg.)
Diabetes, Stoffwechsel und hormonelle Störungen

Martin Merkel, Sven Diederich (Hrsg.)

Diabetes, Stoffwechsel und hormonelle Störungen

—

DE GRUYTER

Herausgeber

Hon. Prof. Dr. med. Martin Merkel
Endokrinologikum Hamburg
Lornsenstr. 4–6
22767 Hamburg
E-Mail: Martin.Merkel@amedes-group.com

Prof. Dr. med. Sven Diederich
MVZ Medicover Berlin-Mitte
Hausvogteiplatz 3 + 4
10117 Berlin
E-Mail: Sven.Diederich@medicover.de

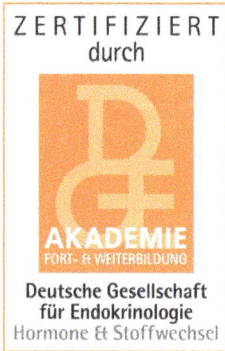

ZERTIFIZIERT
durch

AKADEMIE
FORT- & WEITERBILDUNG

Deutsche Gesellschaft
für Endokrinologie
Hormone & Stoffwechsel

Zertifiziert durch die Akademie der
Deutschen Gesellschaft für Endokrinologie.

ISBN: 978-3-11-068192-5
e-ISBN (PDF): 978-3-11-068208-3
e-ISBN (EPUB): 978-3-11-068220-5

Library of Congress Control Number: 2022944909

Bibliografische Information der Deutschen Nationalbibliothek
Die Deutsche Nationalbibliothek verzeichnet diese Publikation in der Deutschen Nationalbiblio-
graphie; detaillierte bibliografische Daten sind im Internet über http://dnb.d-nb.de abrufbar.

© 2023 Walter de Gruyter GmbH, Berlin/Boston
Einbandabbildung: Robert Ingelhart / iStock / Getty Images Plus
Satz/Datenkonvertierung: L42 AG, Berlin
Druck und Bindung: CPI books GmbH, Leck

www.degruyter.com

Vorwort

In Deutschland leiden bis zu 10 Millionen Menschen an den verschiedenen Diabetesformen; die Prävalenz steigt stetig. Die Auswirkungen eines gestörten Glukosestoffwechsels auf endokrinologische und metabolische Vorgänge sind mannigfaltig. An-
dersherum können hormonelle Veränderungen, genetische Krankheiten und Stoffwechselstörungen ebenso wie Medikamente einen Diabetes mellitus verursachen
bzw. den Verlauf der Krankheit signifikant beeinflussen.

Ziel dieses Buches ist es, die verschiedenen Wechselwirkungen zwischen Diabetes mellitus, Adipositas und hormonellen, metabolischen, medikamentösen sowie
sonstigen Einflüssen zu beleuchten. Im ersten Teil wird der derzeitige Wissensstand
zur Pathophysiologie dargestellt. Beginnend mit aktuellen Aspekten zur Klassifikation wird insbesondere die neue, pathophysiologisch begründete Einteilung des Typ-
II-Diabetes erläutert. Auch Gestationsdiabetes und seltene, monogenetische Formen
des Diabetes (MODY, Inselzelldefekte, Insulinresistenzsyndrome und genetische Syndrome) werden abgehandelt. Die Therapieprinzipien der verschiedenen Diabetesformen werden kurz umrissen. Es folgen endokrine Erkrankungen wie Hypercortisolismus, Akromegalie, Phäochromozytom und Störungen der Schilddrüsenfunktion unter dem Blickwinkel ihres Einflusses auf den Glukosestoffwechsel. Angesichts der
mitunter lebenslangen Therapiedauer ist die diabetogene Potenz von lipidologischen, antihypertensiven sowie onkologischen Therapeutika von großer Wichtigkeit.

Der zweite Teil befasst sich mit den metabolischen bzw. endokrinologischen Folgen eines Diabetes mellitus und dessen Assoziationen mit anderen Erkrankungen.
Unter autoimmunologischen Gesichtspunkten werden polyglanduläre Autoimmunsyndrome und die Zöliakie erläutert. Zu den wichtigsten Folgen von Adipositas und
Diabetes zählen das PCOS, Fettstoffwechselstörungen, Gefäßveränderungen, arterielle Hypertonie und Knochenerkrankungen.

Nicht zuletzt werden endokrine und metabolische Veränderung bei Diabetes in
speziellen Situationen beleuchtet, z.B. bei Gewichtsveränderungen, Sport, unter ju-
gend- und altersspezifischen Aspekten sowie bei einer gegengeschlechtlichen Hormontherapie. Abgerundet werden die Ausführungen mit einer Darstellung von Interaktionen zwischen Glukosestoffwechsel bzw. Diabetes und neuropsychologischen
Veränderungen.

Wir hoffen, dass diese wissenschaftlich fundierten, aber gleichzeitig praxisorien-
tierten Ausführungen den Leserinnen und Lesern in ihrer klinischen Tätigkeit von
Nutzen sind.

Dieses Buch entstand im Wesentlichen aus der Deutschen Gesellschaft für Endokrinologie (DGE) heraus; ein Großteil der Autorinnen und Autoren ist insbesondere
in der Sektion Diabetes, Adipositas und Stoffwechsel (DAS) der DGE aktiv tätig. Gerade vor diesem Hintergrund freuen wir uns sehr, dass es von der Akademie der Deutschen Gesellschaft für Endokrinologie (DGE) zertifiziert wurde. Die Herausgeber dan-

https://doi.org/10.1515/9783110682083-201

ken allen Autorinnen und Autoren für Ihre Unterstützung bei der Entstehung dieses Buches!

Hamburg und Berlin
Februar 2023
Martin Merkel   Sven Diederich

Inhalt

Autorenverzeichnis

PD Dr. med. Matthias Auer, M.Sc.
Innere Medizin, Endokrinologie
und Diabetologie
Medizinische Klinik und Poliklinik IV
Klinikum der Universität München
Ludwig-Maximilians-Universität München
Ziemssenstr. 5
80336 München
E-Mail: Matthias.Auer@med.uni-muenchen.de
Kapitel 16

Prof. Dr. med. Andreas Barthel
Medicover Bochum
Universitätsstrasse 48
44789 Bochum
E-Mail: Andreas.Barthel@medicover.de
und
Medizinische Klinik und Poliklinik III
Technische Universität Dresden
Universitätsklinikum Carl Gustav Carus
Fetscherstr. 74
01307 Dresden
E-Mail: Andreas.Barthel@uniklinikum-dresden.de
Kapitel 17

PD Dr. med. Thomas Bobbert
Charité – Universitätsmedizin Berlin
CCM und CVK Klinik für Endokrinologie und
Stoffwechselmedizin
Charitéplatz 1
10117 Berlin
oder
Augustenburger Platz 1
13353 Berlin
E-Mail: thomas.bobbert@charite.de
Kapitel 15.2

Prof. Dr. med. Jörg Bojunga
Medizinische Klinik I
Universitätsklinikum
Theodor-Stern-Kai 7
60590 Frankfurt am Main
E-Mail: Joerg.Bojunga@kgu.de
Kapitel 11.2

Prof. Dr. med. Matthias Blüher
Helmholtz-Institut für Metabolismus-,
Adipositas- und Gefäßforschung (HI-MAG)
Helmholtz Zentrum München an der Universität
Leipzig und dem Universitätsklinikum
Leipzig AöR
Philipp-Rosenthal-Straße 27
04103 Leipzig
E-Mail: Matthias.Blueher@medizin.uni-leipzig.de
Kapitel 15.1

Georg Brosin
Sektion Endokrinologie und Stoffwechsel
Zentrum für Innere Medizin
Universitätsmedizin Rostock
Ernst-Heydemann-Str. 6
18057 Rostock, Germany
E-Mail: Georg.Brosin@uni-rostock.de
Kapitel 13

Prof. Dr. med. Sven Diederich
MVZ Medicover Berlin-Mitte
Hausvogteiplatz 3 + 4
10117 Berlin
E-Mail: Sven.Diederich@medicover.de
Kapitel 10.2

Dr. med. Ulrich Dischinger
Universitätsklinikum Würzburg
Medizinische Klinik I,
Schwerpunkt Endokrinologie / Diabetologie
Oberdürrbacherstr. 6
97080 Würzburg
E-Mail: Dischinger_U@ukw.de
Kapitel 8.3

Prof. Dr. med. Dirk Fahlenkamp
Am Kagarsee 5
16837 Kagar
E-Mail: dirkfahlenkamp@web.de
Kapitel 10.2

Prof. Dr. med. Martin Fassnacht
Universitätsklinikum Würzburg
Medizinische Klinik I, Schwerpunkt
Endokrinologie / Diabetologie
Oberdürrbacherstr. 6
97080 Würzburg
E-Mail: fassnacht_m@ukw.de
Kapitel 8.3

Prof. Dr. med. Joachim Feldkamp
Universitätsklinik für Allgemeine Innere
Medizin, Endokrinologie und Diabetologie,
Infektiologie
Klinikum Bielefeld
Teutoburgerstr. 50
33604 Bielefeld
E-Mail: joachim.feldkamp@klinikumbielefeld.de
Kapitel 8.4

Dr. med. Katja Gollisch
Universitätsmedizin Göttingen
Klinik für Gastroenterologie, gastrointestinale
Onkologie und Endokrinologie
Robert-Koch-Str. 40
37075 Göttingen
E-Mail: katja.gollisch@med.uni-goettingen.de
Kapitel 14

Dr. med. Jan Gröner
Zentrum für Diabetes und
Hormonerkrankungen Neustadt
Schütt 2
67433 Neustadt an der Weinstraße
E-Mail: Jan.Groener@diabetes-hormone.de
Kapitel 12.3

Prof. Dr. med. Christoph Keck
Medicover Deutschland
Medicover Laborgruppe
Teltowkanalstrasse 1
12247 Berlin
E-Mail: info@keck-media.com
Kapitel 10.1

Dr. med. Helmut Kleinwechter
diabetologikum Kiel
Diabetes-Schwerpunktpraxis u.
Schulungszentrum
Alter Markt 11
24103 Kiel
E-Mail: hkleinwechter@gmail.com
Kapitel 5

Dr. rer. nat. Birgit Knebel
Institut für Klinische Biochemie und
Pathobiochemie
Deutsches Diabetes Zentrum an der
Heinrich-Heine-Universität Düsseldorf
Auf'm Hennekamp 65
40225 Düsseldorf
E-Mail: Birgit.Knebel@ddz.de
Kapitel 6.2

Dr. rer. nat. Jörg Kotzka
Institut für Klinische Biochemie und
Pathobiochemie
Deutsches Diabetes Zentrum an der
Heinrich-Heine-Universität Düsseldorf
Düsseldorf
Auf'm Hennekamp 65
40225 Düsseldorf
E-Mail: Jorg.Kotzka@ddz.de
Kapitel 6.2

Prof. Dr.med. Barbara Ludwig
Medizinische Klinik und Poliklinik III
Universitätsklinikum Carl Gustav Carus an der
Technischen Universität Dresden
Fetscherstraße 74
01307 Dresden
E-Mail: barbara.ludwig@uniklinikum-dresden.de
Kapitel 2

Prof. Dr. med. Knut Mai
Charité-Universitätsmedizin Berlin
Medizinische Klinik m. S. Endokrinologie und
Stoffwechsel einschl. AB Lipidstoffwechsel
Charitéplatz 1
10117 Berlin
E-Mail: knut.mai@charite.de
Kapitel 9.2

PD Dr. med. Burkhard Manfras, MBA
Medicover Ulm MVZ
Münsterplatz 6
89073 Ulm
Medicover Neu-Ulm MVZ
Marienstraße 1
89231 Neu-Ulm
E-Mail: burkhard.manfras@medicover.de
Kapitel 9.1, 9.3

Prof. Dr. med. W. Alexander Mann
ENDOKRINOLOGIKUM Frankfurt am Main
Zentrum für Hormon- und
Stoffwechselerkrankungen,
Rheumatologie, Osteologie und Neurologie
Stresemannallee 1/3
60596 Frankfurt a. M.
E-Mail: alexander.mann@amedes-group.com
Kapitel 4

Hon. Prof. Dr. med. Martin Merkel
Endokrinologikum Hamburg
Lornsenstr. 4–6
22767 Hamburg
E-Mail: Martin.Merkel@amedes-group.com
Kapitel 9.4, 11.1, 12.2

Dr. med. Svenja Meyhöfer
Institut für Endokrinologie und Diabetes,
Universität zu Lübeck
Ratzeburger Allee 160
23562 Lübeck
E-Mail: svenja.meyhoefer@uni-luebeck.de
Kapitel 15.4

Prof. Dr. med. Sebastian M. Meyhöfer
Institut für Endokrinologie und Diabetes
Universität zu Lübeck
Medizinische Klink 1, UKSH Campus Lübeck
Ratzeburger Allee 160
23562 Lübeck
E-Mail: sebastian.meyhoefer@uni-luebeck.de
Kapitel 15.4

Prof. Dr. med. Dirk Müller-Wieland
Medizinische Klinik I
Universitätsklinikum RWTH-Aachen
Pauwelsstr. 30
52074 Aachen
E-Mail: dirmueller@ukaachen.de
Kapitel 6.2

Prof. Dr. med. Carl-Joachim Partsch
endokrinologikum Hamburg
Lornsenstraße 6
22767 Hamburg
E-Mail: Carl-Joachim.Partsch@amedes-group.com
Kapitel 15.3

Prof. Dr. med. Klemens Raile
Vivantes – Klinikum Neukölln
Klinik für Kinder- und Jugendmedizin
Rudower Straße 48
12351 Berlin
E-Mail: klemens.raile@vivantes.de
Kapitel 6.1

PD Dr. med. Susanne Reger-Tan
Klinik für Endokrinologie, Diabetologie und
Stoffwechsel
Diabeteszentrum Diabetologikum DDG
Zentrallabor – Forschung und Lehre
Universitätsklinikum Essen
Hufelandstraße 55
45147 Essen
E-Mail: Susanne.Tan@uk-essen.de
Kapitel 9.5, 12.1

Prof. Dr. med. Martin Reincke
LMU Klinikum
Medizinische Klinik und Poliklinik IV
Campus Innenstadt
Ziemssenstraße 5
80336 München
E-Mail: martin.reincke@med.uni-muenchen.de
Kapitel 8.1

Dr. med. Ulrike Schatz
Medizinische Klinik III
Universitätsklinikum Carl Gustav Carus
an der Technischen Universität Dresden
Fetscherstraße 74
01307 Dresden
E-Mail: Ulrike.Schatz@uniklinikum-dresden.de
Kapitel 12.2

Prof. Dr. Med. Erwin Schleicher
Klinische Chemie und Pathobiochemie/
Zentrallabor
Universitätsklinikum Tübingen
Hoppe-Seyler-Str. 3
72076 Tübingen, Deutschland
E-Mail: Erwin.Schleicher@med.uni-tuebingen.de
Kapitel 1

Prof. Dr. med. Christof Schöfl
Straußstrasse 2
91074 Herzogenaurach
E-Mail:
christof.schoefl@endokrinologie-schoefl.de
Kapitel 8.2

Prof. Dr. med. Heide Siggelkow
Unversitätsmedizin Göttingen
Klinik für Gastroenterologie, gastrointestinale
Onkologie und Endokrinologie
Robert-Koch-Straße 40
37075 Göttingen
E-Mail: heide.siggelkow@gmx.de
Kapitel 14

Dr. med. Dominik Soll
Charité – Universitätsmedizin Berlin
Medizinische Klinik m. S. Endokrinologie und
Stoffwechsel einschl. AB Lipidstoffwechsel
Charitéplatz 1
10117 Berlin
E-Mail: dominik.soll@charite.de
Kapitel 9.2

Prof. Dr. med. Joachim Spranger
Charité-Universitätsmedizin Berlin
Medizinische Klinik m. S. Endokrinologie und
Stoffwechsel einschl. AB Lipidstoffwechsel
Charitéplatz 1
10117 Berlin
E-Mail: joachim.spranger@charite.de
Kapitel 3

Dr. med. Frederick Vogel
LMU Klinikum
Medizinische Klinik und Poliklinik IV
Campus Innenstadt
Ziemssenstraße 5
80336 München
E-Mail: Frederick.Vogel@med.uni-muenchen.de
Kapitel 8.1

Dr. med. Julia Wickert
amedes Medizinische Dienstleistungen GmbH
MVZ für Laboratoriumsmedizin und
Humangenetik Hamburg GmbH
Lornsenstraße 6
22767 Hamburg
E-Mail: Julia.Wickert@amedes-group.com
Kapitel 7

Prof. Dr. med. Holger S. Willenberg
Sektion Endokrinologie und Stoffwechsel
Zentrum für Innere Medizin
Universitätsmedizin Rostock
Ernst-Heydemann-Str. 6
18057 Rostock
E-Mail: holger.willenberg@uni-rostock.de
Kapitel 13

Dr. med. Athanasia Ziagaki
Charité – Universitätsmedizin
Med. Klinik für Endokrinologie und
Stoffwechselmedizin
Kompetenzzentrum Seltene
Stoffwechselkrankheiten
Augustenburger Platz 1
13353 Berlin
E-Mail: athanasia.ziagaki@charite.de
Kapitel 7

Dr. med. Lydia Zscherper
Sektion Endokrinologie und Stoffwechsel
Zentrum für Innere Medizin
Universitätsmedizin Rostock
Ernst-Heydemann-Str. 6
18057 Rostock, Germany
E-Mail: Lydia.Zscherper@med.uni-rostock.de
Kapitel 13

1 Diagnose und Klassifikation des Diabetes mellitus

Erwin Schleicher

1.1 Definition des Diabetes mellitus

Unter dem Begriff Diabetes mellitus werden vielfältige Stoffwechselstörungen zusammengefasst, deren gemeinsames Merkmal eine chronische Hyperglykämie ist. Neben der chronischen Hyperglykämie liegt meist eine Störung des Lipidstoffwechsels vor. Vor allem der Typ-2-Diabetes und dessen Vorformen sind häufig mit Übergewicht, Hypertonie und Hyperurikämie assoziiert (metabolisches Syndrom). Die Ursachen des Diabetes mellitus sind Störungen der Insulinproduktion oder/und der Insulinwirkung, die nicht nur an den klassischen Stoffwechselorganen Leber, Muskulatur und Fettgewebe zu Störungen des Kohlenhydrat- und Fettstoffwechsels führen, sondern auch u. a. über die gestörte Insulinwirkung an den großen und kleinen Gefäßen langfristig zu entsprechenden Organschäden (z. B. Niere) führen können.

1.2 Diagnosekriterien des Diabetes mellitus

1.2.1 Klinik

Wenn die klassischen, auf akute Hyperglykämie zurückzuführenden Symptome im Vordergrund stehen, sollte die Diagnose Diabetes naheliegend sein, insbesondere bei Polyurie, Polydipsie, starke Gewichtsabnahme in kurzer Zeit, Hunger, Polyphagie, gastrointestinale Beschwerden, Visusstörungen, erhöhte Infektanfälligkeit, Allgemeinzustandsverschlechterung mit Abnahme der Leistungsfähigkeit und der Konzentration [1]. Während diese bei Menschen mit Neumanifestation eines Typ-1-Diabetes sehr typisch sind, treten entsprechende Symptome bei Menschen mit unbehandeltem Typ-2-Diabetes in weniger als der Hälfte auf. Da außerdem die Symptome sehr unterschiedlich ausgeprägt sein können, kommt der Labordiagnostik ein wichtiger Stellenwert zu. In der Praxis zeigt sich, dass in vielen Fällen bereits bei der Diabetesdiagnose mikro- oder makrovaskuläre Schäden vorliegen.

1.2.2 Labormessgrößen

Für die Diagnostik des Diabetes mellitus sind von der WHO und den nationalen und internationalen Diabetesgesellschaften sowohl die venöse Plasmaglukose als auch das HbA1c zugelassen.

https://doi.org/10.1515/9783110682083-001

Folgende Kriterien sind für die Diagnose Diabetes festgelegt:
a) Messgröße Glukose (venöse Plasmaglukose):
  – nüchtern: ≥ 126 mg/dl (7 mmol/l) oder
  – oraler Glukosetoleranztest (oGTT): 2h-Wert ≥ 200 mg/dl (11 mmol/l) oder
  – zufällig gemessen: ≥ 200 mg/dl (11 mmol/l) oder
b) Messgröße HbA1c: HbA1c ≥ 6,5 % (≥ 48 mmol/mol Hb)

Für die Diagnose des Gestationsdiabetes gelten andere Werte (siehe Kap. 6). Die Vorgaben für die Messgrößen sind sehr genau festgelegt. Daraus ergeben sich große Anforderungen für die Messgenauigkeit (siehe Kap. 1.7). Die Verwendung von Urin ist weder für die Diabetesdiagnose noch für die Therapieführung geeignet, da die Glukosekonzentration von der Trinkmenge, dem Alter, der Medikation und von einer Schwangerschaft beeinflusst wird.

1.3 Vorgehen bei der Diabetesdiagnose

Da die klinische Diagnose Diabetes nicht immer eindeutig ist, kommt den Labormessgrößen eine wichtige Bedeutung zu. Wie unter Kap. 1.4 dargelegt ist, unterliegt sowohl die Bestimmung des HbA1c als auch die der Glukose Hyperglykämie-unabhängigen Einflüssen und Störfaktoren. Daher empfiehlt es sich für die Diagnose auf beide Labormessgrößen, d. h. Glukose und HbA1c zu stützen und bei klinisch nicht eindeutiger Diabetesdiagnose wie folgt vorzugehen [1]:

Für einen Diabetes mellitus sprechen mit hoher Wahrscheinlichkeit folgende Werte:
a) Plasmaglukose
  – nüchtern ≥ 126 mg/dl (7 mmol/l) oder
  – im oGTT: 2h-Wert ≥ 200 mg/dl (11 mmol/l) oder
  – zufällig gemessen ≥ 200 mg/dl (11 mmol/l)
b) HbA1c ≥ 6,5 % (≥ 48 mmol/mol Hb)

Gegen einen Diabetes mellitus (Ausschluss) sprechen mit hoher Wahrscheinlichkeit folgende Werte:
a) Plasmaglukose nüchtern < 100 mg/dl (5,6 mmol/l)
b) HbA1c < 5,7 % (39 mmol/mol Hb)

Für eine gestörte Nüchternglukose (IFG) spricht, wenn folgende Ergebnisse vorliegen (Graubereich)
a) Nüchtern-Plasmaglukose 100–125 mg/dl (5,5–6,9 mmol/l)
b) HbA1c 5,7–< 6,5 % (39 –< 48 mmol/mol Hb)

In diesem Fall empfiehlt sich eine zeitnahe Wiederholung. In jedem Fall sollte, falls die erste Bestimmung nur mittels einer Labormessgröße (z. B. HbA1c) durchgeführt wurde, die jeweils andere Messgröße bestimmt werden, da beide Messgrößen durch unterschiedliche Faktoren beeinflusst werden (vgl. Kap. 1.4).

Alternativ wird ein oGTT durchgeführt, wobei die Ergebnisse des 2 h-Wertes zielführend sind:

- < 140 mg/dl (7,8 mmol/l): kein Diabetes
- 140–199 mg/dl (7,8–11 mmol/l): gestörte Glukosetoleranz (IGT)
- ≥ 200 mg/dl (11 mmol/l): Diabetes mellitus

1.4 Vergleich Glukose und HbA1c

Bezüglich ihrer präanalytischen und analytischen Einflussgrößen unterscheiden sich Glukose und HbA1c deutlich. Während die Glukosekonzentration von der Nahrungsaufnahme (Zeit und Menge) und vom Abnahmeort abhängig ist, wird der HbA1c-Wert davon nicht beeinflusst. Außerdem schwankt die intraindividuelle Glukosekonzentration deutlich (~10 %), während sich das HbA1c weder *in vivo* noch *ex vivo* auch nach Tagen kaum ändert. Andererseits wird HbA1c von Veränderungen der Erythrozytenüberlebenszeit, wie sie bei Anämien und deren Behandlung und bei schweren Organerkrankungen auftritt, stark beeinflusst, während die Glukosekonzentration davon nicht beeinflusst wird. Die unterschiedlichen Einflussgrößen auf die jeweiligen Messgrößen sind in Tab. 1.1 vergleichend dargestellt:

Tab. 1.1: Einflussfaktoren auf die Messgrößen Glukose und HbA1c.

	Glukose	HbA1c
Stabilität (Abnahmeröhrchen)	instabil (Glykolyse-hemmung*)	sehr stabil
individuelle Variation	~ 10 %	sehr stabil (< 2 %)
Nahrungsaufnahme	stark beeinflusst	kein Einfluss
Muskelarbeit/Abnahmeort	beeinflusst	kein Einfluss
Gestationsdiabetes	zugelassen	nicht zugelassen
Blutverlust (Spende, Operation)	kein Einfluss	nicht verwendbar
hämatologische Erkrankungen	kein Einfluss	nicht verwendbar
pathologisches Hb	kein Einfluss	nicht verwendbar
Hämolyse induzierende Medikamente	kein Einfluss	nicht verwendbar
pathologisches Hb	kein Einfluss	nicht verwendbar

Tab. 1.1: (fortgesetzt)

	Glukose	HbA1c
schwere Erkrankungen von Leber, Niere, Milz	kein Einfluss	nicht verwendbar
Alter	kein Einfluss	altersabhängig**
Ethnizität	kein Einfluss	erhöht***

* Entweder Röhrchen mit Glykolyseinhibitoren verwenden, oder schnell (< 30 min) abzentrifugieren oder mit POCT-Geräten messen [1].
** ca. 0,1 % HbA1c (1 mmol/mol Hb) je Lebensdekade
*** ca. 0,4 % HbA1c (4 mmol/mol Hb) für Afroamerikaner, etwas weniger bei Lateinamerikanern und Asiaten

1.5 Klassifikation des Diabetes mellitus

Die Klassifizierung erfolgt bislang auf der Basis der Pathogenese und des klinischen Erscheinungsbildes. Wie unter Kap. 1.3 beschrieben ist die Klassifizierung nicht immer sicher, da die Symptome nicht spezifisch und oft nicht ausgeprägt sind und da es fließende Übergänge zwischen den Subgruppen gibt. Die klinische Diagnostik der einzelnen Diabetesklassen wird bei den jeweiligen Kapiteln beschrieben.

Bislang werden folgende Diabeteskategorien unterschieden:
– Diabetes mellitus Typ 1 (Typ-1-Diabetes, T1D): Autoimmune β-Zelldestruktion, die zu absolutem Insulinmangel führt; der „latent autoimmune Diabetes in adults" (LADA) wird dem Typ-1-Diabetes zugerechnet.
– Diabetes mellitus Typ 2 (Typ-2-Diabetes, T2D): Vor dem Hintergrund einer bestehenden Insulinresistenz führt ein fortschreitender Verlust der Insulinsekretion zur Diabetesmanifestation; eine sehr heterogene Gruppe, die ca. 90 % aller Menschen mit Diabetes stellt.
– Weitere spezifische Diabetestypen mit anderen Ursachen
  – monogenetische Formen des Diabetes (MODY, Insulinzelldefekte, Insulinresistenzsyndrome)
  – genetische Syndrome als Ursache eines Diabetes
  – medikamentös bedingter Diabetes (Steroide, Betablocker, Diuretika, Lipidsenker, Onkologika und Immunsuppressiva)
  – Endokrine und andere Erkrankungen mit Assoziation zum Typ-1-Diabetes (Polyglanduläre Autoimmunsyndrome, Zöliakie)
  – Endokrine und metabolische Folgen von Adipositas (Polyzystisches Ovarsyndrom, PCOS, Fettstoffwechselstörungen, Makro- und mikrovaskuläre Folgeerkrankungen)
  – pankreopriver Diabetes
– Gestationsdiabetes: Erstmals in der Schwangerschaft diagnostizierter Diabetes (Kap. 5).

1.6 Vorgehen bei unsicherer Diabetesklassifizierung

In unsicheren Fällen sollten weitere Laborparameter herangezogen werden, um die Klassifizierung zu sichern bzw. anderer spezifischer Diabetestypen zu sichern bzw. auszuschließen. Für die Beurteilung der Sekretionsleistung der β-Zelle einerseits und die Insulinwirkung (Insulinresistenz) andererseits haben sich die Messgrößen Insulin bzw. C-Peptid bewährt. Obwohl mit der Bestimmung von Insulin das biologisch wirksame Hormon gemessen wird, ist die Messung des C-Peptids vorzuziehen, da die Bestimmung des C-Peptids in der Praxis zuverlässiger ist (Tab. 1.2). Für die Bestimmung der autoimmunen Genese eines Diabetes hat sich die Bestimmung der Autoantikörper (AAK) gegen Glutamatdecarboxylase (GAD-AK) und gegen die Proteine IA-2 und IA-2β (IA2A) bewährt. Sie sind die derzeit besten diagnostischen Marker mit der höchsten Spezifität für einen Typ-1-Diabetes. Die AAK können auch bei erwachsenen Menschen mit Diabetes positiv sein, die dann insulinpflichtig werden können (LADA). Da in manchen Fällen die Klassifikation des Diabetes anhand der Anamnese und klinischen Symptomatik nicht gesichert werden kann, können Labormessgrößen bei der Klassifizierung helfen (Abb. 1.1).

Die Bestimmung von C-Peptid und GAD-AK/IA-2-Autoantikörpern verbindet eine Aussage über Funktion i. e. Insulinsekretionsleistung bzw. Insulinresistenz (C-Peptid) und Genese (Autoantikörper). Da Menschen mit Typ-1-Diabetes auch Autoantikörper-negativ sein können (Typ-1B) ist die Bestimmung eines funktionellen Parameters wichtig.

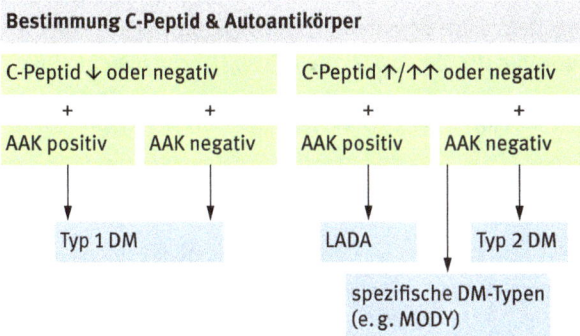

Abb. 1.1: Vorgehen bei unsicherer Klassifizierung des Diabetes unter Mithilfe von Labormessgrößen.

1.7 Analytische Aspekte

1.7.1 Messgüte von Laborparametern (Qualitätskontrolle)

Grundlage für international vergleichbare Messergebnisse ist die Standardisierung der jeweiligen Messgröße. Um die Richtigkeit der Messergebnisse der klinischen Laboratorien zu überprüfen, werden Kontrollmaterialen (externe Qualitätskontrolle) deren Messwert genau bekannt sind, in die teilnehmenden Laboratorien verschickt. Die Ergebnisse der jeweiligen klinischen Laboratorien dürfen nur in vorgegebenen Grenzen vom Referenzmethodenwert abweichen.

1.7.2 Glukose und HbA1c

Sowohl die Bestimmung von Glukose als auch die Messung des HbA1c sind international standardisiert; d. h., dass die Labormessergebnisse am Referenzmethodenwert bewertet werden, die maximal erlaubten Abweichungen sind für die Plasmaglukose auf ± 15 % begrenzt. Für das HbA1c waren die Abweichung auf ± 18 % festgelegt. Da diese erlaubte Abweichung für HbA1c viel zu groß für diagnostische Zwecke ist, wurde eine deutlich verringerte maximale Abweichungen von ± 8 % festgelegt, die seit 12/2019 mit einer Übergangszeit von 2 Jahren in Kraft getreten ist. Für die arbeitstäglich durchzuführende interne Qualitätskontrolle sind geringere Abweichungen erlaubt. In der Praxis sind die von den klinischen Labors gemessenen Abweichungen deutlich geringer: < 5 % für die Plasmaglukose und < 10 % für das HbA1c, wobei sich die Abweichungen für das HbA1c seit Jahren verringern.

1.7.3 Insulin und C-Peptid

Beide Peptide werden im Verhältnis 1:1 von der β-Zelle sezerniert und liefern daher Hinweise zur Funktion der Betazellen. Allerdings hat als Laborparameter C-Peptid im Vergleich zu Insulin deutliche Vorteile für die Praxis, die in Tab. 1.2 dargestellt sind.

Tab. 1.2: Vergleich der Messgrößen Insulin und C-Peptid.

	Insulin*	C-Peptid
Halbwertszeit im Blut	bis 15 min	deutlich länger
Konzentration im Blut	ca. 6-fach geringer als C-Peptid	
Insulinbehandlung	nicht verwertbar	u. U. verwertbar
Test standardisiert	nein	
Hämolyse stört	ja	kaum

* Die Blutprobe muss vom nüchternen Patienten gewonnen werden, der Patient darf aktuell kein Insulin verabreicht bekommen und keine Insulin-Autoantikörper aufweisen.

Für die Quantifizierung der Insulinresistenz und der Insulinsekretionsleistung der β-Zelle wurde das „Homeostasis model assessment" (HOMA) eingeführt. Bei diesem, auf einem mathematischen Modell beruhenden Index, in dem die Messgrößen Insulin bzw. C-Peptid und Glukose (beide nüchtern) eingehen, kann sowohl die Insulinresistenz (HOMA2-IR) als auch die β-Zellfunktion (HOMA2-B) berechnet werden (https://www.dtu.ox.ac.uk/homacalculator/index.pp). Die damit erhaltenen Ergebnisse stimmen relativ gut mit den Ergebnissen des euglykämischen, hyperinsulinämischen Clamps, dem Goldstandard für Bestimmung der Insulinsensitivität und der β-Zellfunktion, überein. Diabetologische Schwerpunktpraxen verwenden diese genauere Charakterisierung bereits für ihre Patienten in aller Regel. Sie wird auch für eine neue Klassifizierung des Diabetes verwendet (vgl. Kap. 1.8).

1.7.3.1 Analytische Aspekte

Obwohl die molekularen Strukturen für Insulin und C-Peptid bekannt sind, ist bislang eine Standardisierung gescheitert. Die Auswertung der nationalen Ringversuche zeigt, dass die Testverfahren der einzelnen Hersteller zwar relativ präzise messen (Variationskoeffizient < 10 %), aber dass sich die Werte der Messgrößen je nach Hersteller teilweise um 100 % unterscheiden.

Merke: Für den Anwender bedeutet das, dass ein Wechsel des Labors bzw. Herstellers möglichst vermieden sollte.

1.7.4 Autoantikörper gegen β-Zellpeptide (GADA & IA2)

Die Messung von AAK gegen Antigene der pankreatischen β-Zelle stellen ein prinzipielles analytisches Problem dar, da sie nicht molekular definierbar und damit standardisierbar sind. Im Gegensatz zu definierten Analyten wie Glukose, HbA1c, Insulin und C-Peptid sind die AAK

- *Intraindividuell* (variabel, im Verlauf der Zeit können sich Isotypen, Subtypen und Zielepitope der AAK ändern)
- *Interindividuell* (variiert die Epitoperkennung sehr stark, da die von AAK erkannten Epitope Konformationsepitope sind, d. h., dass sie sekundäre und tertiäre Proteinstruktur erkennen und nicht nur die Aminosäuresequenz.

Mit Hilfe eines für GADA and IA-2A internationalen „Referenzmaterials" konnte die Bestimmung dieser AAK weitgehend harmonisiert werden.

1.8 Ausblick

Die etablierten Messgrößen Glukose und HbA1c sind international standardisiert und werden sehr präzise und genau gemessen. Dagegen sind die Messgrößen Insulin, C-Peptid und die Autoantikörper noch nicht standardisiert.

Die klinische Erfahrung zeigt, dass die Klassifizierung des Diabetes mellitus wie oben aufgeführt große Schwächen aufweist, insbesondere weil die Gruppe von Menschen mit Typ-2-Diabetes bezüglich Klinik, Therapieansprechen und des Auftretens von Komplikationen sehr heterogen ist.

Mit Hilfe einer Clusteranalyse von mehr als 10.000 neuentdeckten Menschen mit Diabetes und mit Hilfe der Variablen BMI, Diabetesdauer, HbA1c, HOMA2-B, HOMA-2IR und GAD-AK konnten vor allem Menschen mit Typ-2-Diabetes in vier Subgruppen unterteilt werden, die sich nicht nur in ihrem Risiko bzgl. diabetischer Spätschäden, sondern auch in ihrem Therapieansprechen unterscheiden (Tab. 1.3) [2].

Tab. 1.3: Aufteilung des Typ-2-Diabetes in Subgruppen nach [2]. Eine weitere, schwere und autoimmune Form, SAID, entspricht dem GAD-positiven Typ-1-Diabetes und partiell dem LADA. Prozentzahlen ohne SAID.

Abk.	Diabetes-Form	%	Charakteristik
SIDD	schwer, Insulin defizient	17	früher Beginn, relativ schlank, schlecht kontrollierbar, GAD negativ
SIRD	schwer, Insulin resistent	15	hoher BMI, gut kontrollierbar, höchste Komplikationsrate
MOD	leicht, Adipositas assoziiert	22	höchster BMI, niedrigere Insulinresistenz als SIRD, jünger als SIRD
MARD	leicht, altersassoziiert	39	insulinresistent, niedriger BMI, älter als MOD, gut kontrollierbar

Hierbei haben Patienten mit SIRD (schwerer Verlauf eines Diabetes mit Insulinresistenz) die höchste Wahrscheinlichkeit, kardiovaskuläre und nephrologische Komplikationen zu entwickeln; SIRD, MOD und MARD sind mit einer Fettleber assoziiert [3]; SIDD nicht. Da inzwischen weitere Veröffentlichungen entsprechende Ergebnisse zeigten, könnte die vorgeschlagene neue Klassifizierung für die Praxis relevant werden.

Literatur

[1]   Schleicher E, Gerdes C, Petersmann A, at al. Definition, Klassifikation und Diagnostik des Diabetes mellitus: Update 2021. Diabetologie. 2021;16(2):110.

[2]   Ahlqvist E, Storm P, Käräjämäki, et al. A Novel subgroups of adult-on-set diabetes and their associations with outcomes: a data driven cluster analysis of six variables. Lancet Diabetes Endocrinol. 2018;6:361–9.

[3]   Zaharia OP, Strassburger K, Strom A, et al. Risk of diabetes-associated diseases in subgroups of patients with recent-onset diabetes: a 5-year follow-up study. Lancet Diabetes Endocrinol. 2019;7(9):684–94.

2 Pathophysiologie und Therapieprinzipien des Diabetes mellitus Typ 1

Barbara Ludwig

2.1 Einleitung

Diabetes mellitus Typ 1 (T1D) ist eine autoimmun-vermittelte Erkrankung, die durch eine selektive Zerstörung der insulinproduzierenden β-Zellen der Pankreasinseln verursacht wird und zu einer endogenen Insulindefizienz führt. T1D macht etwa 5–10 % aller Fälle von Diabetes mellitus aus. Obwohl die Inzidenz ihren Höhepunkt in der Pubertät und im jungen Erwachsenenalter hat, betrifft T1D alle Altersgruppen mit einer weltweiten Prävalenz von 5,9 pro 10.000 der Population [1]. Die Inzidenz ist über die letzten 90 Jahre massiv gestiegen und wird aktuell auf 15 pro 1.000.000 pro Jahr geschätzt.

Vor der Entdeckung des Insulins vor etwa 100 Jahren war der T1D mit einer Lebenserwartung von nur wenigen Monaten assoziiert. Nach 1922 wurden zunächst sehr grobe Extrakte eines exogenen Insulins zur Behandlung eingesetzt, die aus tierischen Pankreata gewonnen wurden. In den darauffolgenden Jahrzehnten wurden Insulinkonzentrationen standardisiert, die Formulierungen reiner und Zusätze (Zink, Protamin) zur Wirkstabilisierung und -verlängerung eingeführt. In den 1980er Jahren wurden schließlich halbsynthetische und rekombinante Humaninsuline mit deutlich geringerer Immunogenität entwickelt [2]. Mitte der 1990er Jahre haben die Analoginsuline die Diabetestherapie revolutioniert. Analog-Basalinsuline mit prolongierter Wirkdauer und reduzierter pharmakodynamischer Variabilität im Vergleich zu Protamin-basierten (NPH) Humaninsulinen wurden verfügbar und schnell-wirksame Analoginsuline mit schnellerem Wirkeintritt und kürzerer Wirkdauer führten zu einer verbesserten Mahlzeitenabdeckung und Verringerung postprandialer Hypoglykämien [2].

Trotz der vielfältigen Entwicklungen im Bereich der Diabetestherapie ist der T1D nach wie vor mit der Entwicklung von Langzeitkomplikationen assoziiert und verkürzt die Lebenserwartung der Patienten. Über die letzten 100 Jahre haben die Entwicklungen im Bereich des Insulins, seiner Darreichungsformen und Technologien zum Glukosemonitoring das Diabetesmanagement substanziell verändert und verbessert. Dennoch verfehlen viele Patienten die Therapieziele, die für die Prävention oder Verzögerung der Progression von Diabetes-assoziierten Komplikationen notwendig wären.

https://doi.org/10.1515/9783110682083-002

2.2 Pathogenese

2.2.1 Genetische Prädisposition, Umweltfaktoren, Autoimmunität

Der T1D ist eine chronische organspezifische Autoimmunerkrankung, die durch eine selektive, T-Zell-induzierte Destruktion der insulinproduzierenden Betazellen des Pankreas hervorgerufen wird. Die Erkrankung ist mit einer genetischen Prädisposition und gestörten Immunregulation assoziiert, der Einfluss von Umweltfaktoren triggert möglicherweise die Autoimmunreaktion. Dieser Prozess läuft meist über Jahre, führt zum progredienten Verlust an Betazellmasse und letztlich zur Manifestation des T1D.

Etwa die Hälfte des genetischen Risikos für T1D vermitteln die definierten Polymorphismen der HLA-Klasse-II-Moleküle DR und DQ. Die Zwillingskonkordanz der polygenen Erkrankung liegt bei 30–70 %. Damit zeigt sich die Relevanz von Umweltfaktoren in der Pathogenese der Erkrankung. Als mögliche Umweltfaktoren werden Virusinfektionen (Cocksackievirus, Rubellavirus, Enteroviren, Coronaviren), Sektio, Stilldauer, Nahrungsantigene, Mikrobiom und Vitamin D diskutiert. Bislang erbrachte die Studienlage keine endgültigen Beweise für die Schädlichkeit oder den Schutz durch einzelne Umweltfaktoren.

Der Autoimmunprozess beim T1D zeigt einige Besonderheiten sowohl im zellulären wie im humoralen Bereich des Immunsystems [3]. Autoreaktive T-Lymphozyten spielen die entscheidende Rolle bei der Destruktion der pankreatischen Betazellen. Sie infiltrieren gemeinsam mit antigenpräsentierenden Zellen, Makrophagen, dendritischen Zellen sowie B-Lymphozyten und NK-Zellen die Langerhans-Inseln und induzieren eine Insulitis. Die T-Lymphozyten entwickeln dabei eine Reaktivität gegenüber einer Vielzahl von Betazell-Antigenen (z. B. Insulin und GAD). Erst wenn ca. 80 % der Betazellen zerstört sind, kommt es zu ersten klinischen Symptomen und zur Krankheitsmanifestation.

Inselautoantikörper lassen sich bereits lange vor der klinischen Manifestation nachweisen und sind als prädiktive und differentialdiagnostische Marker des T1D etabliert und wertvoll [4]. Sie richten sich gegen Insulin (IAA), Glutamatdekarboxylase (GADA), Tyrosinphophatase-homologe Moleküle IA-2 und IA-2β oder Zinktransporter 8 (ZnT8). Autoantikörper gegen eines oder mehrere dieser Moleküle können bei mehr als 90 % aller Patienten mit neu manifestiertem T1D nachgewiesen werden.

2.2.2 Verlauf

Die Entwicklung eines autoimmun-vermittelten T1D kann in jedem Lebensalter auftreten. Die Progression vom ersten Auftreten von Insel-spezifischer Autoimmunität über erste Einschränkungen der Glukosetoleranz bis hin zur Diabetesmanifestation kann sich über einen sehr variablen Zeitraum vollziehen. Bei Kleinkindern sind äußerst rapide Verlaufsformen möglich, wobei nur wenige Monate zwischen dem Auftreten von Autoimmunität und der Krankheitsmanifestation liegen. Erwachsene Patienten zeigen häufig einen prolongierten Prozess über mehrere Jahre und nicht jede nachgewiesene Autoimmunität führt zwangsläufig zur Krankheitsmanifestation. Diese variablen Verlaufsformen spiegeln eine unterschiedliche Form des Aktivierungsgrads und der Stärke des Autoimmunprozesses, die auf individueller genetischer Prädisposition und/oder variablen Umwelteinflüssen in den unterschiedlichen Altersgruppen basieren.

2.3 Therapieprinzipien

Die grundlegenden Prinzipien und Ziele der modernen Behandlung von Patienten mit T1D können folgendermaßen zusammengefasst werden [5]:
– Effektive Applikation von exogenem Insulin zur Aufrechterhaltung einer stabilen Glykämiekontrolle im Rahmen der individuell gesteckten und sicherheitsorientierten Zielbereiche, um die Entwicklung und Progression von Diabetes-assoziierten Komplikationen zur verhindern,
– Minimierung von Hypoglykämie-Episoden jeder Ausprägung, insbesondere von schweren Hypoglykämien und Prävention von diabetischen Ketoazidosen bzw. deren adäquater Behandlung,
– effektives Management von kardiovaskulären Risikofaktoren,
– Bereitstellung von Therapieunterstützung und Hilfsmitteln zur Reduktion der psychosozialen Belastung durch das Leben mit T1D und Verbesserung des psychischen Wohlbefindens.

Dabei sollten die Therapiestrategien bei Verfügbarkeit neuer Optionen und technologischer Hilfsmittel neu evaluiert und ggf. angepasst werden. Die adäquaten Therapieziele müssen individuell definiert werden und Faktoren wie Diabetesdauer, Alter und Lebenserwartung, Komorbiditäten, kardiovaskuläre Erkrankungen oder fortgeschrittene mikrovaskuläre Komplikationen und Hypoglykämie-Wahrnehmungsstörung berücksichtigen. Diese Faktoren können sich im Verlauf verändern und machen ggf. eine Therapieanpassung erforderlich. Die individuellen Präferenzen des Patienten, seine psychosozialen Bedürfnisse und eine Minimierung der Krankheitsbelastung sollten immer in das Therapiemanagement einbezogen werden.

Für erwachsene Patienten ist das HbA1 Ziel von < 7,0 % (53 mmol/mol) ohne relevante Hypoglykämien anzustreben. Niedrigere HbA1c-Level sollten bezüglich Sicherheitsaspekten kritisch hinterfragt werden. Für Patienten mit begrenzter Lebenserwartung und wenn die Belastungen durch eine straffe Therapie den Nutzen übersteigen, können weniger strikte Therapieziele (HbA1c < 8,0 %; 64 mmol/mol) angemessen sein. Entscheidend ist, dass jede Senkung des HbA1c bei erhöhten Ausgangswerten einen signifikanten Nutzen darstellt, unabhängig davon, ob die etablierten Therapieziele erreicht werden.

Das Blutglukosemonitoring mittels kapillärer Selbstmessung (SMBG) ist die klassische Methode der Therapieüberwachung und -steuerung durch den Patienten. Die präprandialen Blutglukosewerte sollten dabei zwischen 4,4 und 7,2 mmol/l (80–130 mg/dL) liegen. Postprandiale Messungen sollten bei Nichterreichen der HbA1c-Ziele trotz präprandial guter Kontrolle erfolgen. Die 1–2 Stunden nach Beginn der Mahlzeit gemessenen kapillären Werte sollten dabei 10,0 mmol/l (180 mg/dL) nicht überschreiten.

Alternativ zu HbA1c-Messung und SMBG setzen sich die Parameter Glukose-Management-Indikator (GMI) und Zeit im Zielbereich (TIR), die anhand von kontinuierlichem Glukosemonitoring (CGM) erhoben werden, zunehmend durch. GMI beschreibt dabei die durchschnittlichen Sensor-Glukosemessungen über die letzten 14 Tage und bildet annähernd den Labor-gemessenen HbA1c ab [6]. „Zeit im Zielbereich" (TIR) ist definiert zwischen 3,9 und 10 mmol/l (70–180 mg/dL) bei erwachsenen nicht-schwangeren Patienten und die „Zeit unterhalb des Zielbereichs" (TBR) als < 3,9 mmol/l (70 mg/dL) (niedrig), sowie als < 3,0 mmol (54 mg/dL) (sehr niedrig). TIR ist nach heutigem Stand der Wissenschaft eng mit der Entwicklung bzw. Progression von mikrovaskulären Komplikationen assoziiert [6]. TIR von 70 % korrespondiert danach in etwa mit einem HbA1c von 7,0 % (53 mmol/mol). Entsprechend internationaler Empfehlungen gilt für die meisten Erwachsenen eine Ziel TIR von > 70 % mit TBR unter 4 %. Das primäre Therapieziel für ältere Patienten mit langer Diabetesdauer sollte hingegen bei TBR Werten von < 1 % liegen [7]. Die nach aktuellem Stand der Wissenschaft zu empfehlenden Therapieziele und weitere CGM-Therapieparameter sind in Tab. 2.1 zusammengefasst.

Tab. 2.1: Glykämieziele für erwachsene Patienten mit Diabetes mellitus Typ 1.

Therapieparameter	Zielwert
HbA1c	< 7 % (53 mmol/mol)
GMI	< 7 % (53 mmol/mol)
Präprandiale Glukose	4,4–7,2 mmol/l (80–130 mg/dl)
1–2 h postprandiale Glukose [a]	< 10,0 mmol/l (< 180 mg/dl)
Zeit im Zielbereich (TIR)	> 70 %
Zeit unterhalb Zielbereich (TBR)	
– < 3,9 mmol/l (< 70 mg/dl; Level 1 und Level 2 Hypoglykämien) [b]	< 4 %
– < 3,0 mmol/l (< 54 mg/dl; Level 2 Hypoglykämien) [b]	< 1 %

Therapieparameter	Zielwert
Zeit oberhalb Zielbereich (TAR)	
– > 10,0 mmol/l (> 180 mg/dl; Level 1 und Level 2 Hyperglykämien) [c]	< 25 %
– > 13,9 mmol/l (> 250 mg/dl; Level 2 Hyperglykämien) [c]	< 5 %
Glykämische Variabilität (%CV)	≤ 36 %

Alle Zielparameter sollten individuell und mit dem Patienten abgestimmt werden. Anpassungen der Zielwerte können durch spezielle Bedürfnisse und Situationen erforderlich sein.

[a] Postprandiale Zielwerte von < 7,8 mmol/l (< 140 mg/dl) können bei Patienten angestrebt werden, sofern dies sicher erreichbar ist. Höhere Zielwerte sind bei älteren Patienten akzeptabel. Nutzen und Risiko müssen individuell abgewogen werden. Die Vermeidung von Hypoglykämien steht immer im Vordergrund.

[b] Level-1-Hypoglykämien sind definiert als Blutglukose < 3,9 bis ≥ 3,0 mmol/l (< 70 bis ≥ 54 mg/dl); Level-2-Hypoglykämien sind definiert als Blutglukose von < 3,0 mmol/l (< 54 mg/dl).

[c] Level-1-Hyperglykämie ist definiert als Blutglukose von > 10,0 bis ≤ 13,9 mmol/l (> 180 bis ≤ 250 mg/dl); Level-2-Hyperglykämie ist definiert als Blutglukose von > 13,9 mmol/l (> 250 mg/dl).

[d] Einige Studien empfehlen niedrigere %CV Ziele (< 33 %) zum Schutz vor Hypoglykämien.

2.4 Therapieregimes

Grundsätzlich sollte jedes Therapieregime bei Patienten mit T1D das Ziel verfolgen, die physiologische Stoffwechselregulation so gut als möglich nachzuahmen. Dies kann entweder mit multiplen täglichen Injektionen von subkutanem Basal- und Mahlzeiteninsulin erfolgen (MDI-Therapie) oder mithilfe einer kontinuierlichen subkutanen Insulininfusion eines schnell wirksamen Insulins über eine Insulinpumpe kombiniert mit manuellen Bolusgaben zu den Mahlzeiten (CSII). Der entscheidende Vorteil der Insulinpumpentherapie gegenüber der Injektionstherapie liegt in der Applikation des Basalinsulins, das für jede Stunde des Tages individuell dosiert programmiert und abgegeben und damit den physiologischen Bedürfnissen adäquat angepasst werden kann.

In Studien konnte gezeigt werden, dass moderne basale Analoginsuline das Hypoglykämierisiko gegenüber der ersten Generation von analogen Basalinsulinen und NPH-Insulinen reduzieren und die schnell wirksamen Analoginsuline eine bessere Abdeckung der Mahlzeiten gewährleisten und postprandiale Hypoglykämien im Vergleich zu regulärem Humaninsulin minimieren [8,9]. Analoginsuline stellen daher heute den Goldstandard in der MDI-Therapie dar. Die neuesten ultra-schnell wirksamen Analoginsuline ermöglichen einen noch schnelleren Wirkeintritt und früheren Wirkgipfel gegenüber den etablierten schnell wirksamen und vermindern damit postprandiale Anstiege. Eine generelle Verbesserung von HbA1c und Hypoglykämien konnte damit bislang aber nicht gezeigt werden [2].

Das Erreichen der gesetzten Therapieziele kann bei Verwendung der Analoginsuline durch den Einsatz von kontinuierlichen Glukosemesssystemen (CGM) erheblich unterstützt werden [10]. Den größten Nutzen allerdings zeigt die Verwendung von CGM-Systemen in Kombination mit Algorithmus-gesteuerten automatisierten Insulinpumpen, der sogenannten Hybrid-Closed-Loop-Technologie [11,12].

Trotz dieser enormen Fortschritte in der Diabetestherapie durch den Einsatz von modernen Insulinen und technologischen Hilfsmitteln stellen die Kosten, Verfügbarkeit und bezüglich Hilfsmitteln die individuelle Patienteneinstellung zum dauerhaften Tragen von Geräten am Körper eine Limitation dar. In diesen Fällen müssen subkutane Injektionsregime mit regulären Human- oder NPH-Insulinen in Kombination mit möglichst hochfrequentem SMBG auf Kosten einer höheren Glukosevariabilität und einem höheren Hypoglykämierisiko sowie verminderter Flexibilität im Lebensstil bestmöglich genutzt werden.

2.5 Zusammenfassung und Perspektive

Die Grundlage der Therapie des T1D stellt der Insulinersatz dar. Trotz der enormen Entwicklungen der letzten Jahrzehnte ist dies eine andauernde Herausforderung für jeden Patienten, denn der Insulinbedarf variiert erheblich entsprechend Nahrungsaufnahme, körperlicher Aktivität und zahlreicher weiterer Faktoren. Darüber hinaus birgt eine Insulintherapie, die hyperglykämische Entgleisungen verhindert, immer auch die Gefahr der Hypoglykämie und stellt einen Drahtseilakt für die Patienten dar. Das Insulinmanagement muss durch ein adäquates Glukosemonitoring, optimale und angepasste Schulungskonzepte, und bei Bedarf auch psychosoziale Unterstützungsmaßnahmen flankiert werden, um für den individuellen Patienten mit T1D ein für ihn optimales Ergebnis zu erzielen.

Biologische Betazellersatztherapie beschränkt sich in der Routinebehandlung heute auf die Pankreas- und Inseltransplantation. Diese Therapieformen ermöglichen einen zuverlässigen Schutz vor Hypoglykämien und erlauben eine normnahe Glykämiekontrolle [13]. Die kombinierte Pankreas-Nierentransplantation stellt unverändert den Goldstandard für die Behandlung von Patienten mit T1D und (prä-)finaler Niereninsuffizienz dar. Die Notwendigkeit einer dauerhaften Immunsuppression erfordert aber eine sehr klare Nutzen-Risiko-Abwägung und der Mangel an Spenderorganen schränkt die Verfügbarkeit ein.

Die Transplantation von insulinproduzierenden Zellen aus Stammzellen oder xenogenem Ursprung könnten zukünftige Alternativen darstellen und erste klinische Studien geben vorsichtigen Anlass zum Optimismus [14,15]. Hierbei stellen neue Technologien zur Verkapselung des Zellmaterials zur Gewährleistung der nötigen Si-

cherheit und immunologischen Abschirmung einen entscheidenden Forschungs-
zweig dar.

Ebenso werden immuntherapeutische Ansätze für ihren Einsatz in der Frühpha-
se eines T1D bzw. bereits zur Prävention bei Hochrisiko-Patienten evaluiert [16]. Einige wenige Studien zeigen vielversprechende Ergebnisse in Bezug auf die Präservie-
rung residueller Betazellfunktion und der Verzögerung der Krankheitsmanifestation.
Es bleibt zu hoffen, dass aktuell noch experimentelle Strategien zum Schutz oder sogar der Verbesserung der Betazellfunktion zukünftig auch eine Unterbrechung des
Krankheitsprozesses und damit eine Verhinderung der klinischen Manifestation eines T1D bewirken können.

Literatur

[1]   Miller RG, Secrest AM, Sharma RK, Songer TJ, Orchard TJ. Improvements in the life expectancy
      of type 1 diabetes: the Pittsburgh Epidemiology of Diabetes Complications study cohort. Dia-
      betes. 2012;61(11):2987–2992. doi.org/10.2337/db11-1625.
[2]   Mobasseri M, Shirmohammadi M, Amiri T, et al. Prevalence and incidence of type 1 diabetes in
      the world: a systematic review and meta-analysis. Health Promot Perspect. 2020;10(2):98–115.
      doi.org/10.34172/hpp.2020.18.
[3]   Ziegler AG, Nepom GT. Prediction and pathogenesis in type 1 diabetes. Immunity. 2010;23;32
      (4):468–78. doi: 10.1016/j.immuni.2010.03.018.
[4]   Bonifacio E, Achenbach P. Birth and coming of age of islet autoantibodies. Clin Exp Immunol.
      2019;198(3):294–305. doi: 10.1111/cei.13360.
[5]   Holt RIG, DeVries JH, Hess-Fischl A, et al. The management of type 1 diabetes in adults. A con-
      sensus report by the American Diabetes Association (ADA) and the European Association for the
      Study of Diabetes (EASD). Diabetologia. 2022;64(12):2609–2652. doi: 10.1007/s00125-021-
      05568-3.
[6]   The Diabetes Control and Complications Trial (DCCT)/Epidemiology of Diabetes Interventions
      and Complications (EDIC) Study Research Group. Intensive diabetes treatment and cardiovascu-
      lar outcomes in type 1 diabetes: the DCCT/EDIC study 30-year follow-up. Diabetes Care. 2016;39
      (5):686–693. doi.org/10.2337/dc15-1990.
[7]   Weinstock RS, Xing D, Maahs DM, et al. Severe hypoglycemia and diabetic ketoacidosis in
      adults with type 1 diabetes: results from the T1D Exchange clinic registry. J Clin Endocrinol Me-
      tab. 2013;98(8):3411–3419. doi.org/10.1210/jc.2013-1589.
[8]   Fleming GA, Petrie JR, Bergenstal RM, et al. Diabetes digital app technology: benefits, challen-
      ges, and recommendations. A consensus report by the European Association for the Study of
      Diabetes (EASD) and the American Diabetes Association (ADA) Diabetes Technology Working
      Group. Diabetologia. 2020;63(2):229–241. doi.org/10.1007/s00125-019-05034-1.
[9]   Nathan DM, Kuenen J, Borg R, et al. Translating the A1C assay into estimated average glucose
      values. Diabetes Care. 2008;31(8):1473–1478. doi.org/10.2337/dc08-0545.
[10] Radin MS. Pitfalls in hemoglobin A1c measurement: when results may be misleading. J Gen In-
      tern Med. 2014;29(2):388–394. doi.org/10.1007/s11606-013-2595-x.
[11] Beck RW, Connor CG, Mullen DM, Wesley DM, Bergenstal RM. The fallacy of average: how using
      HbA1c alone to assess glycemic control can be misleading. Diabetes Care. 2017;40(8):994–999.
      doi.org/10.2337/dc17-0636.
[12] Beck RW, Bergenstal RM, Cheng P, et al. The relationships between time in range, hyperglyce-
      mia metrics, and HbA1c. J Diabetes Sci Technol. 2019;13(4):614–626. doi.org/10.1177/
      1932296818822496

[13] Choudhary P, Rickels MR, Senior PA, et al. Evidence-informed clinical practice recommendations for treatment of type 1 diabetes complicated by problematic hypoglycemia. Diabetes Care. 2015;38(6):1016–1029. doi.org/10.2337/dc15-0090.

[14] Ramzy A, Thompson DM, Ward-Hartstonge KA, et al. Implanted pluripotent stem-cell-derived pancreatic endoderm cells secrete glucose-responsive C-peptide in patients with type 1 diabetes. Cell Stem Cell. 2021;2;28(12):2047–2061.e5. doi: 10.1016/j.stem.2021.10.003.

[15] Shapiro AMJ, Thompson D, Donner TW, et al. Insulin expression and C-peptide in type 1 diabetes subjects implanted with stem cell-derived pancreatic endoderm cells in an encapsulation device. Cell Rep Med. 2021;2;2(12):100466. doi: 10.1016/j.xcrm.2021.100466.

[16] Dayan CM, Korah M, Tatovic D, Bundy BN, Herold KC. Changing the landscape for type 1 diabetes: the first step to prevention. Lancet. 2019;394(10205):1286–1296. doi.org/10.1016/S0140-6736(19)32127-0

3 Pathophysiologie und Therapieprinzipien des Diabetes mellitus Typ 2

Joachim Spranger

3.1 Einleitung und Epidemiologie

Diabetes mellitus Typ 2 (T2D) und seine Komplikationen stellen eine der wesentlichen Herausforderungen für die weltweiten Gesundheitssysteme dar [1]. Die Prävalenz hat sich in den letzten Dekaden vervielfacht und die Internationale Diabetes Föderation berichtet, dass im Jahr 2019 weltweit ca. 463 Millionen mit der Diagnose Diabetes mellitus lebten [2]. Projektionen gehen davon aus, dass diese Zahl im Jahr 2045 auf über 700 Millionen Menschen ansteigen wird. Speziell in asiatischen Ländern wird mit einer deutlichen Zunahme der Diabetes-Prävalenz gerechnet [2]. Die ganz überwiegende Zahl dieser Menschen leidet an einem Diabetes mellitus Typ 2, der damit in Folge seiner Komplikationen zu den häufigsten Todesursachen gehört. Weltweit sterben pro Jahr ca. 4,5 bis 5 Millionen Menschen an den Folgen eines Diabetes mellitus, womit der T2D zu den zehn häufigsten Todesursachen weltweit gehört. Im Gegensatz zum T1D beginnt der T2D häufig unbemerkt und Schätzungen gehen davon aus, dass ca. 45 % der Patienten mit T2D nicht wissen, dass sie an einem Diabetes mellitus erkrankt sind [3].

Wesentliche Risikofaktoren für die Entstehung eines T2D sind Übergewicht/Adipositas, ein inaktiver Lebensstil und ungesunde Ernährung [1]. Diese grundsätzlich modifizierbaren Faktoren interagieren mit nicht-modifizierbaren Faktoren wie z. B. genetischem Make-up oder Alter [4], was letztlich zu einem Missverhältnis zwischen eingeschränkter Insulinwirkung (Insulinresistenz) und Insulinsekretion führt. Der T2D hat eine starke hereditäre Komponente und ist eindeutig Alters-assoziiert mit einer durchschnittlichen Prävalenz in Deutschland von ca. 15 % und einer Prävalenz von ca. 20 % bei über 60-jährigen Menschen [2]. Allerdings finden sich zunehmend auch Fälle von T2D bei Jugendlichen und Kindern.

Die Therapie des T2D hat das Ziel, die Lebensqualität von Patienten mit T2D zu verbessern und die Entstehung von Komplikationen des T2D zu verlangsam oder zu verhindern. Speziell die medikamentöse Therapie des T2D hat sich in den letzten Jahren deutlich verändert und für eine Reihe neuer Therapieprinzipien konnte gezeigt werden, dass sie Diabetes-assoziierte Komplikationen verhindern können oder sogar die Sterblichkeit von Patienten mit T2D reduzieren können [5]. Diese neuen Therapieprinzipien wie beispielsweise GLP-1-Analoga oder SGLT2-Inhibitoren sind mittlerweile fester Bestandteil der Therapie-Algorithmen, dennoch kann ein Auftreten von Diabetes-assoziierten Komplikationen in vielen Fällen noch nicht verhindert werden und es besteht weiterhin eine reduzierte Lebenserwartung für Patienten mit T2D.

https://doi.org/10.1515/9783110682083-003

3.2 Pathogenese

Die Hyperglykämie entsteht beim T2D aus einer Kombination aus reduzierter Insulin-wirkung (Insulinresistenz) und unzureichender relativer Insulinsekretion [4]. Dabei kommt es zu Beginn der Erkrankung häufig zu einer Insulinresistenz und kompensatorisch zu einer Hypersekretion von Insulin, so dass Patienten mit T2D initial häufig erhöhte Insulinspiegel haben im Vergleich zu Stoffwechsel-gesunden Menschen. Es liegt dennoch ein relativer Insulinmangel vor, da auch die erhöhten Insulin-Spiegel nicht ausreichen, um die vorliegende Insulinresistenz zu kompensieren, weshalb eine Hyperglykämie entsteht [6]. Über die Zeit entwickelt sich häufig ein zunehmendes Betazellversagen, so dass dann auch die Insulinsekretion abnimmt. Klinisch zeigt sich dies dann typischerweise in der Notwendigkeit einer Therapieintensivierung.

Die molekularen Grundlagen für die Entstehung von Insulinresistenz und gestörter Betazellfunktion sind beim T2D weiterhin nicht vollständig verstanden. Seit langem ist belegt, dass genetische Faktoren eine wichtige Rolle spielen. Unter anderem wurden Zwillingsstudien durchgeführt, um die genetischen von nicht-genetischen Ursachen bei der Diabetesentstehung zu differenzieren. Tatsächlich liegt die Konkordanzrate für einen T2D bei über 60-jährigen monozygoten Zwillingen bei ca. 35–58 %, aber nur bei 17–20 % bei dizygoten Zwillingen [4]. In den letzten Jahren konnten im Rahmen von genomweiten Assoziationsstudien (GWAs) eine Vielzahl an genetischen Markern identifiziert werden, die das Diabetesrisiko beeinflussen [7]. Durch die Kombination mit metabolischen Analysen können die Zusammenhänge zwischen genetischen Veränderungen und modifiziertem Metabolismus zunehmend besser verstanden werden [8]. Im Regelfall kommt es aber erst durch eine Kombination aus genetischem Make-up und Umweltfaktoren wie ungesunder/hyperkalorischer Ernährung, Bewegungsmangel und Übergewicht zur Manifestation eines T2D [1].

Insulinresistenz, also eine verminderte biologische Wirksamkeit von Insulin, ist ein zentrales Element bei der Entstehung des T2D. Physiologisch führt insbesondere die verminderte Insulin-abhängige Glukoseaufnahme im Skelettmuskel und im Fettgewebe sowie eine verminderte Insulin-abhängige Hemmung (und damit Steigerung) der endogenen Glukoseproduktion der Leber zu höheren Glukosespiegeln, falls diese Effekte nicht durch eine gesteigerte Insulinsekretion kompensiert werden können. Mittlerweile wird zunehmend klar, dass nicht nur die Insulinresistenz in Skelettmuskel und Leber für den Phänotyp bei T2D relevant sind, sondern auch die Insulinresistenz anderer Organe wie zum Beispiel der pankreatischen Betazellen und des Zentralnervensystems (ZNS). So konnte im Tiermodell gezeigt werden, dass die genetische Deletion des Insulinrezeptors auf Betazellen zu einer gestörten Glukosetoleranz führt [9], während das Ausschalten des Insulinrezeptors im ZNS zur Adipositas führt [10], beides wichtige Phänotypen bei Patienten mit T2D. Auf molekularer Ebene sind eine Vielzahl an Mechanismen beschrieben, die zu einer Insulinresistenz führen können. Unter anderem wurden Modifikationen in der Insulin-Signalkaskade wie z. B. der Insulin Rezeptor Substrate (IRS) oder auch von inhibitorischen Molekülen wie der Phosphotyrosin Phosphatase 1B (PTP1B) beschrieben. Aufgrund der starken Assoziation zwischen Adipositas und T2D nicht überraschend scheinen auch adipozytäre Hormone wie Leptin oder Adiponectin eine Rolle bei der Entstehung der Insulinresistenz und des T2D zu spielen [11]. Eine subklinische Entzündungsreaktion scheint ebenfalls an der Entstehung des T2D beteiligt, wobei unter anderem Interleukin-1β eine Rolle zu spielen scheint [12]. Vor kurzem konnte in einer klinischen Studie gezeigt werden, dass eine Hemmung von IL-1β zu einer Verbesserung der Glukosekontrolle führt, wobei dies hauptsächlich auf eine verbesserte Insulinsekretion zurückzuführen war [13]. Akzeptiert scheint mittlerweile auch, dass eine mitochondriale Dysfunktion an der Entstehung der Insulinresistenz beteiligt ist. Die Expression von Genen wie zum Beispiel PGC1alpha, die an der Regulation der mitochondrialen Funktion beteiligt sind, zeigen sich bei Patienten mit T2D verändert und dürften an der Entstehung der Insulinresistenz beteiligt sein [14]. Seit einigen Jahren werden zunehmend Arbeiten publiziert, die den Einfluss des Darm-Mikrobioms auf die Entstehung von Adipositas und Insulinresistenz nachweisen [15,16]. Das Darm-Mikrobiom könnte in der Tat eine wichtige Verbindung zwischen ungesunder/hyperkalorischer Ernährung und Adipositas wie auch Insulinresistenz darstellen, wobei aber bislang noch unklar ist, ob dies therapeutisch auch tatsächlich genutzt werden kann.

Eine Dysfunktion der Betazellen ist ein weiterer zentraler Prozess bei der Entstehung eines T2D. Bei einem Stoffwechsel-gesunden Menschen kann eine akute Insulinresistenz (z. B. im Rahmen einer Infektion oder im Kontext einer Medikation mit Glukokortikoiden) durch eine Steigerung der Insulinsekretion kompensiert werden [6]. Nur wenn dies aufgrund unzureichender Funktion der Insulinsekretion nicht möglich ist, entsteht eine Hyperglykämie und ein T2D. Tatsächlich können bereits in Frühstadien einer Diabetesentstehung subtile Veränderungen der Insulinsekretion nachgewiesen werden. Die der Insulinsekretionsstörung zugrundeliegenden Mechanismen sind vielfältig. Unter anderem scheint die erhöhte Blutglukose selbst auch die Betazellen zu schädigen, was man als Glukotoxizität bezeichnet [4] und was auch klinisch zu beobachten ist. Sobald man bei einem Patienten mit neu diagnostiziertem Diabetes die Glukosespiegel normalisiert hat, erholt sich die Insulinsekretion häufig zumindest partiell und mitunter kann in einer solchen Phase eine initial begonnene Insulintherapie wieder de-eskaliert werden. Unter dem Begriff der Lipotoxizität versteht man, dass freie Fettsäuren die Betazellfunktion beeinträchtigen, insbesondere, wenn erhöhte freie Fettsäuren über einen längeren Zeitraum vorliegen [4]. Auch die Insulinsekretion ist genetisch determiniert. So konnte gezeigt werden, dass Verwandte von Menschen mit T2D bereits im jungen Lebensalter Charakteristika einer gestörten Insulinsekretion aufweisen [17]. Durch Genomweite Assoziationsstudien (GWAS) konnte mittlerweile eine Reihe an Genen identifiziert werden, die an der Entstehung der gestörten Insulinsekretion beteiligt sind, unter andern KCNJ11, TCF7L2 oder HNF1β.

Tatsächlich versteht man mittlerweile zunehmend, dass sich hinter dem Begriff T2D im Detail eine Vielzahl an unterschiedlichen Sub-Phänotypen verbirgt [18]. Unter Berücksichtigung von Faktoren wie Alter, HbA1c bei Diagnose, BMI, Insulinresistenz, Insulinsekretion, Vorliegen einer Fettleber, Nierenfunktion und Geschlecht können verschiedene Subtypen identifiziert werden, die sich auch bezüglich der Prognose von Folgekomplikationen unterschiedlich verhalten (s. Kap. 1) [19,20]. Unter Berücksichtigung der technischen Weiterentwicklungen wie beispielsweise omics-Technologien, funktioneller Bildgebung oder auch kontinuierlicher Glukosemessung als „Wearable", ist davon auszugehen, dass die Klassifizierung des T2D sich weiter ausdifferenzieren wird und dass möglicherweise dann auch spezifische therapeutische Maßnahmen aus diesen Sub-Klassifizierungen im Sinne einer personalisierten Medizin möglich werden. Obwohl sich die Hinweise in retrospektiven Analysen häufen [21], dass die Sub-Klassifizierung des T2D auch Therapie-relevant sein dürfte, ist die Wissenschaft den ultimativen Beweis noch schuldig geblieben, dass einzelne Subgruppen tatsächlich auch unterschiedlich auf die eine oder andere Therapieform reagieren (auch wenn dies intuitiv plausibel erscheint).

3.3 Therapieprinzipien des Diabetes mellitus Typ 2

Das zentrale Ziel jeder Diabetestherapie besteht in der Vermeidung oder Verzögerung von Diabetes-assoziierten Komplikationen sowie in einer Verbesserung der Lebensqualität des Patienten. Um dies zu erreichen, müssen eine Reihe zusätzlicher Faktoren berücksichtigt werden, wie z. B. Kompetenzentwicklung des Patienten im Hinblick auf seine Erkrankung, Therapieadhärenz oder auch eine Minimierung von Therapie-bedingten Nebenwirkungen. Grundsätzlich müssen auch andere Risikofaktoren für Diabetes-assoziierte Komplikationen (z. B. Nikotinabusus, arterieller Hypertonus oder eine Hypercholesterinämie) oder vorbestehende kardiovaskuläre Erkrankungen therapiert werden.

Therapieziele sollen im Sinne einer partizipativen Patientenbeteiligung individuell und gemeinsam mit dem Patienten vereinbart werden. Die individuellen Therapieziele hängen von einer Reihe von Faktoren ab, unter anderem Präferenz, Motivation und Fähigkeiten des Patienten, Vorerkrankungen, Alter oder auch psychosoziale Umstände. Der Ziel-HbA1c-Wert ist letztlich ein Surrogat-Parameter, der neben anderen Aspekten zur Therapiesteuerung genutzt wird. Orientierende biochemische Therapieziele sind in Tab. 3.1 dargestellt.

Tab. 3.1: Orientierende biochemische Therapieziele für erwachsene Patienten mit Diabetes mellitus Typ 2.

Therapieparameter	Zielwert
HbA1c	6,5–7,5 % (48–58 mmol/mol), in spezifischen Situation können auch höhere HbA1c-Ziele vereinbart werden wie z. b. < 8,5 % bei geriatrischen Patienten
Präprandiale Glukose	5,6–6,9 mmol/l (100–125 mg/dl)
1–2 h postprandiale Glukose [a]	7,8–11 mmol/l (140–199 mg/dl)
LDL-Cholesterin	abhängig vom individuellen kardiovaskulären Risiko wird ein Ziel zwischen < 55 bis < 100 mg/dl (< 1,4 bis < 2,6 mmol/l) vereinbart
Harnsäure	< 6 mg/dl (357 µmol/l)

Alle Zielparameter sollten im Sinne einer partizipativen Patientenbeteiligung individuell und mit dem Patienten abgestimmt werden. Anpassungen der Zielwerte können durch spezielle Bedürfnisse und Situationen erforderlich sein.

Die Basis der Therapie des T2D sind Kompetenzsteigerung des Patienten, gesunde Ernährung, Gewichtsreduktion bzw. Erhalt des Körpergewichts sowie regelmäßige körperliche Aktivität. Hierfür ist die Diabetes-Schulung des Patienten sowie eine konsequente Ernährungs- bzw. Lebensstilberatung von übergeordneter Bedeutung. Wenn Lebensstilmaßnahmen allein nicht ausreichend sind, um die Therapieziele zu erreichen, wird üblicherweise eine Erstlinien-Therapie mit Metformin initiiert. Wenn eine medikamentöse Mono-Therapie nicht ausreichend ist, stehen zusätzliche oral oder subkutan zu applizierende Medikamente für Kombinationstherapien zur Verfügung (SGLT2-Inhibitoren, Sulfonylharnstoffe, DPP-4-Inhibitoren, GLP-1-Rezeptoragonisten, Insulin).

3.4 Therapieoptionen

Die partizipative Beteiligung des Patienten mit T2D in der Zielfindung und Festlegung der Therapie ist von übergeordneter Bedeutung. Dies gilt insbesondere auch für die Planung der Basistherapie. Grundsätzlich muss eine Schulung des Patienten und ggf. seiner Angehörigen im Hinblick auf die zugrundeliegende Erkrankung, Komplikationen wie auch Behandlung erfolgen. Die strukturierte Diabetesschulung ist elementarer Bestandteil der Diabetestherapie. Die Ernährungsberatung sollte den Patienten zu ausgewogener und gesunder Ernährung motivieren, wobei die individuellen Ernährungsziele sich nach den Begleitumständen richten. Allgemein gilt, dass eine mediterrane Ernährung, ein höherer Anteil an Ballaststoffen und pflanzlichen

Fetten eher als gesund angesehen wird, während fette und salzhaltige Lebensmittel, insbesondere Fertigprodukte, eher vermieden werden sollen. Bei übergewichtigen und adipösen Patienten wird eine Gewichtsreduktion bzw. zumindest der Erhalt des Körpergewichts empfohlen. Bei Patienten mit einem BMI über 35 kg/m2 und bestehendem T2D kann eine bariatrische Therapie in Betracht gezogen werden. Es liegen sehr überzeugende Langzeitdaten vor, dass hierdurch eine Remission eines T2D erreicht werden kann [22], während vergleichbare Daten für reine Lebensstil-Interventionen bislang nicht gezeigt werden konnten [23].

Falls durch die Basistherapie das angestrebte Therapieziel nicht erreicht werden kann, wird eine medikamentöse Therapie initiiert. Für die medikamentöse Therapie stehen eine Reihe von unterschiedlichen Substanzklassen zur Verfügung, die sich im Hinblick auf das zugrundeliegende pathophysiologische Wirkprinzip, die Wirksamkeit in der Vermeidung von Diabetes-assoziierten Komplikationen wie auch bzgl. Nebenwirkungen unterscheiden. Die Substanzklassen können hier nur kursorisch dargestellt werden, bei Anwendung dieser Arzneimittel sind die entsprechenden Fachinformationen und Leitlinien zu beachten.

Metformin gilt als Mittel der ersten Wahl. Die Wirkung von Metformin, einem sogenannten Biguanid, beruht auf einer Hemmung der endogenen Glukoseproduktion der Leber wie vermutlich auch auf Veränderungen des Darm-Mikrobioms. Die Evidenz, dass Metformin Diabetes-assoziierte Komplikationen verhindern kann, ist gering. In einer Unterstudie der UKPDS-Studie fand sich bei übergewichtigen Patienten in der Metformin-Gruppe ein Vorteil im Hinblick auf das Herzinfarktrisiko. In verschiedenen Metaanalysen zeigt sich kein eindeutig vorteilhafter Effekt für Metformin [5]. Aufgrund des Wirkmechanismus bewirkt Metformin keine Hypoglykämien (außer in Kombination mit anderen insulinotropen Medikamenten) und hat keinen bzw. möglicherweise einen gering vorteilhaften Effekt auf das Körpergewicht. Als Nebenwirkungen sind vor allem gastrointestinale Beschwerden zu berücksichtigen, sehr selten kommt es zu Lactatazidosen, weshalb die Kontraindikationen zu beachten sind.

SGLT2-Inhibitoren (z. B. Canagliflozin, Dapagliflozin, Empagliflozin) sind noch nicht sehr lange für die Behandlung des T2D zugelassen, haben aber in Studien insbesondere bei Patienten mit vorbestehenden kardiovaskulären Erkrankungen sehr überzeugend eine Reduktion des Risikos für renale Komplikationen und insbesondere Herzinsuffizienz zeigen können. SGLT2-Inhibitoren hemmen den Natrium-Glukose-Co-Transport in der Niere und bewirken so eine vermehrte Glukose- und Natriumausscheidung. Dies führt zu einer Verbesserung des Blutzuckers, einer Verminderung des Körpergewichts sowie einer Verbesserung des Blutdrucks. In einer Reihe von Studien konnten für SGLT2-Hemmer positive Effekte auf das Risiko für kardiovaskuläre Ereignisse (insbesondere Herzinsuffizienz) wie auch auf das Fortschreiten von renalen Komplikationen gezeigt werden. Die Einzelsubstanzen haben eine etwas unterschiedliche Studienlage, für Details empfiehlt sich die aktualisierte Nationale Versorgungsleitlinie [5]. Aufgrund des Wirkmechanismus besteht kein erhöhtes Risiko für Hypoglykämien. Häufige Nebenwirkungen sind untere Uro-Genitalinfekte, die mitunter auch das Abbrechen der Behandlung mit SGLT2-Hemmern notwendig machen. Sehr selten kann es zu atypischen Ketoazidosen kommen. SGLT2-Hemmer gelten mittlerweile zusätzlich zu Metformin als Mittel der ersten Wahl für Patienten mit T2D und bestehender Herzinsuffizienz.

GLP1-Rezeptoragonisten (GLP1-RA) binden an den GLP-1-Rezeptor und wirken ähnlich wie das körpereigene Darm-Hormon GLP1, allerdings mit verlängerter Wirkdauer. Biologisch führt dies zu einer gesteigerten Glukose-abhängigen Insulinsekretion, zu einer Suppression der Glukagon-Freisetzung, zu einer verzögerten Magenentleerung sowie zu einem verminderten Hungergefühl. In Deutschland sind eine Reihe von Substanzen zugelassen (u. a. Liraglutid, Exenatid, Dulaglutid oder Semaglutid). In den größeren Endpunktstudien wurden vor allem Patienten mit vorbestehender kardiovaskulärer Erkrankung und T2D untersucht. Hierbei zeigten sich etwas unterschiedliche Ergebnisse, abhängig von der jeweils untersuchten Substanz, aber mehrheitlich zeigten sich vorteilhafte Effekte im Hinblick auf die Vermeidung von kardiovaskulären (MACE) und renalen Endpunkten. Aufgrund des Wirkprinzips verursachen GLP1-RA keine Hypoglykämien und gehen mit einem Gewichtsverlust einher. Gastrointestinale Nebenwirkungen wie Übelkeit sind häufig bei GLP1-RA. Auch eine Assoziation mit dem Auftreten einer akuten Pankreatitis wurde beschrieben. Vorsicht ist bei Patienten mit vorbestehender Retinopathie geboten, da in einer Studie mit Semaglutid retinale Komplikationen häufiger aufgetreten sind als in der Placebo-Gruppe [24].

DPP4-Hemmer bauen auf dem gleichen Therapieprinzip auf wie GLP1-RA. Sie verlängern allerdings die Wirkung des körpereigenen GLP-1 durch Hemmung der Dipeptidyl-Peptidase 4 (DPP4). Trotz des ähnlichen Wirkprinzips zeigen sich in klinischen Studien einige Unterschiede. DPP4-Hemmer verbessern ebenfalls die Glukose-abhängige Insulinsekretion, sie haben allerdings keinen relevanten Effekt auf das Körpergewicht. Im Gegensatz zu den GLP1-RA zeigte sich in den großen RCTs, die die kardiovaskuläre Sicherheit von DPP4-Hemmern untersucht haben, kein vorteilhafter Effekt im Hinblick auf kardiovaskuläre oder renale Komplikationen. Auch die Gesamtmortalität wurde im Vergleich zur Placebo-Gruppe nicht vorteilhaft beeinflusst. DPP4-Hemmer sind gut verträglich und Nebenwirkungen eher selten, wobei substanzabhängig u. a. ein erhöhtes Risiko für Herzinsuffizienz oder akute Pankreatitiden berichtet wurde. Aufgrund der mangelnden Wirksamkeit im Hinblick auf Diabetes-assoziierte Komplikationen haben DPP4-Hemmer derzeit eine Indikation als Mittel der zweiten bis dritten Wahl und in besonderen Situationen, wenn andere Therapien wie SGLT2-Hemmer oder GLP1-RA nicht sinnvoll erscheinen (z. B. bei geriatrischen Patienten aufgrund des deutlich erhöhten Risikos für Uro-Genitalinfekte)

Sulfonylharnstoffe wirken über eine Blockade der Kalium-Kanäle in den Insulin-produzierenden Betazellen. Sie gelten als Insulinotrope Substanzen, wobei es Glukose-unabhängig zu einer vermehrten Insulinausschüttung kommt. Für keine der zugelassenen Sulfonylharnstoffe (u. a. Gliclazid, Glimepirid) zeigen sich vorteilhafte Effekte im Hinblick auf die Vermeidung von kardiovaskulären Komplikationen. Allerdings gibt es indirekte Hinweise, dass insbesondere Gliclazid möglicherweise mikrovaskuläre Komplikationen verhindern bzw. verzögern kann. Aufgrund des zugrunde-liegenden Wirkmechanismus ist das Hypoglykämie-Risiko unter einer Therapie mit Sulfonylharnstoffen gesteigert. Ebenso kommt es zu einer geringen Gewichtszunahme. Beide Effekte scheinen allerdings klinisch eher nicht relevant, wobei unter Sulfo-nylharnstoffen teilweise schwere und prolongierte Unterzuckerungen auftreten kön-nen, insbesondere im Fall von Intoxikationen. Sulfonylharnstoffe sollten derzeit als Mittel der zweiten oder dritten Wahl zusätzlich zu Metformin genutzt werden.

Eine Therapie mit Insulin kann im Verlaufe der Behandlung eines T2D vorüber-gehend oder dauerhaft indiziert sein. Ein Grund für eine Insulintherapie kann bei-spielsweise sein, dass durch die Therapie mit oralen Anti-Diabetika oder GLP1-RA die Therapieziele nicht erreicht werden. Ein weiterer Grund für eine Insulintherapie kann vorliegen, wenn es vorübergehend z. B. durch die Gabe von Glukokortikoiden oder durch Infektionen zu einer Verschlechterung der Blutzuckereinstellung kommt. Häufig wird eine Insulintherapie bei stark eingeschränkter Nierenfunktion erforder-lich, da in diesem Fall nur wenige Therapiealternativen verfügbar sind. Typischer-weise wird zunächst ein Basal-Insulin zur bestehenden oralen Therapie (oder GLP1-RA) hinzugefügt, bevor im weiteren Verlauf dann komplexere Insulin-Schemata ini-tiiert werden.

Sowohl in den Leitlinien der Deutschen Diabetes Gesellschaft wie auch in der Nationalen Versorgungsleitlinie stellt die nicht-medikamentöse Therapie die Basis der Therapie dar. Nur wenn dies nicht ausreicht, um die Therapieziele zu erreichen, wird eine medikamentöse Therapie empfohlen. Wenn durch eine alleinige Basisthe-rapie kein ausreichender Erfolg zu erwarten ist (z. B. bei Patienten mit hohem HbA1c) kann allerdings schon zu Beginn der Therapie eine Kombination aus Basis- und medikamentöser Therapie erfolgen. Mittel der ersten Wahl ist grundsätzlich Met-formin. Danach empfehlen die Leitlinien einen Risiko-gesteuerten Ansatz. Bei Patien-ten mit vorbestehenden kardiovaskulären oder renalen Erkrankungen sollen SGLT2-Inhibitoren (z. B. bei Herzinsuffizienz oder Niereninsuffizienz) oder GLP1-RA (z. B. bei Übergewicht und Z. n. Herzinfarkt) zusätzlich zu Metformin zum Einsatz kom-men. Falls keine kardiovaskulären oder renalen Grunderkrankungen vorliegen, soll das individuelle Risiko des Patienten anhand von Faktoren wie z. B. Alter, Diabetes-dauer, Komorbiditäten (art. Hypertonus, Hyperlipidämie) oder Raucherstatus abge-schätzt werden und dann individuell eine Therapie festgelegt werden. Hierbei kön-nen auch die unterschiedlichen Diabetes-Subklassifikationen berücksichtigt werden und bei Patienten mit Insulinmangel sollte eher früher eine Insulintherapie in Erwä-gung gezogen werden. Angelehnt an die aktuellen Leitlinien [5,25] ist ein möglicher Therapiealgorithmus in Abb. 3.1 dargestellt. Detaillierte Empfehlungen zur Therapie des T2D können zum Beispiel in der Nationalen Versorgungsleitlinie nachgelesen werden [5].

Patient mit T2D: Einschätzung des individuellen Risikos für kardiovaskuläre und/oder renale Komplikationen

partizipative Patientenbeteiligung und Vereinbarung der individuellen Therapieziele

Basistherapie mit Schulung, Ernährungs- bzw. Lebensstilberatung, körperliche Aktivität und Rauchentwöhnung. Arterieller Hypertonus, Fettstoffwechselstörung, Adipositas und Nikotinabusus müssen nach Maßgabe der jeweils geltenden Leitlinien therapiert werden.

unzureichende Therapieerreichung unter Basistherapie: Indikation zur medikamentösen Therapie

kein hohes kardiovask. Risiko　　hohes kardiovask. Risiko　　präv. kardiovask. Erkrankung

Metformin　　◀— individuelle Bewertung —▶　　Metformin **plus** SGLT2-Inhibitor oder GLP1-RA (abhängig von der vorliegenden Begleiterkrankung)

individuelles Therapieziel nach 3 bis 6 Monaten nicht erreicht

DPP-4-Inhibitor, GLP1-RA, SGLT2-Inhibitor, Sulfonylharnstoff (abhängig von der individuellen Risikobewertung)

individuelles Therapieziel nach 3 bis 6 Monaten nicht erreicht

individuelles Therapieziel nach 3 bis 6 Monaten nicht erreicht

Intensivierung der Therapie: Auswahl eines weiteren Medikamentes mit nachgewiesener Endpunktverbesserung einschl. Insulin und GLP1-RA

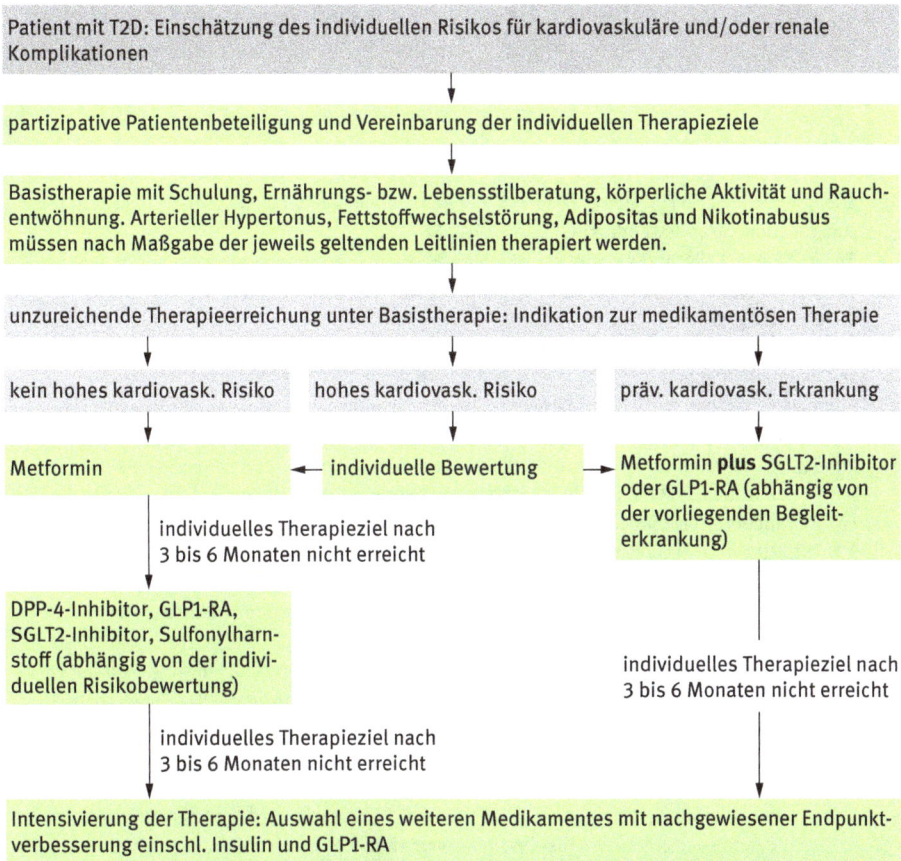

Abb. 3.1: Therapiealgorithmus für erwachsene Patienten mit Diabetes mellitus Typ 2, angelehnt an [5,25].

3.5 Zusammenfassung und Perspektive

Das pathophysiologische Verständnis und die Therapie des T2D haben sich in den letzten Jahren grundlegend gewandelt. Mittlerweile stehen neue Medikamente zur Verfügung, für die gezeigt werden konnte, dass sie Diabetes-assoziierte Komplikationen verbessern können. Die Therapie des T2D wird zunehmend individualisiert, was sich auch in den Therapiealgorithmen der Leitlinien widerspiegelt. Dieser Prozess der personalisierten Therapie wird sich absehbar fortsetzen, da der T2D eigentlich eine heterogene Gruppe von Patienten darstellt, die sich phänotypisch differenzieren lassen und die sich auch im Hinblick auf ihre Prognose unterscheiden. Es ist zu erwarten, dass sich auch die Effizienz der einzelnen Therapieprinzipien in diesen Diabetes-Subgruppen unterscheiden, was letztlich zu einer personalisierten Therapie führen wird. Mit der bariatrischen Therapie steht bei adipösen Patienten ein hocheffizientes Therapieprinzip zur Verfügung, welches in Deutschland eher noch zu selten eingesetzt wird.

Literatur

[1]   Zheng Y, Ley SH, Hu FB. Global aetiology and epidemiology of type 2 diabetes mellitus and its complications. Nat Rev Endocrinol. 2018;14(2):88–98.

[2]   Sun H, Saeedi P, Karuranga S, et al. IDF Diabetes Atlas: Global, regional and country-level diabetes prevalence estimates for 2021 and projections for 2045. Diabetes Res Clin Pract. 2022;183:109119.

[3]   Ogurtsova K, Guariguata L, Barengo NC, et al. IDF diabetes Atlas: Global estimates of undiagnosed diabetes in adults for 2021. Diabetes Res Clin Pract. 2022;183:109118.

[4]   Stumvoll M, Goldstein BJ, van Haeften TW. Type 2 diabetes: principles of pathogenesis and therapy. Lancet. 2005;365(9467):1333–46.

[5]   Bundesärztekammer (BÄK), Kassenärztliche Bundesvereinigung (KBV), Arbeitsgemeinschaft der Wissenschaftli-chen Medizinischen Fachgesellschaften (AWMF). Nationale VersorgungsLeitlinie Typ-2-Diabetes – Teilpublikation der Langfassung. 2. Auflage(Version 1). [zitiert: 2022–03–08]. DOI: 10.6101/AZQ/000475. www.leitlinien.de/diabetes

[6]   Weyer C, Bogardus C, Mott DM, Pratley RE. The natural history of insulin secretory dysfunction and insulin resistance in the pathogenesis of type 2 diabetes mellitus. J Clin Invest. 1999;104 (6):787–94.

[7]   Mahajan A, Taliun D, Thurner M, et al. Fine-mapping type 2 diabetes loci to single-variant resolution using high-density imputation and islet-specific epigenome maps. Nat Genet. 2018;50 (11):1505–13.

[8]   Lotta LA, Pietzner M, Stewart ID, et al. A cross-platform approach identifies genetic regulators of human metabolism and health. Nat Genet. 2021;53(1):54–64.

[9]   Kulkarni RN, Bruning JC, Winnay JN, et al. Tissue-specific knockout of the insulin receptor in pancreatic beta cells creates an insulin secretory defect similar to that in type 2 diabetes. Cell. 1999;96(3):329–39.

[10] Bruning JC, Gautam D, Burks DJ, et al. Role of brain insulin receptor in control of body weight and reproduction. Science. 2000;289(5487):2122–5.

[11] Spranger J, Kroke A, Mohlig M, et al. Adiponectin and protection against type 2 diabetes mellitus. Lancet. 2003;361(9353):226–8.

[12] Spranger J, Kroke A, Mohlig M, et al. Inflammatory cytokines and the risk to develop type 2 diabetes: results of the prospective population-based European Prospective Investigation into Cancer and Nutrition (EPIC)-Potsdam Study. Diabetes. 2003;52(3):812–7.

[13] Larsen CM, Faulenbach M, Vaag A, et al. Interleukin-1-receptor antagonist in type 2 diabetes mellitus. N Engl J Med. 2007;356(15):1517–26.

[14] Mootha VK, Lindgren CM, Eriksson KF, et al. PGC-1alpha-responsive genes involved in oxidative phosphorylation are coordinately downregulated in human diabetes. Nat Genet. 2003;34 (3):267–73.

[15] Pedersen HK, Gudmundsdottir V, Nielsen HB, et al. Human gut microbes impact host serum metabolome and insulin sensitivity. Nature. 2016;535(7612):376–81.

[16] von Schwartzenberg RJ, Bisanz JE, Lyalina S, et al. Caloric restriction disrupts the microbiota and colonization resistance. Nature. 2021;595(7866):272–7.

[17] Gerich JE. The genetic basis of type 2 diabetes mellitus: impaired insulin secretion versus impaired insulin sensitivity. Endocr Rev. 1998;19(4):491–503.

[18] Philipson LH. Harnessing heterogeneity in type 2 diabetes mellitus. Nat Rev Endocrinol. 2020;16(2):79–80.

[19] Ahlqvist E, Storm P, Karajamaki A, et al. Novel subgroups of adult-onset diabetes and their association with outcomes: a data-driven cluster analysis of six variables. Lancet Diabetes Endocrinol. 2018;6(5):361–9.

[20] Zaharia OP, Strassburger K, Strom A, et al. Risk of diabetes-associated diseases in subgroups of patients with recent-onset diabetes: a 5-year follow-up study. Lancet Diabetes Endocrinol. 2019;7(9):684–94.

[21] Vaccaro O, Lucisano G, Masulli M, et al. Cardiovascular Effects of Pioglitazone or Sulfonylureas According to Pretreatment Risk: Moving Toward Personalized Care. J Clin Endocrinol Metab. 2019;104(8):3296–302.

[22] Sjostrom L, Peltonen M, Jacobson P, et al. Association of bariatric surgery with long-term remission of type 2 diabetes and with microvascular and macrovascular complications. JAMA. 2014;311(22):2297–304.

[23] Look ARG, Wing RR, Bolin P, et al. Cardiovascular effects of intensive lifestyle intervention in type 2 diabetes. N Engl J Med. 2013;369(2):145–54.

[24] Marso SP, Bain SC, Consoli A, et al. Semaglutide and Cardiovascular Outcomes in Patients with Type 2 Diabetes. N Engl J Med. 2016;375(19):1834–44.

[25] Landgraf R, Aberle J, Birkenfeld AL, et al. DDG Praxisempfehlung: Therapie des Typ 2 Diabetes. Diabetologie und Stoffwechsel. 2021;16(Suppl. 2):S168-S206.

4 Erkrankungen des exokrinen Pankreas als Ursache eines Diabetes

Alexander Mann

4.1 Einleitung

Erkrankungen des Pankreas können zu einer exokrinen Insuffizienz wie auch zu einer endokrinen Insuffizienz führen. Die exokrine Pankreasinsuffizienz zeigt sich im ausgeprägten Stadium durch abdominelle Schmerzen, Steatorrhoe und Gewichtsverlust, kann aber in Abhängigkeit von der Menge des geschädigten oder verlorenen Pankreasgewebes nur milde Symptome aufweisen. Die endokrine Insuffizienz führt zu einem pankreopriven Diabetes (Diabetes mellitus Typ 3c, ICD-10: E13), der sich deutlich von anderen Diabetesformen (Typ 1, 2, MODY) unterscheidet. Dies betrifft Ursachen, klinische Symptomatik, Diagnostik und Therapie.

Tab. 4.1: Ursachen einer exokrinen Pankreasinsuffizienz.

Pankreaserkrankungen	Chronische Pankreatitis
	Pankreasresektion, -trauma
	Pankreaskarzinom
	Pankreasgangobstruktion
Genetische Erkrankungen	Hämochromatose
	Cystische Fibrose

4.2 Pankreaserkrankungen

4.2.1 Chronische Pankreatitis

Die chronische Pankreatitis ist die häufigste Ursache einer exokrinen Pankreasinsuffizienz. Ursachen sind meist anhaltender Alkoholkonsum, gefolgt von genetischen, autoimmunologischen, metabolischen (Hypertriglyzeridämie, Hyperkalziämie) und mechanischen Ursachen (Gangstenosen, Pankreas divisum). Die Häufigkeit einer endokrinen Insuffizienz liegt bei 30–70 %. Eine Malnutrition als Folge der exokrinen Insuffizienz kann dabei eine Diabetesmanifestation möglicherweise maskieren [1].

4.2.2 Pankreasresektion

Eine Teil- oder Komplettresektion führt zu einer variablen exokrinen Pankreasinsuffizienz in Abhängigkeit vom Ausmaß der Reduktion des Drüsengewebes. Eine Magen-

https://doi.org/10.1515/9783110682083-004

resektion oder ausgedehnte Dünndarmresektion kann zusätzlich zu einer Pankreas-insuffizienz aufgrund des Verlustes von Sekretin und Cholecystokinin-Pankreozymin führen. Als weiterer Faktor kann eine rasche Magenentleerung zu ungenügender Mischung des Mageninhaltes mit Pankreasenzymen beitragen. Eine komplette Entfernung des Pankreas führt notwendigerweise zu einer kompletten endokrinen Insuffizienz mit pankreoprivem Diabetes. Eine Teilresektion führt zu einer unterschiedlichen Diabetesmanifestation: In Abhängigkeit von weiteren Risikofaktoren (Gewicht, Alter, Bewegung) entwickeln etwa 20–50 % der Pat. einen Diabetes nach einer 50 % Teilresektion.

4.2.3 Pankreaskarzinom

Bei Patienten mit Pankreaskarzinom wird ein Diabetes mit 45–65 % gehäuft gefunden. Der Mechanismus dieser Assoziation ist nicht vollständig klar. Da bei vielen Pat. der Diabetes vor anderen Symptomen auftritt, wurde vorgeschlagen, das Neuauftreten eines Diabetes mellitus bei älteren und untergewichtigen Patienten als Diagnosekriterium für ein Pankreaskarzinom zu verwenden. Vor dem Hintergrund der Seltenheit von Pankreaskarzinomen wird aber derzeit nicht zu einem generellen Screening auf Pankreaskarzinome bei neu manifestiertem Diabetes in höherem Alter geraten [2].

4.2.4 Pankreasgangobstruktion

Eine Obstruktion des Pankreasganges kann zum einen ein Leitsymptom eines Pankreastumors sein, sowie sekundär zu einer Atrophie und Fibrose des Pankreasgewebes mit folgender Insuffizienz führen.

4.3 Genetische Erkrankungen

4.3.1 Hämochromatose

Bei der hereditären Hämochromatose führt eine gesteigerte Eisenaufnahme im Dünndarm aufgrund von Mutationen in Genen des Eisentransports (meist HFE, seltener Hämojuvelin, Hepcidin, Transferrinrezeptor 2, Ferroportin) zu Eisenablagerungen in Leber, Pankreas, Herz und den Endokrinen Organen. Die charakteristische klinische Trias Hepatomegalie, Hyperpigmentation und Diabetes mellitus wird als „Bronzediabetes" bezeichnet. Es kann eine exokrine Pankreasinsuffizienz resultieren. Relativ häufiger ist mit 50–60 % der Pat. eine endokrine Insuffizienz mit manifestem Diabetes mellitus. Die Eisendeposition betrifft bevorzugt die Betazellen des Pankreas, die Alphazellfunktion mit Glukagonsekretion ist geringer eingeschränkt [3].

4.3.2 Cystische Fibrose

Die cystische Fibrose ist eine autosomal rezessive Erkrankung mit einer Häufigkeit von etwa 1:2500. Ursache sind Mutationen im CFTR-Gen. Die Diagnose erfolgt aufgrund der klinischen Symptomkonstellation und/oder durch den Nachweis des molekularen Defekts. Diabetes mellitus ist mit einer Prävalenz von ca. 40 % eine häufige Komplikation der CF durch die fortschreitende Zerstörung des Pankreasgewebes. Dies betrifft sämtliche Zelltypen des Pankreas mit folgender exokriner und endokriner Insuffizienz. Typischerweise ist zunächst die Insulinsekretion gestört mit Erhöhung des postprandialen Blutzuckers. Die Glukagonsekretion ist ebenfalls eingeschränkt. Risikofaktoren für das Auftreten eines Diabetes sind das Vorliegen einer Pankreasinsuffizienz, bestimmte CF-Genotypen (z. B. pF508.del), Alter, weibliches Geschlecht, und Komorbiditäten wie Lungen- und Leberbeteiligung [4].

4.3.3 Symptomatik

Leitsymptome der exokrinen Pankreasinsuffizienz können in leichten Fällen Blähungen und unspezifische Magen/Darmbeschwerden sein. Mit fortschreitender Insuffizienz folgen eine Fett- und Eiweißmaldigestion mit Gewichtsabnahme. Fettstühle treten bei einem Funktionsverlust von über 90 % auf. Weitere Symptome sind ein aufgetriebener Bauch, Krämpfe und Blähungen.

4.4 Diagnostik

Die Fettausscheidung im Stuhl ist erhöht, die fettlöslichen Vitamine (ADEK) können erniedrigt sein. Indirekte Marker einer eingeschränkten exokrinen Pankreasfunktion sind die Pankreaselastase im Stuhl als spezifischste und sensitivste Methode, Chymotrypsin im Stuhl und Trypsinogen im Serum. Direkte Funktionstests sind der Sekretin- und der Cholecystokinin-Test. Limitiert sind letztere Untersuchungen durch den technischen Anspruch (Gewinnung von Duodenalsekret), geringeren Standardisierungsgrad und eingeschränkte Patiententoleranz. Bildgebende Verfahren (Ultraschall, CT MRT) sind zur weiteren Ursachenabklärung dann erforderlich, wenn die Genese der Pankreasinsuffizienz unklar ist. Die Differentialdiagnose umfasst in Ergänzung von Tab. 4.1 die Zöliakie und selten ein Zollinger-Ellison-Syndrom.

4.5 Therapie

Die exokrine Insuffizienz wird durch einen Pankreasenzymersatz behandelt, die Dosis ist abhängig von der Symptomatik und der Gewichtsentwicklung. Bei Malnutrition kann zusätzlich der Ersatz fettlöslicher Vitamine notwendig sein. Bezüglich der Diabetestherapie bei Patienten mit Pankreasinsuffizienz existieren keine spezifischen Richtlinien oder Therapiestudien, insofern wird sich die Behandlung an bestehenden Leitlinien zum Diabetes mellitus orientieren [5].

Offensichtlich ist, dass bei hochgradigem Verlust der Pankreasfunktion mit pankreoprivem Diabetes eine Insulintherapie indiziert ist, unter besonderer Beachtung eines hohen Hypoglykämierisikos. Letzteres spricht für den Einsatz von Insulinanaloga mit geringerer Hypoglykämierate.

Im Falle einer Pankreasrestfunktion sind bei insulinotropen Substanzen (Sulfonylharnstoffe, Glinide) Hypoglykämien besonders zu beachten. Metformin und Alpha Glukosidasehemmer haben nicht selten gastrointestinale Nebenwirkungen, Metformin sollte bei katabolen Stoffwechsellagen vermieden werden. DPP4-Hemmer und GLP1-Agonisten sollten bei Pat. mit Pankreatitis nicht eingesetzt werden. Bei SGLT-2-Hemmern wurden vereinzelt Ketoazidosen beobachtet, die vor allem im Zusammenhang mit katabolen Situationen auftraten.

4.6 Fazit

– Pathogenese und Therapie des Diabetes mellitus Typ 3c unterscheiden sich von anderen Diabetesformen.
– Das Hypoglykämierisiko ist bei eingeschränkter Glukagonsekretion erhöht.
– Die Vermeidung von Hypoglykämien ist ein besonderes therapeutisches Ziel bei exokriner Pankreasinsuffizienz.
– Nach Diagnose einer exokrinen Pankreasinsuffizienz ist eine Ursachenabklärung dringend indiziert.

Literatur

[1] Mayerle J, Hoffmeister A, Werner J, et al. Clinical Practice Guideline: Chronic pancreatitis—definition, etiology, investigation and treatment. Dtsch Arztebl Int. 2013;110(22):387–393.
[2] Owens DK, Davidson KW, Krist AH, et al. Screening for Pancreatic Cancer: US Preventive Services Task force reaffirmation recommendation statement. JAMA. 2019;322(5):438–444.
[3] Utzschneider KM, Kowdley KV. Hereditary hemochromatosis and diabetes mellitus: implications for clinical practice. Nat Rev Endocrinol. 2010;6(1):26–33.
[4] Moran A, Brunzell C, Cohen RC, et al. Clinical care guidelines for cystic fibrosis-related diabetes: a position statement of the American Diabetes Association and a clinical practice guideline of the Cystic Fibrosis Foundation, endorsed by the the Pediatric Endocrine Society. Diabetes Care. 2010;33(12):2697–2708.
[5] Landgraf R, Aberle J, Birkenfeld AL, et al. Therapie des Typ-2 Diabetes. Diabetologie. 2019;14 (2):167–187.

5 Gestationsdiabetes mellitus (GDM)

Helmut Kleinwechter

5.1 Definition

Gestationsdiabetes mellitus (GDM, ICD-10 German Version 2020: O24.4 G) ist eine Glukosetoleranzstörung, die erstmals in der Schwangerschaft nach positivem 50-g-Vortest mit einem 75-g-oralen-Glukosetoleranztest (OGTT) unter standardisierten Bedingungen und mit qualitätsgesicherter Glukosemessung aus venösem Plasma mit 24+0 –27+6 Schwangerschaftswochen (SSW) diagnostiziert wird. Die Blutglukosewerte erreichen nicht das Niveau des manifesten Diabetes mellitus.

5.2 Epidemiologie

GDM gehört zu den häufigsten Schwangerschaftskomplikationen. In Deutschland lag die GDM-Prävalenz nach einer Erhebung des Robert-Koch-Instituts im Jahr 2018 bei 6,8 % (51.138 Fälle) [1]. In den letzten 15 Jahren ist die Prävalenz um das 5,5-fache gestiegen. Der Zuwachs an absoluten Zahlen betrug von 2015–2018 etwa 10 % pro Jahr.

5.3 Pathophysiologie u. kindliche Risiken

GDM stellt pathophysiologisch eine Variante des Prä-Typ-2-Diabetes dar. Auf der Basis einer genetischen Prädisposition stehen Übergewicht und Lebensstil (Ernährung, Bewegung) der Frauen sowie ein höheres Lebensalter im Mittelpunkt. Neben Fällen mit Insulinresistenz (50 %) gibt es aber auch Fälle mit β-Zelldysfunktion (30 %) und Mischtypen (18 %).

Tage bis Wochen anhaltende mütterliche Hyperglykämie induziert eine fetale Insulinsekretion (Abb. 5.1). Dieser fetale Hyperinsulinismus hat morphologische und funktionelle Folgen. Es kommt zu einer Einlagerung von Glykogen und Fett mit dysproportionaler Makrosomie, Zunahme von Bauchumfang und Schulterbreite (Risiko: Schulterdystokie) und supprimierter Surfactant-Bildung. Durch erhöhten Sauerstoffbedarf entwickelt der Fetus eine Polyglobulie. Die Raten an Frühgeburtlichkeit und eines späten intrauterinen Fruchttods sind gesteigert. Postnatal treten besonders Hypoglykämien und Hyperbilirubinämien auf. Diese Anpassungsstörungen führen häufig zu medizinischen Interventionen, z. B. i. v.-Glukose, UV-Lichttherapie, CPAP-Beatmung, und zu Verlegungen des Neugeborenen auf die Intensivüberwachung der Kinderklinik – und damit Trennung von der Mutter.

https://doi.org/10.1515/9783110682083-005

Materno-placento-fetale Einheit

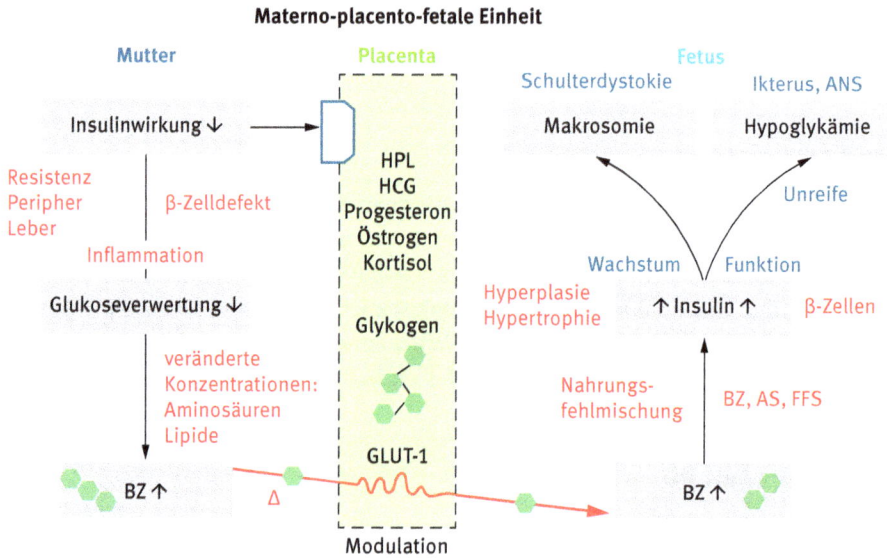

Abb. 5.1: Gestationsdiabetes: Krankheitsentstehung. Durch eine Kombination aus Insulinresistenz, β-Zelldefekt und Inflammation verschlechtert sich die Glukoseverwertung und die Blutglukose der Mutter steigt. Mütterliche Hyperglykämie erzeugt via plazentaren Glukosetransport fetale Hyperglykämie, verstärkt durch Aminosäuren und freie Fettsäuren, schließlich fetale Hyperinsulinämie mit morphologischen und funktionellen Folgen. BZ: Blutzucker, AS: Aminosäuren, FFS: Freie Fettsäuren, ANS: Atemnotsyndrom.

5.4 Klinik und mütterliche Risiken

Der GDM verläuft asymptomatisch. Für die Mütter bestehen erhöhte Risiken für Harnwegs- und vaginale Infektionen und hierdurch für eine gesteigerte Frühgeburtenrate, außerdem für Präeklampsien, Geburtseinleitungen, Sectiones und geburtstraumatische Folgen durch fetale Makrosomie (Dammriss höheren Grades, postpartale Transfusionen).

5.5 Screening und Diagnostik

5.5.1 Screening und Diagnostik des GDM mit 24+0 bis 27+6 SSW

Zur GDM-Diagnostik wird ein 75-g-OGTT eingesetzt, der bei etwa 20 % der Schwangeren nach positivem Vortest erforderlich ist. Das vorgeschaltete Screening in diesem Zeitfenster mittels 50-g-Vortest (Glucose Challenge Test [GCT], Screening-Test) – nicht nüchtern und unabhängig von Tageszeit und Nahrungsaufnahme – ist seit 2012 Bestandteil der Mutterschaftsrichtlinien im Rahmen des zweizeitigen Verfahrens. Das Ergebnis wird wie folgt interpretiert:

- < 135 mg/dl (7,5 mmol/l): → negatives Screening
- 135–200 mg/dl (7,5–11,1 mmol/l): → positives Screening → Diagnosetest erforderlich
- > 200 mg/dl (11,1 mmol/l): → GDM → Kein Diagnosetest erforderlich

Ein Vortest-Ergebnis > 200 mg/dl (11,1 mmol/l) erlaubt also die GDM-Diagnose direkt. Im Falle eines positiven Screenings wird der Schwangeren zeitnah, frühestens aber nach 2–3 Tagen, der Diagnosetest angeboten, zu dem sie nüchtern erscheinen muss. Der OGTT wird unter Standardbedingungen morgens nach einer Nüchternperiode von 10–16 Stunden durchgeführt und nicht später als 09:00 Uhr gestartet. Als Gestationsdiabetes wird nach Ergebnissen der Hyperglycaemia and Adverse Pregnancy Outcome (HAPO)-Studie das Erreichen oder Überschreiten von mindestens einem der drei Grenzwerte gewertet (Tab. 5.1).

Tab. 5.1: Grenzwerte zur GDM-Diagnostik, mindestens ein Wert reicht zur Diagnostik aus. Nüchternwerte ab 126 mg/dl (7,0 mmol/l) und Werte nach 2 Stunden ≥ 200 mg/dl (11,1 mmol/l) deuten auf einen bereits manifesten Diabetes hin und sollen durch eine Zweitmessung bestätigt werden, ergänzend ist ein HbA1c-Wert indiziert.

Zeitpunkt Glukosemessung	Grenzwerte nach IADPSG/WHO venöses Plasma	
	(mg/dl)	(mmol/l)
nüchtern	92–125	5,1–6,9
nach 1 Stunde*	180	10,0
nach 2 Stunden*	153–199	8,5–11,06
*Die Zeit wird gemessen nach Beginn des Trinkens der Glukoselösung		

Nach aktuellen, randomisierten Studien („ScreenR2GDM" und „GDM2") reduziert das zweizeitige Vorgehen, erst Vortest und danach OGTT nur bei positiv gescreenten Frauen, die GDM-Prävalenz und den Anteil von Pharmakotherapien, ohne die Ergebnisdaten relevanter Endpunkte zu verschlechtern [2,3]. Dieses Vorgehen ist daher aktuell der evidenzbasierte Referenzstandard und entlastet die Betreuer-Ressourcen bei Diagnostik und Therapie. Außerdem zeigte eine weitere randomisierte Studie („GEMS"), dass zwischen den niedrigeren HAPO-Kriterien und höheren Diagnosekriterien kein Unterschied bei der Inzidenz makrosomer Neugeborener mit Large-for-Gestational-Age (LGA)-Kriterium gefunden wurde [4]. Die HAPO-Kriterien haben weltweit zu sprunghaftem Anstieg der GDM-Diagnosen und Pharmakotherapien der Schwangeren geführt, ohne dass hierdurch die Prognose für Mütter und Kinder verbessert wurden.

Zur GDM-Diagnostik werden Blutglukosewerte aus venösem Plasma (im Labor) oder aus venösem Vollblut (Point of Care Test) mit entsprechender Umrechnung und Hämatokritkorrektur gemessen, sie müssen die Anforderungen für die Messqualität nach der Richtlinie der Bundesärztekammer zur Qualitätssicherung laborchemischer Untersuchungen (RiLiBÄK) erfüllen, die Teilnahme an Ringversuchen ist obligat. Bei Versand von venösen Vollblutproben soll das Entnahmegefäß neben EDTA und Natriumfluorid zusätzlich den sofort wirksamen Glykolysehemmer Citrat/Citratpuffer enthalten [5]. Bei grenzwertigen Befunden, besonders nur eines Wertes, ist die minimale Differenz (zweifacher Wert des Variationskoeffizienten) zu berücksichtigen und ggf. die Messung zu wiederholen. Bei Erstvorstellung der Schwangeren nach 28+0 SSW kann auf den Vortest verzichtet werden. Bei Frauen nach bariatrischer Chirurgie (Magenbypass, Schlauchmagen) ist der OGTT kontraindiziert.

5.5.2 Erstvorstellung vor 24+0 SSW

Die Existenz eines GDM vor 24 SSW ist umstritten. Sowohl der Vortest als auch der OGTT sind für diese frühe Zeit nicht validiert. Frühe Interventionen konnten außerdem klinisch relevante Endpunkte nicht verbessern [6]. Es besteht das Risiko einer unzureichenden Gewichtszunahme der Mutter mit einer erhöhten Small-for-Gestational-Age-(SGA)-Rate der Neugeborenen, außerdem unnötige Medikalisierungen und geburtsmedizinische Interventionen wie Einleitungen oder Sectiones. Da in Deutschland ein generelles Screening angeboten wird, sollte die Frage, ob man früher als 24 SSW unbedingt intervenieren muss, mit Vorsicht angegangen werden. Nach einer Metaanalyse reicht zur Entscheidung einer Therapie vor 24 SSW eine Nüchtern-Plasmaglukose von ≥ 110 mg/dl (6,1 mmol/l) aus [7]. Dieser Wert sollte durch eine Zweitmessung an einem anderen Tag bestätigt werden. Dann ist eine Basisintervention gerechtfertigt, eine Insulintherapie sollte die Ausnahme sein.

5.6 Differenzialdiagnose

Folgende differenzialdiagnostische Überlegungen sollen berücksichtigt werden:
– Typ-2-Diabetes mellitus (häufiger, ca. 2–3 % der Fälle), häufig asymptomatisch
– Typ-1-Diabetes mellitus (selten, < 0,3 % der Fälle), meist symptomatisch
– Glukokinase (GCK)–MODY (früher: MODY2): 1–2 % aller GDM-Fälle bei Europäerinnen

Ein Typ-2-Diabetes mellitus liegt meist dann vor, wenn bei einer adipösen, asymptomatischen Schwangeren die Blutglukosewerte im manifest diabetischen Bereich gemessen werden und der HbA_{1c}-Wert bei ≥ 6,5 % liegt. Bei Verdacht auf Manifestation eines Typ-1-Diabetes mellitus (Normgewicht, diabetes-assoziierte Symptome) muss die Diagnose gemäß DDG-Leitlinie umgehend gesichert und sofort eine intensivierte Insulinsubstitution eingeleitet werden. MODY-Formen werden autosomal-dominant vererbt. Bei V. a. GCK-MODY (Normgewicht, persistierend erhöhte Nüchternglukose-werte), wird die Diagnose durch eine Genanalyse gesichert [8]. Beim GCK-MODY ist eine Insulintherapie der Schwangeren nur dann indiziert, wenn im Ultraschall ab 26 SSW ein akzeleriertes, disproportionales Wachstum des Fetus dokumentiert wird.

5.7 Therapie

5.7.1 Basistherapie

Zunächst erfolgt ein ausführliches Gespräch in angstabbauender Atmosphäre. Die Schwangere wird erstmals mit dem Begriff Diabetes konfrontiert. Auf die Bedürfnisse von Migrantinnen mit unzureichenden Sprachkenntnissen soll durch Hinzuziehen von geeigneten Dolmetschern sichergestellt werden, dass die geplanten Maßnahmen verstanden werden und umsetzbar sind.

Bei der sich anschließenden individuellen Ernährungsberatung werden Essgewohnheiten, Tagesrhythmus, Körpergewicht und soziokulturell-religiöser Status berücksichtigt, um folgende Therapieziele zu erreichen:
- zielgerechte Blutglukoseeinstellung ohne Ketose und Hypoglykämien der Schwangeren
- Gewichtszunahme der Mutter nach den US National Institute of Medicine (NAM)-Kriterien (Adipöse Schwangere maximal 6–9 kg)
- perzentilengerechtes und proportionales Wachstum des Fetus
- Ausgang der Schwangerschaft für Mutter und Kind wie in der Hintergrundpopulation

Bei der Umstellung der Ernährung sollte übermäßige Komplexität gemieden werden. Der Anteil Kohlenhydrate (KH) wird auf ca. 50 % der Tagesenergiekalorien beschränkt. Langsam resorbierbare Kohlenhydrate mit niedrigem glykämischen Index < 55 reduzieren Höhe und Dauer postprandialer Blutglukosespitzen. Speisen mit viel Ballaststoff in Form von unprozessiertem Getreide, Obst und Gemüse sind von Vorteil, Fast Food und Softdrinks sind ungünstig. Es wird empfohlen, die KH auf drei nicht zu große Hauptmahlzeiten und zwei bis drei kleinere Zwischenmahlzeiten (einschließlich einer Mahlzeit vor dem Schlafen) über den Tag zu verteilen. Auf eine ausreichende Vitamin- und Mineralstoffzufuhr soll geachtet werden. Energiefreie Süßstoffe können in der Schwangerschaft unter Berücksichtigung der akzeptablen täglichen Dosierungen verwendet werden.

Für adipöse Schwangere ist eine kalorienreduzierte, eiweißreiche Kost günstig, die Mindestkalorienmenge von 1600–1800 kcal/Tag darf nicht unterschritten werden. Eine Diät mit niedrigem KH-Gehalt < 45 % Tageskalorien („Low carb") soll vermieden werden, da meist gleichzeitig die Tageskalorien von den Schwangeren reduziert werden, sodass für den Fetus das Risiko eines Substratmangels mit nachfolgender Wachstumsrestriktion besteht. Die Gewichtszunahme orientiert sich am präkonzeptionellen Body Mass Index. Ein Überschreiten der Gewichtsgrenzen des NAM erhöht die Rate an Schwangerschaftskomplikationen. Die Schwangeren kontrollieren nüchtern ihr Gewicht ohne Kleidung wöchentlich morgens selbst zu Hause und dokumentieren dies.

Blutglukoseselbstmessungen durch die Schwangere werden anfangs morgens nüchtern und nach den Hauptmahlzeiten durchgeführt (vier Messungen). Die Messgeräte sollen die DIN EN ISO 15197 in der jeweils aktuellen Fassung erfüllen und die Einweisung erfolgt durch trainiertes Fachpersonal. Subkutane Glukosesensoren zur interstitiellen Gewebeglukosemessung sind nicht indiziert (Continuous Glucose Monitoring [CGM]).

Sind bei einer Ernährungstherapie alle Werte innerhalb der ersten zwei Wochen im Zielbereich und der Ultraschallbefund unauffällig, dann ist nachfolgend eine einzige tägliche Messung im Rotationsverfahren oder 2 ×/Woche ein 4-Punktprofil ausreichend. Schwangere mit GDM erhalten geeignete Tagebücher zur Dokumentation. Die Schulung wird je nach Therapieaufwand und individuellen Erfordernissen als Einzel- und Gruppenschulung durchgeführt.

Regelmäßige körperliche Bewegung verbessert die Belastbarkeit während Schwangerschaft und Geburt. Kurze Bewegungseinheiten von 10–20 min nach Mahlzeiten vermindern postprandiale Blutglukosespitzen und über längere Zeit durchgehaltene Bewegung reduziert auch die Nüchternblutglukose. Zu empfehlen ist eine Bewegungsdauer von mindestens 2 h/Woche, günstig sind z. B. zügiges Spazierengehen, Nordic Walking, Aquaaerobic, Fahrradfahren/Ergometer, elastisches Band. Aerobe Ausdauerübungen und Widerstandsübungen sind gleichermaßen effektiv, die Rate an Insulintherapien und die tägliche Insulindosis werden durch regelmäßige Muskelbetätigung gesenkt. Die Adhärenz ist besonders in angeleiteten Gruppen hoch. Kontraindikationen wie vorzeitige Wehen, Blutungen, Hochdruck oder Verkürzung der Cervix uteri sind zu beachten.

5.7.2 Pharmakotherapie

Können die Stoffwechselziele nicht erreicht werden, wird die Insulintherapie bei 10–20 % der Schwangeren notwendig [9]. Die Insulinindikation wird erstmals innerhalb von zwei Wochen nach Beginn der Basistherapie unter Berücksichtigung der Selbstmessungen gestellt, wenn mehr als 50 % der Werte insgesamt oder nüchtern oberhalb der Zielwerte liegen.

Empfohlen wird eine intensivierte konventionelle Insulintherapie (ICT) mit anfänglicher Insulintagesdosis von 0,3–0,5 I. E. Humaninsulin pro kg aktuellem Körpergewicht. NPH-Insulin oder Insulin detemir sind als Basisinsuline gut untersucht.

Insulin Aspart oder Insulin lispro sind bei unzureichendem postprandialen Effekt von kurzwirksamen Humaninsulinen unbedenklich. Ist eine ICT nicht durchführbar, kann alternativ eine konventionelle Insulintherapie (CT) mit biphasischen Mischinsulinen eingesetzt werden, Insulinpumpen sind nicht indiziert. Die Insulintherapie ist bei GDM eine erhebliche Belastung für die Schwangeren und soll daher gut begründet eingesetzt werden. Unterdosierungen oder Kosmetik einzelner Spitzen sind ineffektiv und sollten unterbleiben.

Orale Antidiabetika und GLP-1-Analoga sollen mangels Zulassung, fehlender Erfahrung und fehlender Langzeit-Nachbeobachtungen exponierter Kinder für die meisten Präparategruppen (außer Metformin) nicht bei Schwangeren mit GDM verordnet werden. Metformin ist placentagängig und keine primäre Alternative zu Insulin, da bei fast jeder zweiten Schwangeren im Mittel nach 3 Wochen wegen unzureichendem Effekt doch noch Insulin erforderlich war. Metformin wird nur bei schwerer Insulinresistenz und sehr hohen, täglichen Insulindosierungen (> 1,5 U/kg KG) additiv als Off-Label-Use eingesetzt.

5.7.3 Geburtsmedizinische Betreuung

Die fetale Überwachung ist von individuellen Risikofaktoren und dem Schweregrad der mütterlichen Hyperglykämie abhängig. Neben dem üblichen Ultraschall-Screening im 3. Trimenon werden zusätzlich ab 28 SSW ein bis zwei fetale Ultraschallbiometrien mit Beurteilung des fetalen Abdominalumfangs und der Proportionalität durchgeführt. Für die Dopplersonographie gelten die bei allen Schwangerschaften üblichen Indikationen. Eine Kardiotokographie (CTG) ist nach individuellen geburtsmedizinischen Kriterien indiziert. Die Risiken für eine Präeklampsie bei adipösen Schwangeren und einen späten intrauterinen Fruchttod sollen beachtet werden. Bei Frühgeburtsbestrebungen können der Einsatz von Glukokortikoiden zur fetalen Lungenreifeinduktion und die Tokolyse mit einem β_2-Mimetikum zu erheblichen Hyperglykämien führen. Für die i. v.-Tokolyse gilt der stoffwechselneutrale Oxytocinantagonist Atosiban als Medikament der Wahl.

Bei Frauen mit zielgerechter Basistherapie ist nach der Leitlinie der Deutschen Gesellschaft für Gynäkologie und Geburtshilfe weder eine Einleitung am errechneten Geburtstermin indiziert noch eine Blutglukosekontrolle unter der Geburt erforderlich. Bei Insulintherapie kann eine Einleitung ab 40+0 SSW angeboten werden [10], unter der Geburt sind stündliche Blutglukosekontrollen hilfreich. Als Zielwert bis zur Durchtrennung der Nabelschnur bietet ein Bereich von 70–110 mg/dl (3,9–6,1 mmol/l) ausreichend Sicherheit zur Vermeidung einer neonatalen Hypoglykämie.

Die Insulintherapie endet mit Beginn der Geburt, weitere Kontrolle durch ein 4-Punkte-Tagesprofil am zweiten Tag postpartum. Bei diätetisch eingestellten Schwangeren ist eine postpartale Blutglukosekontrolle nicht erforderlich, sie sollen aber nochmals nachdrücklich auf die Wahrnehmung des Termins zum postpartalen OGTT hingewiesen werden.

Mütter nach GDM stillen ihre Kinder kürzer als Frauen ohne Diabetes, insbesondere bei Adipositas. Stillen reduziert das Typ-2-Diabetesrisiko der Mutter bis 25 Jahre nach der Geburt um 34 %, je länger gestillt wird, umso stärker [11]. Kürzeres Stillen ist außerdem mit späterem Übergewicht der Kinder assoziiert. Frauen mit GDM sollen deshalb nachdrücklich zum Stillen ihrer Kinder ermutigt werden (Stillberatung). Empfohlen wird ausschließliches Stillen für vier Monate, danach weiteres Stillen zusammen mit der Einführung von Beikost (Beratung durch den Kinderarzt).

5.8 Nachsorge und Prognose

Ein 75-g OGTT 6–12 Wochen nach der Geburt ist bei allen Müttern angezeigt, ebenso ein Jahr nach der Geburt. Die Teilnahmerate für den ersten Test liegt derzeit aber unter 50 %, von daher müssen Erinnerungssysteme verbessert werden – spezifische Smartphone-Apps erscheinen hilfreich. Bereits bei diesem ersten Test werden in 35–43 % Störungen der Glukosetoleranz beobachtet, am häufigsten eine abnorme Nüchternglukose (IFG). Mit manifesten Diabetesfällen bis 5 % im ersten Jahr nach der Geburt muss gerechnet werden. Frauen mit einer gestörten Glukosetoleranz (IGT) nach GDM profitieren von Interventionen in angeleiteten Präventionsprogrammen [12]. Das kumulative Risiko für einen Typ-2-Diabetes mellitus nach GDM liegt bei ca. 50 % innerhalb von 10 Jahren. Ist der erste OGTT nach der Schwangerschaft und auch der OGTT ein Jahr danach unauffällig, sollte alle 2–3 Jahre erneut ein OGTT durchgeführt werden. Ein OGTT ist jährlich angezeigt, wenn Risiken für eine frühzeitige Diabetesmanifestation vorliegen:
- Adipositas am Beginn der Schwangerschaft
- „GDM"-Diagnose mit Therapie < 24 SSW
- Insulintherapie
- IGT postpartal
- Stilldauer < 3 Monate oder nie gestillt
- alle 3 Werte im intragraviden OGTT erhöht

Das kumulative kardiovaskulare Risiko von Frauen ist nach GDM im Vergleich zu intragravide glukosetoleranten Frauen über mindestens 10–22 Jahre verdoppelt. Bei ihnen kommt es häufiger zu einer KHK, ischämischen Schlaganfällen und Thromboembolien, auch unabhängig von einer zwischenzeitlichen Diabetesmanifestation. Ebenso werden Interventionen (Koronarer Bypass, Angioplastie) häufiger durchgeführt. Vorgeschaltete Risiken, wie die arterielle Hypertonie und das metabolische Syndrom, sind ebenfalls erhöht [13].

Im Vergleich zu glukosetoleranten Schwangeren liegt die Rate an postpartalen Depressionen bei Frauen mit GDM höher. Zum Screening auf eine postpartale Depression eignet sich der Befindlichkeitsbogen „Edinburgh Postnatal Depression Scale", bei Auffälligkeiten (Score ≥ 10–12) soll psychiatrisch weiter abgeklärt werden.

Zur postnatalen Überwachung des Neugeborenen wird auf die z. Zt. in Überarbeitung befindliche AWMF-Leitlinie „Betreuung Neugeborener diabetischer Mütter" (AWMF-Leitlinie 024/006) verwiesen. Intrauterine Exposition gegenüber einer mütterlichen Hyperglykämie steigert die kindlichen Risiken in den ersten 20 Lebensjahren für Präadipositas/Adipositas, gestörte Glukosetoleranz, Diabetes, metabolisches Syndrom und arterielle Hypertonie (epigenetische Effekte), alle Risiken werden aber stark vom BMI der Mutter moduliert.

5.9 GDM und SARS-Cov-2-Pandemie

Schwangere Frauen haben einen schwereren Verlauf von COVID-19 im Vergleich zu gematchten Kontrollen im reproduktiven Alter und werden dreimal häufiger auf der Intensivstation aufgenommen. Diese Daten stammen aus der Zeit bis zur Dominanz der Delta-Virusvariante. Die Impfquote ist dagegen im Vergleich zur Allgemeinbevölkerung noch zu gering [14]. Wichtige Risikofaktoren sind neben bekanntem Diabetes mellitus auch Adipositas und kardiovaskuläre Erkrankungen, wie z. B. arterielle Hypertonie.

In einer Auswertung des deutschen CRONOS-Registers (Covid-19 Related Obstetric and Neonatal Outcome Study), konnte bei ungeimpften Schwangeren belegt werden, dass Frauen mit GDM und symptomatischer COVID-19 dann einen schwereren Infektionsverlauf hatten, wenn sie perikonzeptionell übergewichtig oder adipös waren, mit Insulin behandelt wurden und COVID-19 mit oder nach der GDM-Diagnose auftrat [15]. Der schwere Verlauf war gekennzeichnet durch Aufnahme der Frauen auf der Intensivstation, eine Virus-Pneumonie oder der Notwendigkeit einer Sauerstoff-Unterstützung. Ein schwerer Verlauf wurde in dieser Studie auch bei ungeimpften Schwangeren mit einem BMI > 25 kg/m² ohne GDM oder präexistenten Diabetes mellitus beobachtet.

Ein BMI über 25 kg/m² und ein GDM sind also wichtige Risiken für einen schweren Verlauf von COVID-19. Alle Frauen sollten sich gemäß Empfehlungen des Robert-Koch-Instituts und der Deutschen Gesellschaft für Gynäkologie und Geburtshilfe mit einem mRNA-Impfstoff vor der Schwangerschaft oder nach dem 1. Trimester in der Schwangerschaft gegen COVID-19 impfen lassen, umso wichtiger ist dies bei den oben beschriebenen Risiken.

Danksagung
Meinen Praxiskollegen vom „diabetologikum kiel", Dr.med. Norbert Demandt und Dr.med. Andreas Nolte, danke ich für wichtige Ergänzungen und praktische Hinweise.

Literatur

[1]   Reitzle L, Schmidt C, Heidemann C, et al. Gestationsdiabetes in Deutschland: Zeitliche Entwick-lung von Screeningquote und Prävalenz. J Health Monitoring. 2021; doi: 10.25646/8324.

[2]   Hillier T, Pedula K, Ogasawara K, et al. A Pragmatic Randomized Clinical Trial of Gestational Dia-betes Screening. N Engl J Med. 2021;384:895–904.

[3]   Davis E, Abebe K, Simhan H, et al. Perinatal Outcomes of Two Screening Strategies for Gesta-tional Diabetes Mellitus. A Randomized Controlled Trial. Obstet Gynecol. 2021;138:6–15.

[4]   Crowther C, Samuel D, McCowan L, et al. Lower versus Higher Glycemic Criteria for Diagnosis of Gestational Diabetes. N Engl J med. 2022;387;587–598.

[5]   Landgraf R, Heinemann L, Schleicher E, et al. Definition, Klassifikation, Diagnostik und Differen-zialdiagnostik des Diabetes mellitus: Update 2022. Diabetologie. 2022;17(2):S98-S110.

[6]   Harper L, Jauk V, Longo S, et al. Early Gestational Diabetes Screening in Obese Women: A Ran-domized Controlled Trial. Am J Obstet Gynecol. 2020; doi: 10.1016/j.ajog.2019.12.021

[7]   Immanuel J, Simmons D. Screening and Treatment for Early-Onset Gestational Diabetes melli-tus: A Systematic Review and Meta-Analysis. Curr Diab Rep. 2017; doi: 10.1007/s11892-017-0943

[8]   Rudland V. Diagnosis and management of glucokinase monogenic diabetes in pregnancy: cur-rent perspectives. Diabetes, Metabolic Syndrome and Obesitiy: Targets and Therapy 2019;12:1081–1089.

[9]   Kleinwechter H. Gestationsdiabetes mellitus – Teil 2: Therapie und Nachsorge. Diabetologe 2022. https://doi.org.10.1007/s111428-021-00835-8

[10] https://www.awmf.org/leitlinien/detail/ll/015-088.html, Zugriff 2.11.21

[11] Pinho-Gomes A, Morelli G, Jones A, et al. Association of lactation with maternal risk of type 2 diabetes: A systematic review and meta-analysis of observational studies. Diabetes Obes Me-tab. 2021; doi: 10.1111/dom.14417

[12] Aroda V, Christophi C, Edelstein, et al. The Effect of Lifestyle Intervention and Metformin on Pre-venting or Delaying Diabetes Among Women With and Without Gestational Diabetes: The Dia-betes Prevention Program Outcomes Study 10-Year Follow-Up. J Clin Endocrinol Metab. 2015; doi:10.1210/jc.2014-3761

[13] Xie W, Wang Y, Xiao S, et al. Accociation of gestational diabetes mellitus with overall and type specific cardiovascular and cerbrovascular diseases: systematic review and meta-analysis. BMJ. 2022;378:e070244.

[14] Pecks U, Mand N, Kolben T, et al. SARS-CoV-2 infection during pregnancy – an analysis of clinical data from Germany and Austria from the CRONOS Registry. Dtsch Arztebl Int. 2022; doi: 10.3238/arztebl.m2022.0266.

[15] Kleinwechter H, Weber K, Mingers N, et al. Gestational diabetes mellitus and COVID-19: results from the COVID-19 Related Obstetric and Neonatal Outcome Study (CRONOS). Am J Obstet Gyne-col. 2022; https://doi.org/10.1016/j.ajog.2022.05.027

6 Monogenetische Formen des Diabetes

6.1 Neonataler Diabetes, MODY und seltene Diabetessyndrome

Klemens Raile

6.1.1 Monogenetischer Diabetes im Überblick

Monogenetischer Diabetes ist im Vergleich zu Typ-1-Diabetes mellitus selten und umfasst 1 % bis 6 % aller pädiatrischen Patienten. Mittlerweile sind über 40 genetische
Subtypen bekannt, der Großteil jeweils mit einem typischen Phänotyp und spezifischen genetischen Veränderungen (Tab. 6.1 und [1]). Diese können autosomal dominant oder rezessiv sowie seltener X-chromosomal und mitochondrial vererbt sein,
oder auch als Neumutationen auftreten [2]. Menschen mit einem monogenetischen
Diabetes zu diagnostizieren, verbessert die klinische Versorgung und ermöglicht eine
individuelle, genetische Beratung der betroffenen Familien. Neue, molekulargenetische Methoden ermöglichen die Sequenzierung eines Genpanels oder auch des kompletten Exoms und mittels bioinformatischer Analysen können gefundene, genetische Varianten mit zunehmender Aussagekraft bewertet werden [3].

6.1.2 Vererbung und klinische Kriterien für einen „seltenen", monogenetischen Diabetestyp

Die wesentlichen Diabetesformen sind dabei der „Maturity Onset Diabetes of the
Young" (MODY) und neonataler Diabetes mellitus. Die mutierten Gene kodieren entweder für Transkriptionsfaktoren oder Proteine, die in der Betazellfunktion eine
Schlüsselstellung einnehmen. Mutationen in einigen Genen können sowohl MODY
als auch neonatalen Diabetes verursachen, entweder durch unterschiedliche Penetranz einer dann autosomal-dominanten Mutation oder auch durch dominante
(MODY) oder rezessive Vererbung (neonataler Diabetes). Die klinische Diagnose
MODY-Diabetes betrifft Patienten von 0–20 Jahren in der Größenordnung von 2,4 pro
100.000, wobei in weniger als 50 % der Fälle die Diagnose molekulargenetisch abge-
sichert wurde [4]. Neonataler Diabetes wird über eine Diabetesmanifestation bis zum
6. Lebensmonat definiert und betrifft 0,17 % aller pädiatrisch registrierten Diabetes-
fälle (299 Zentren, 51.587 Patienten). Dies entspricht einer Inzidenz von 1 pro
89.000 Lebendgeburten in Deutschland und Österreich [5].

Diabetes mellitus Typ 1 ist die häufigste Diabetesform im Kindes- und Jugendalter und geht mit typischen Manifestationssymptomen einher. Folgende, klinische
und anamnestische Besonderheiten geben einen starken Hinweis auf das Vorliegen
eines monogenetischen Diabetes [2]:

https://doi.org/10.1515/9783110682083-006

– Abwesenheit von betazellspezifischen Autoantikörpern
– Familienanamnese eines Elternteils mit Diabetes, untypisch für sowohl Typ-1-Diabetes (keine Betazellautoantikörper, kein bis geringer Insulinbedarf innerhalb der ersten 5 Jahre nach Diagnosestellung) als auch Typ-2-Diabetes (keine Adipositas oder Akanthosis nigricans)
– Vorhandensein spezifischer Zeichen für die häufigsten MODY-Typen:
  – GCK-MODY: Fastenhyperglykämie, keine Symptome oder diabetesspezifischen Komplikationen auch bei älteren Betroffenen
  – HNF1B-MODY: Nierenzysten oder -fehlbildungen
  – HNF4A-MODY: Fetale Makrosomie und neonatale Hypoglykämie
– Neonataler Diabetes: Manifestation in den ersten sechs Lebensmonaten, geringes Geburtsgewicht (SGA) als Ausdruck eines intrauterinen Insulinmangels
– Syndromaler Diabetes: Symptome wie Schwerhörigkeit, Optikusatrophie, urogenitale Anomalien oder Pankreasfehlbildungen (MELAS, Wolfram-Syndrom, Pankreasaplasie)

6.1.3 Maturity Onset Diabetes of the Young (MODY)

Der Begriff „Maturity Onset Diabetes of the Young" (MODY) stand ursprünglich für die Kombination aus Diabetesmanifestation vor dem 25. Lebensjahr, autosomal-dominanter Vererbung und fehlender Ketoseneigung. Diese klassische Definition kann Überlappungen mit einem Typ-2-Diabetes mellitus zeigen, bei dem ebenfalls die o. g. Charakteristika zutreffen können, ohne dass bisher monogenetische Mutationen in betroffenen Familien identifiziert wurden. Der familiäre Zusammenhang bei Typ-2-Diabetes wird mit einer familiären Häufung mehrerer, schwach wirksamer Genvarianten im Sinne eines polygenetischen Vererbungsmodus verstanden. Darüber hinaus zeigen Familienstudien, dass auch bei identischer, in der Regel dominant-vererbter Mutation, große phänotypische Unterschiede zwischen Familienmitgliedern bestehen können. Dies betrifft beispielsweise Mutationen der Kaliumkanalgene *ABCC8*, *KCNJ11* [6] oder des Proinsulingens (*INS*) [7]. Daher kann eine genaue MODY-Klassifikation nur durch Sequenzierung und molekulargenetischer Zuordnung von Mutationen vorgenommen werden. Eine genetische Diagnostik ist bei V. a. monogenetischen Diabetes generell zu empfehlen, da therapeutische Konsequenzen, in manchen Fällen auch Alternativen zur Insulintherapie, abgeleitet werden können (Tab. 6.1). Auch wenn die monogenetischen MODY-Typen als gemeinsamer Typ-3-Diabetes definiert wurden, gibt es eine große Variation bzgl. der Ausprägung der Hyperglykämie, der Insulinabhängigkeit und des Risikos für die Entwicklung diabetesassoziierter Komplikationen bei Patienten mit unterschiedlichen MODY-Typen [8,9].

Tab. 6.1: Die häufigsten Genmutationen für monogenetischen Diabetes: Pathomechanismus, Vererbungsmodus sowie klinische Relevanz, nach [10].

Gen	Vererbung	Pathogenetischer Mechanismus/Phänotyp	Klinische Bedeutung der genetischen Diagnose
GCK	AD: *GCK*-MODY (häufig) AR: *GCK*-NDM (sehr selten)	AD: geringere Enzymfunktion der Glucokinase erhöht den Schwellenwert einer ansonsten normalen Insulinsekretion. AR: kompletter Enzymverlust führt zu PNDM komplett ohne Insulinsekretion	AD: keine Behandlung erforderlich, Ausnahme Schwangerschaft
HNF1A	AD: *HNF1A*-MODY (häufig)	LOF des Betazell-Transkriptionsfaktors (TF) HNF-1A, Glukosurie häufig, Risiko für benigne Leberadenome	gute Stoffwechselkontrolle mit oralen Gliniden/Sulfonylharnstoffen möglich
HNF4A	AD: *HNF4A*-MODY (selten)	LOF des Betazell-TFs HNF-4A, großes Geburtsgewicht und hyperinsulinämische Hypoglykämien möglich	orale Sulfonylharnstoffe wie bei HNF1A-MODY möglich
HNF1B	AD: *HNF1B*-MODY (selten)	LOF des Betazell-Nieren-TFs HNF-1B, assoziiert Nierenzysten, urogenitale Fehlbildungen, Pankreasaplasie/exokrine Pankreasinsuffizienz (auch als Teil eines 1,4 MB Chromosom 17q Deletionssyndroms)	kein Ansprechen auf SHs, Insulintherapie erforderlich. Screening nach assoziierten Fehlbildungen
ABCC8	AD/AR: *ABCC8*-NDM (häufig unter NDM) *ABCC8*-MODY (selten)	aktivierende LOF-Mutation der SUR1-Untereinheit des K_{ATP}-Kanals mit resultierender Insulinsekretionsstörung; NDM ist teilweise mit neurologischen Symptomen (Epilepsie, Entwicklungsverzögerung) assoziiert	spricht auf teilweise hohe Dosen von SH an; Mutationsträger sollten bez. neurologischer Symptome untersucht werden
KCNJ11	AD: *KCNJ11*-NDM (häufig unter NDM) *KCNJ11*-MODY (selten)	aktivierende LOF-Mutation der Kir6.2-Untereinheit des K_{ATP}-Kanals mit resultierender Insulinsekretionsstörung; NDM ist teilweise mit neurologischen Symptomen (Epilepsie, Entwicklungsverzögerung) assoziiert	spricht auf teilweise hohe Dosen von SH an; Mutationsträger sollten bez. neurologischer Symptome untersucht werden

Tab. 6.1: (fortgesetzt)

Gen	Vererbung	Pathogenetischer Mechanismus/Phänotyp	Klinische Bedeutung der genetischen Diagnose
6q24, (epi) genetische Veränderungen	häufigste Form des transienten NDM	Die Überexpression der maternal geprägten Gene *ZAC* und *HYMAI* werden derzeit als Kandidaten diskutiert. Die Betazellentwicklung scheint gestört, allerdings besteht ein hohes Rückfallrisiko ab dem Pubertätsbeginn	initial ist ein Therapieerfolg mit SH möglich, ebenso bei einer späteren Remanifestation
INS	AD/AR: *INS*-NDM (häufig unter NDM) AD: *INS*-MODY (selten)	Missens-Mutationen verursachen fehlerhafte Insulinprozessierung und -faltung.	NDM: Insulinbedarf und -therapie meist ab dem ersten Lebenstag

Legende: AD, autosomal-dominant; AR, autosomal-rezessiv; Kir6.2, Kalium Inward Rectifier Potassium Channel 6.2; SUR, Sulfonylharnstoffrezeptor; SH, Sulfonylharnstoff. LOF, Loss-of-Function – Funktionsverlust des Proteins; PNDM, permanenter neonataler Diabetes mellitus.

Definiert sind bislang 14 MODY-Formen (OMIM gelistet), die autosomal-dominant vererbt werden und entsprechend dem Gendefekt benannt werden. Die häufigsten MODY-Typen sind der Glukokinase-MODY (MODY2), HNF1A-MODY (MODY3) und HNF4A-MODY (MODY1). Während in England der MODY 3 mit 52 % am häufigsten diagnostiziert wurde, gefolgt von MODY 2 (32 %) [11,12], war für den deutschsprachigen Raum bisher die Diagnose MODY 2 mit > 40 % die häufigste MODY-Form [9], diese Angabe bezieht sich allerdings auf eine pädiatrische Diabetesmanifestation bis zum 18. Lebensjahr. Bis auf den GCK-MODY (MODY2) sind die MODY-Formen auf Genmutationen von Transkriptionsfaktoren zurückzuführen. Ergibt die genetische Diagnostik den Nachweis einer bisher nicht beschriebenen Mutation, so kann deren biologische Relevanz für die Diabeteserkrankung im Einzelfall unklar bleiben und erst eine Familienuntersuchung von diabetischen Familienmitgliedern die Aussagekraft des molekulargenetischen Befundes erhöhen.

6.1.4 Häufige MODY-Formen: GCK-MODY (MODY2), HNF1A- und HNF4A-MODY (MODY3 und MODY1)

6.1.4.1 GCK-MODY (MODY2)

Der GCK-MODY gehört mit dem HNF1A-MODY zu den häufigsten MODY-Formen [13]. Heterozygote Mutationen im Glukokinase- (*GCK*-)Gen führen zu einem Funktionsverlust der Glukokinase, dem Schrittmacherenzym der Glykolyse. Die Glukokinase – Hexokinase 4 – wird spezifisch in Betazellen exprimiert und schleust Glukose in linearem Verhältnis zur extrazellulären Glukosekonzentration als Glukose-6-Phosphat in die Glykolyse ein. Die davon abhängige, weitere Bildung von zytoplasmatischem ATP aus Glukose ist der spezifische Regulator für eine Depolarisation der Betazellmembran und die Glukoseabhängige Insulinsekretion. Heterozygote Mutationen reduzieren die Verfügbarkeit oder Funktion der Glukokinase und führen zu erhöhten nüchtern-Blutglukosespiegeln von 100–140 mg/dl). Die postprandiale Insulinsekretion wird bis auf ein nahezu normales Niveau reguliert und kann im GTT mit sequenziellen Insulinbestimmungen von einem frühen Insulinsekretionsdefizit des HNF1A-MODY abgegrenzt werden [14].

Klinisch ist ein GCK-MODY nur wenig progredient und Diabetes-spezifische Folgeerkrankungen kommen auch in höherem Alter nicht nennenswert häufiger vor. Eine Therapie mit oralen Antidiabetika oder Insulin ist nicht notwendig, da sie in der Regel nicht zu einer Verbesserung des HbA1c-Wertes führt. Besonders sorgfältig muss ein GCK-MODY während der Schwangerschaft überwacht und frühzeitig auch mit Insulin eingestellt werden.

6.1.4.2 HNF1A-MODY (MODY2) und HNF4A-MODY (MODY1)

Die zweite häufige, dominante Mutation ist die des für den Transkriptionsfaktor kodierenden *HNF1A*-Gens im Chromosom 12 (HNF1A-MODY, MODY3); deutlich seltener sind Mutationen des *HNF4A*-Gens im Chromosom 20 (HNF4A-MODY, MODY1). Beide Transkriptionsfaktoren dimerisieren jeweils für die Aktivierung der Insulintranskription, auch Heterodimere zwischen HNF1A und HNF4A werden diskutiert. Mutationen in HNF1A und HNF4A können zu einem langsamen, aber progressiven Verlust der β-Zellfunktion führen. Dies beruht wahrscheinlich auf einer Steuerung verschiedener glukosemetabolisierender Enzyme durch die Transkriptionsfaktoren HNF1A und HNF4A, wobei heterozygote *HNF4A*-Genmutationen im Vergleich zu *HNF1A*-Mutationen eine deutlich niedrigere, klinische Penetranz zeigen [8]. Der HNF1A-MODY manifestiert sich häufig während der Pubertät und im jungen Erwachsenenalter, kann aber auch schon im Rahmen einer Urintestung als Glukosurie, beispielsweise im Rahmen der J1 und J2 Vorsorgeuntersuchungen, als Zufallsbefund auffallen, ohne dass zunächst eine spezifische Diabetestherapie erforderlich ist. Insbesondere auch, weil Patienten mit einer *HNF1A*-Genmutation eine erniedrigte Nierenschwelle für Glukose aufweisen [30]. Die Lokalisierung der Mutation im *HNF1A*-Gen hat Einfluss auf das Manifestationsalter der Erkrankung: Patienten mit Mutationen im Exon 1–6 sind deutlich jünger (im Mittel 18–20 Jahre alt) als solche mit Mutationen im Exon 8–10 (im Mittel 22–30 Jahre alt). Patienten mit HNF1A-MODY können initial oft mit reiner Ernährungstherapie behandelt werden. Bei ansteigendem HbA1c und Risiko für mikro- und makrovaskuläre Komplikationen sollten orale Antidiabetika eingesetzt werden, insbesondere Sulfonylharnstoffe. Bei unzureichender Stoffwechselkontrolle kann mit Insulin behandelt werden, wobei die Stoffwechselkontrolle häufig unter oraler Therapie mit Sulfonylharnstoffen oder Gliniden bezüglich HbA1c und Hypoglykämierate günstiger ist [15,16]. Menschen mit dem selteneren HNF4A-MODY (MODY1) sind klinisch nicht von HNF1A-MODY zu unterscheiden und sollten ebenfalls auf eine orale Therapie umgestellt werden. Da Kinder und Jugendliche mit einem HNF1A- oder HNF4A-MODY vor molekulargenetischer Diagnosestellung häufig mit Insulin behandelt und eingestellt sind, wird eine Umstellung von Insulin auf Sulfonylharnstoffe explizit empfohlen. Diese Umstellung von Insulin auf orale Antidiabetika ist unter intensiver, diabetologischer Überwachung durchzuführen. Das Verhältnis zwischen *GCK*- und *HNF1A*-Mutationen variiert von Population zu Population, da in den publizierten Studien unterschiedliche Screening-Strategien verwendet wurden. Würde man bei jungen, asymptomatischen Individuen oder bei Gestationsdiabetes mit erhöhten Blutglukosewerten ein genetisches Screening durchführen, dann würde sehr wahrscheinlich ein höherer Anteil *GCK*-Mutationen entdeckt werden.

6.1.5 Seltene MODY-Formen

Seltene MODY-Formen beinhalten u. a. heterozygote Mutationen der pankreatischen Transkriptionsfaktoren PDX1 (MODY4), HNF1B (MODY 5) und NEUROD1 (MODY 6). Auch die u. g. Mutationen in *ABCC8* und *KCNJ11*, die den ATP-abhängigen Kaliumkanal (K_{ATP}) kodieren, können sich primär als MODY-Diabetes, aber auch als Rezidiv eines transienten, neonatalen Diabetes manifestieren. Patienten mit HNF1B-MODY (MODY5) zeigen typischerweise auch Fehlbildungen des urogenitalen Traktes, u. a. Nierenzysten, Hufeisenniere, Einzelniere, Malformationen der inneren Genitalorganen bei weiblichen Patienten wie vaginaler Aplasie, rudimentärer Uterus oder Uterus Duplex [17] oder auch eine hyperurikämische Nephropathie [31]. Wegen des progressiven Verlustes der Insulinsekretion werden die meisten Patienten mit Insulin behandelt [18–20]. Raeder et al. beschrieben Mutationen der Minisatelliten („variable number of tandem repeats", VNTR) des Carboxyl-Ester-Lipase-(*CEL*-)Gens im Chromosom 9, die zu Diabetes mellitus und zur exokrinen Pankreasinsuffizienz führen (MODY 8); letztere war durch erniedrigte Konzentrationen der Pankreaselastase im Stuhl nachzuweisen [32].

6.1.6 Neonataler Diabetes mellitus

Eine Sonderform des monogenetischen Diabetes mellitus ist der sog. „neonatale" Diabetes mellitus (NDM) mit einer Manifestation in den ersten 6 Lebensmonaten. Klinisch werden ein transienter neonataler Diabetes mellitus (TNDM) und ein permanenter neonataler Diabetes mellitus (PNDM) unterschieden. Ein TNDM ist oft mit Imprinting-Anomalien des Chromosoms 6q24 assoziiert, aber auch mit bestimmten *ABCC8*- und seltener *KCNJ11*-Mutationen. Gewöhnlich tritt der TNDM in der ersten Lebenswoche auf, zeigt bereits ein deutlich reduziertes Geburtsgewicht unter der 3. Perzentile und lässt sich klinisch zunächst nicht von einem persistierenden Diabetes unterscheiden. Bei 30 % der Fälle mit 6q24 Defekten besteht eine Makroglossie und im Median tritt nach ca. 12 Wochen eine komplette Remission ein. Bei ca. 50 % der Fälle kommt es im späteren Kindesalter, bevorzugt mit einsetzender Pubertät, zu einem Diabetesrezidiv [33]. Klinisch gelingt auch bei 6q24-TNDM eine rein orale Therapie mit Sulfonylharnstoffen, so dass ein Therapieversuch möglich ist [21]. Bei einer Studie mit 239 Kindern aus 39 Ländern, die eine Diabetesmanifestation innerhalb der ersten 2 Lebensjahren hatten, zeigten lediglich Kinder mit einer Manifestation innerhalb der ersten 26 Wochen eine genetische Auffälligkeit [34]. Flanagan et al. schlussfolgerten deshalb, dass eine Genanalyse bez. der häufigsten, bekannten Mutationen (damals nur KCNJ11) bei Patienten mit Diabetesmanifestation in den ersten 6 Lebensmonaten sinnvoll ist. Mittlerweile sind auch variable Phänotypen mit einem antikörpernegativen Typ-1B Diabetes und familiären *INS* und *ABCC8* Mutationen bekannt, so dass jetzt in der Regel Genpanels sowohl bei neonatalem als auch familiärem Diabetes sequenziert werden.

Die häufigste Ursache des PNDM sind aktivierende Mutationen des *KCNJ11*-Gens, gefolgt von Mutationen des *ABCC8*-Gens. Bei einem Teil der *ABCC8*- und *KCNJ11*-Mutationen kann auch eine neurologische Beteiligung mit Entwicklungsverzögerung, muskularer Hypotonie und Epilepsie, dem DEND-Syndrom auftreten [35]. Derzeit bestehen erste Hinweise, dass eine frühe Behandlung mit Sulfonylharnstoffen auch die neurologische Symptomatik günstig beeinflussen kann [22]. Die nach der aktuellen Literatur zweithäufigste Ursache des PNDM sind homozygote Mutationen des Insulingens (*INS*; [36]). Klinisch tritt der PNDM bei *KCNJ11*-Mutationen häufig mit ausgeprägter Hyperglykämie (> 500 mg/dl) und Ketoazidose auf [37]. Patienten mit neonatalem Diabetes aufgrund von *ABCC8* und *KCNJ11* Mutationen lassen sich erfolgreich auf Sulfonylharnstoffe einstellen. Selten erfolgt dies primär, in der Regel werden die Neugeborenen und jungen Säuglinge zunächst mit intravenöser und später subkutaner Insulintherapie – mittlerweile in der Regel mittels Insulinpumpen – eingestellt. Die Umstellung auf Sulfonylharnstoffe funktioniert über die individuelle Austestung eines wirksamen Sulfonylharnstoff-Spiegels, in der Regel mit Glibenclamid, und kann nach einem Protokoll der Internationalen Arbeitsgruppe für neonatalen Diabetes durchgeführt werden [23]. Bei bereits etablierter Insulintherapie soll die Umstellung bei Säuglingen und schneller Dosissteigerung primär stationär erfolgen, während bei älteren Kindern auch eine langsame Steigerung ambulant durchgeführt werden kann. Auf der Gewichtsbasis von Erwachsenen ist oft eine bis zu zehnfache Dosis mit 3–4 Gaben pro Tag nötig. Neu- und Frühgeborene sind oft sehr Glibenclamid-sensitiv und sprechen auf sehr geringe Dosen (0,05–0,1 mg/kg/d) an. Inzwischen sind zahlreiche Kinder erfolgreich von Insulin auf Sulfonylharnstoffe umgestellt worden und in der Regel ist nach initialer Umstellung eine Reduktion der Sulfonylharnstoffdosis möglich. Neben den funktionellen K-Kanaldefekten kann ein PNDM auch durch Störungen der Pankreasanlage bis hin zur kompletten Pankreasaplasie verursacht sein. Hier spielen Mutationen in Transkriptionsgenen der humanen Pankreasentwicklung die zentrale Rolle. Durch die neuen, molekulargenetischen Möglichkeiten der Sequenzierung des kompletten Genoms hatte sich hier ein großer Wissenszuwachs ergeben. Der Großteil der Fälle wird durch rezessiv-vererbte Mutationen des PTF1A-Promoters in einer nicht-kodierenden, regulatorischen Region verursacht [24]. Mutationen im PTF1A-Gen selbst verursachen ein noch selteneres Syndrom mit Pankreasaplasie und Kleinhirndefekten. Das IPEX-Syndrom beinhaltet eine schwere Betazellautoimmunität, die bereits intrauterin vorliegen kann und sich häufig mit einem neonatalen Diabetes als erstes Symptom manifestiert. Mutationen im *FOXP3*-Gen sind die häufigste Ursache des IPEX-Syndroms mit dem Akronym und Phänotyp aus Immunodysregulation, Polyendokrinopathie, Enteropathie und X-chromosomaler Vererbung [25,26].

6.1.7 Syndromaler Diabetes mellitus (MELAS und Wolframsyndrom)

Punktmutationen der mitochondrialen DNA sind assoziiert mit dem Auftreten eines Diabetes mellitus mit progressiver, nicht-autoimmunvermittelter β-Zell-Dysfunktion und einer sensoneuronalen Innenohrschwerhörigkeit. Mutationen der mitochondrialen DNA werden mütterlicherseits weitervererbt. Die häufigste Mutation findet sich bei der Position 3243 des mitochondrialen tRNA-Leucin-(*UUR*-)Gens und führt zu einer A→G-Nukleobasentransition. Ähnliche Mutationen in der mitochondrialen DNA finden sich auch beim MELAS-Syndrom (mitochondriale Myopathie, Enzephalopathie, Laktatazidose, schlaganfallähnliche Krisen) [27]. Interessanterweise ist jedoch der Diabetes mellitus kein konstanter Bestandteil dieses Syndroms, das allerdings einen sehr variablen Phänotyp aufweist.

Die Assoziation eines Diabetes mellitus mit progressivem Sehverlust aufgrund einer Optikusatrophie vor Erreichen eines Alters von 16 Jahren, sowie später auftretendem Hörverlust sowie weiterer, neurodegenerativer Symptome sind typisch für ein Wolfram-Syndrom (DIDMOAD-Syndrom). Das erste, klinische Symptom ist ein Diabetes mellitus, der im Mittel mit 6 Jahren auftritt und die betroffenen Kinder werden klinisch als antikörpernegativer Typ-1 behandelt und auf Insulin eingestellt. Weitere, typische Zeichen wie sensorineurale Taubheit, Diabetes insipidus und Inkontinenz treten im Mittel mit 4 Jahren Verzögerung auf [28]. Die gefundenen Mutationen betreffen das Wolframin-Gen (WFS1), seltener das CISD2-Gen. Die Prognose und Lebenserwartung ist durch die neurodegenerativen Komplikationen geprägt, weniger durch diabetesbedingte Folgeerkrankungen [29].

Die spezifische Behandlung eines Neugeborenen oder Kindes mit einer seltenen, monogenetischen Diabetesform basiert auf einer individualisierten Präzisionsmedizin. Dieser Ansatz beinhaltet auch eine koordinierte, klinikübergreifende Besprechung dieser seltenen Diabetesfälle und gezielte genetische Diagnostik sowie Pathogenese orientierte Therapie.

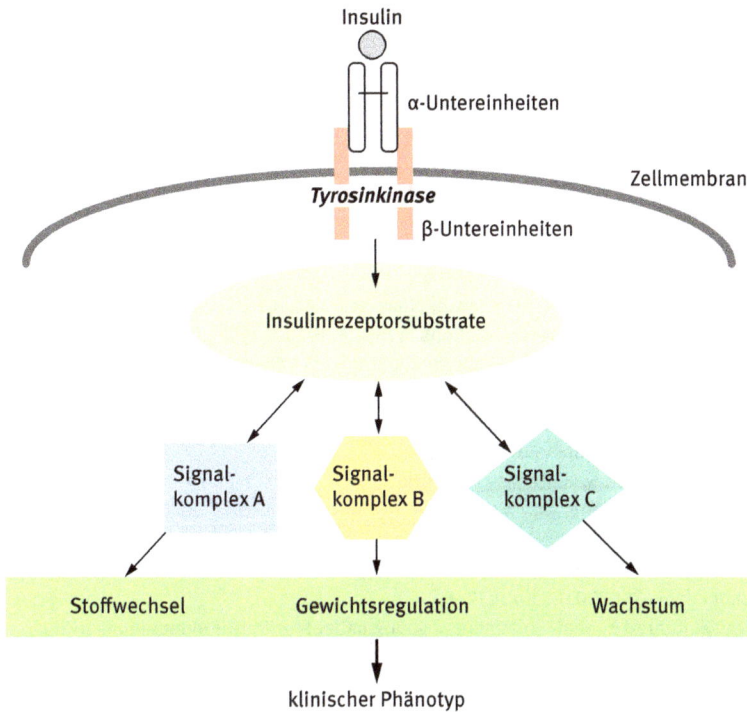

Abb. 6.1: Störungen in der Insulinsignaltransduktion bei genetischen Insulinresistenzsyndromen. Die Störungen der Insulinsignaltransduktion können prinzipiell jedes Signalprotein oder jeden Signalkomplex der Insulin-Signalkaskade betreffen, für weitere Details siehe Text.

Literatur

[1] Chung WK, Erion K, Florez JC, et al. Precision medicine in diabetes: a Consensus Report from the American Diabetes Association (ADA) and the European Association for the Study of Diabetes (EASD). Diabetologia. 2020;63(9):1671–93.

[2] Hattersley AT, Greeley SAW, Polak M, et al. ISPAD Clinical Practice Consensus Guidelines 2018: The diagnosis and management of monogenic diabetes in children and adolescents. Pediatr Diabetes. 2018;19(27):47–63.

[3] Hosoe J, Miya F, Kadowaki H, et al. Clinical usefulness of multigene screening with phenotype-driven bioinformatics analysis for the diagnosis of patients with monogenic diabetes or severe insulin resistance. Diabetes Res Clin Pract. 2020;169:108461.

[4] Neu A, Feldhahn L, Ehehalt S, et al. Type 2 diabetes mellitus in children and adolescents is still a rare disease in Germany: a population-based assessment of the prevalence of type 2 diabetes and MODY in patients aged 0–20 years. Pediatric diabetes. 2009;10(7):468–73.

[5] Grulich-Henn J, Wagner V, Thon A, et al. Entities and frequency of neonatal diabetes: data from the diabetes documentation and quality management system (DPV). Diabet Med. 2010;27(6):709–12.

[6] Bonnefond A, Boissel M, Bolze A, et al. Pathogenic variants in actionable MODY genes are associated with type 2 diabetes. Nat Metab. 2020;2(10):1126–34.

[7]   Rege NK, Liu M, Yang Y, et al. Evolution of insulin at the edge of foldability and its medical implications. Proc Natl Acad Sci U S A. 2020;117(47):29618–28.

[8]   Ellard S, Bellanne-Chantelot C, Hattersley AT, et al. Best practice guidelines for the molecular genetic diagnosis of maturity-onset diabetes of the young. Diabetologia. 2008;51(4):546–53.

[9]   Schober E, Rami B, Grabert M, et al. Phenotypical aspects of maturity-onset diabetes of the young (MODY diabetes) in comparison with Type 2 diabetes mellitus (T2DM) in children and adolescents: experience from a large multicentre database. Diabetic. 2009;26(5):466–73.

[10] Chung WK, Erion K, Florez JC, et al. Precision Medicine in Diabetes: A Consensus Report From the American Diabetes Association (ADA) and the European Association for the Study of Diabetes (EASD). Diabetes Care. 2020;43(7):1617–35.

[11] Pihoker C, Gilliam LK, Ellard S, et al. Prevalence, characteristics and clinical diagnosis of maturity onset diabetes of the young due to mutations in HNF1A, HNF4A, and glucokinase: results from the SEARCH for Diabetes in Youth. The Journal of clinical endocrinology and metabolism. 2013;98(10):4055–62.

[12] Shields BM, Hicks S, Shepherd MH, et al. Maturity-onset diabetes of the young (MODY): how many cases are we missing? Diabetologia. 2010;53(12):2504–8.

[13] Schnyder S, Mullis PE, Ellard S, Hattersley AT, Fluck CE. Genetic testing for glucokinase mutations in clinically selected patients with MODY: a worthwhile investment. Swiss Med Wkly. 2005;135(23–24):352–6.

[14] Naylor R, Philipson LH. Who should have genetic testing for maturity-onset diabetes of the young? Clin Endocrinol (Oxf). 2011;75(4):422–6.

[15] Raile K, Schober E, Konrad K, et al. Treatment of young patients with HNF1A mutations (HNF1A-MODY). Diabet Med. 2015;32(4):526–30.

[16] Becker M, Galler A, Raile K. Meglitinide analogues in adolescent patients with HNF1A-MODY (MODY 3). Pediatrics. 2014;133(3):e775-9.

[17] Raile K, Klopocki E, Holder M, et al. Expanded clinical spectrum in hepatocyte nuclear factor 1b-maturity-onset diabetes of the young. J Clin Endocrinol Metab. 2009;94(7):2658–64.

[18] Ellard S, Colclough K. Mutations in the genes encoding the transcription factors hepatocyte nuclear factor 1 alpha (HNF1A) and 4 alpha (HNF4A) in maturity-onset diabetes of the young. Hum Mutat. 2006;27(9):854–69.

[19] Haldorsen IS, Vesterhus M, Raeder H, et al. Lack of pancreatic body and tail in HNF1B mutation carriers. Diabetic medicine : a journal of the British Diabetic Association. 2008;25(7):782–7.

[20] Warncke K, Kummer S, Raile K, et al. Frequency and Characteristics of MODY 1 (HNF4A Mutation) and MODY 5 (HNF1B Mutation): Analysis From the DPV Database. J Clin Endocrinol Metab. 2019;104(3):845–55.

[21] Neumann U, Buhrer C, Blankenstein O, Kuhnen P, Raile K. Primary sulphonylurea therapy in a newborn with transient neonatal diabetes attributable to a paternal uniparental disomy 6q24 (UPD6). Diabetes Obes Metab. 2018;20(2):474–5.

[22] Bowman P, Sulen A, Barbetti F, et al. Effectiveness and safety of long-term treatment with sulfonylureas in patients with neonatal diabetes due to KCNJ11 mutations: an international cohort study. Lancet Diabetes Endocrinol. 2018;6(8):637–46.

[23] Garcin L, Mericq V, Fauret-Amsellem AL, et al. Neonatal diabetes due to potassium channel mutation: Response to sulfonylurea according to the genotype. Pediatr Diabetes. 2020;21(6):932–41.

[24] Weedon MN, Cebola I, Patch AM, et al. Recessive mutations in a distal PTF1A enhancer cause isolated pancreatic agenesis. Nat Genet. 2014;46(1):61–4.

[25] Waterfield M, Anderson MS. Clues to immune tolerance: the monogenic autoimmune syndromes. Ann N Y Acad Sci. 2010;1214:138–55.

[26] Carneiro-Sampaio M, Moreira-Filho CA, Bando SY, Demengeot J, Coutinho A. Intrauterine IPEX. Front Pediatr. 2020;8:599283.
[27] Yeung RO, Al Jundi M, Gubbi S, et al. Management of mitochondrial diabetes in the era of novel therapies. J Diabetes Complications. 2021;35(1):107584.
[28] Fischer TT, Ehrlich BE. Wolfram Syndrome: a Monogenic Model to Study Diabetes Mellitus and Neurodegeneration. Curr Opin Physiol. 2020;17:115–23.
[29] Pallotta MT, Tascini G, Crispoldi R, et al. Wolfram syndrome, a rare neurodegenerative disease: from pathogenesis to future treatment perspectives. J Transl Med. 2019;17(1):238.
[30] Stride A, Ellard S, Clark P, et al. Beta-cell dysfunction, insulin sensitivity, and glycosuria precede diabetes in hepatocyte nuclear factor-1alpha mutation carriers. Diabetes Care. 2005;28 (7):1751–6.
[31] Edghill EL, Bingham C, Ellard S, et al. Mutations in hepatocyte nuclear factor-1beta and their related phenotypes. J Med Genet. 2006;43(1):84–90.
[32] Raeder H, Johansson S, Holm PI, et al. Mutations in the CEL VNTR cause a syndrome of diabetes and pancreatic exocrine dysfunction. Nat Genet. 2006;38(1):54–62.
[33] Docherty LE, Kabwama S, Lehmann A, et al. Clinical presentation of 6q24 transient neonatal diabetes mellitus (6q24 TNDM) and genotype-phenotype correlation in an international cohort of patients. Diabetologia. 2013;56(4):758–62.
[34] Flanagan SE, Edghill EL, Gloyn AL, et al. Mutations in KCNJ11, which encodes Kir6.2, are a common cause of diabetes diagnosed in the first 6 months of life, with the phenotype determined by genotype. Diabetologia. 2006;49(6):1190–7.
[35] Gloyn AL, Diatloff-Zito C, Edghill EL, et al. KCNJ11 activating mutations are associated with developmental delay, epilepsy and neonatal diabetes syndrome and other neurological features. Eur J Hum Genet. 2006;14(7):824–30.
[36] Edghill EL, Flanagan SE, Patch AM, et al. Insulin mutation screening in 1,044 patients with diabetes: mutations in the INS gene are a common cause of neonatal diabetes but a rare cause of diabetes diagnosed in childhood or adulthood. Diabetes. 2008;57(4):1034–42.
[37] Pearson ER, Flechtner I, Njølstad PR, et al. Switching from insulin to oral sulfonylureas in patients with diabetes due to Kir6.2 mutations. N Engl J Med. 2006;355(5):467–77.

6.2 Insulinresistenzsyndrome

Birgit Knebel, Jörg Kotzka, Dirk Müller-Wieland

Insulinresistenzsyndrome werden durch Störungen in der Insulinsignaltransduktion bedingt. Störungen der Insulinsignaltransduktion können jedes Signalprotein oder jeden Signalkomplex der Insulin-Signalkaskade betreffen (siehe Abb. 6.1). Diese Störungen können erworben, z. B. durch Übergewicht, inflammatorische Signale oder Medikamente, oder primär genetisch sein. Das klinische Ausmaß oder Phänotyp der Patienten hängt vom Ausmaß der Insulinstörung ab. Diese ist meist ausgeprägter, je „proximaler" in der Signalkaskade die Störung ist. Primär genetische Störungen in proximalen Signalelementen fassen die „genetischen Insulinresistenzsyndrome" zusammen und sind der Fokus dieses Kapitels.

6.2.1 Insulinrezeptor und seine Signalübertragung

Die Entdeckung und Herausarbeitung der genetischen Insulinresistenzsyndrome erhielt einen Durchbruch als Ende der 70er Jahre und Anfang der 80er Jahre nicht nur der Insulinrezeptor und sein Bindungsverhalten für Insulin, sondern auch die Aktivierung des Insulinrezeptors und die molekularen Grundlagen der Weiterleitung des Insulinsignals in die Zelle entdeckt und herausgearbeitet wurden. In Abb. 6.1 sind die grundsätzlichen Wege der Signalkaskade von Insulin dargestellt. Insulin bindet an der Zelloberfläche an den Insulinrezeptor. Der Insulinrezeptor besteht aus vier Untereinheiten (Tetramer) und besteht damit aus zwei extrazellulären bzw. α-Untereinheiten und zwei transmembranen, sog. β-Untereinheiten. Die Bindung des Insulins an die extrazellulären Untereinheiten bedingt eine Aktivierung des Rezeptors selbst (Auto-Aktivierung). Der bahnbrechende Durchbruch bei der Signaltransduktionsforschung von Insulin wurde von Masato Kasuga im Labor von Ronald Kahn erreicht, als sie zeigen konnten, dass die transmembrane β-Untereinheit intrazellulär an verschiedenen Tyrosinresten phosphoryliert wird und dies zu ihrer Autoaktivierung führt [1]. Das heißt, der Insulinrezeptor gehört zu der Familie der rezeptor-assoziierten Tyrosinkinasen. Der nächste Durchbruch war die Entdeckung der Insulinrezeptorsubstrate. Die aktivierte Insulinrezeptor-assoziierte Tyrosinkinase führt zu einer Phosphorylierung von Insulinrezeptorsubstraten in der Zelle. Diese Insulinrezeptorsubstrate sind selbst wiederum allerdings keine Kinasen, sondern Bindungsproteine. Durch Phosphorylierung an bestimmten Stellen werden von ihnen selektiv weitere Signalproteine rekrutiert und es entstehen somit Signalkomplexe. Eine unterschiedliche Zusammensetzung dieser Signalkomplexe führt wiederum innerhalb der Zelle zu unterschiedlichen und selektionierten Aktivierungen von weiteren Signalkaskaden, die dann über die Einbindung von vielen weiteren Signalproteinen zur Regulation des Stoffwechsels, der Proliferation und Wachstum der Zellen sowie selbstverständlich auch zu komplexen Genregulationen führen.

Eine Insulinresistenz und damit möglicherweise auch ihr klinischer Phänotyp hängen also im Wesentlichen von der Menge, Aktivität und der Bildung dieser verschiedenen Signalkomplexe ab. Zudem können die Art und die Menge der intrazellulären Signalproteine zwischen den einzelnen Zellen und Organen unterschiedlich sein. Dementsprechend ist das Phänomen einer Insulinresistenz auf zellulärer Ebene ein sehr komplexes Geschehen [2]. Insofern kann davon ausgegangen werden, dass unterschiedliche Störungen in verschiedenen Zellen und Signalkomplexen zu möglicherweise unterschiedlichen Formen der Insulinresistenz bei Menschen mit Metabolischem Syndrom oder Typ-2-Diabetes eine Rolle spielen. Genetische Syndrome der Insulinresistenz betreffen vornehmlich proximale Elemente, wie z. B. den Insulinrezeptor selbst. Aufgrund der Schwere der Störung der Insulinkaskade kommt es meist frühzeitig bereits zu einer schweren Insulinresistenz, einhergehend mit einer ausgeprägten Hyperinsulinämie, die häufig u. a. mit einer Acanthosis nigrans und gegebenenfalls Hyperandrogenämie assoziiert sein kann. Im Folgenden fokussieren wir uns auf die eher monogenetisch bedingten schweren Insulinresistenzsyndrome.

6.2.2 Syndrome der schweren Insulinresistenz

Die schweren Syndrome der Insulinresistenz sind auf genetische Defekte des Insulinrezeptors zurückzuführen [3,4] und wurden als Insulinresistenz-Syndrom Typ A bezeichnet (OMIM: #610549). Zeitgleich wurde das Insulinresistenz-Syndrom Typ B beschrieben, das meist eine durch Antikörper gegen den Insulinrezeptor bedingte Störung beschreibt. Mittlerweile konnten auch einige Signalproteine der Insulin-abhängigen intrazellulären Signalkaskade identifiziert werden. Dennoch ist das klinische Bild außerordentlich heterogen und komplex, da dieselbe Mutation nicht zwingend zum gleichen klinischen Syndrom führt und der Schweregrad der klinischen Manifestation letztlich davon abhängt, auf welcher Ebene der zellulären Signalkaskade eine Störung auftritt [5–12].

6.2.2.1 Insulinresistenz-Syndrom Typ A

In den frühen 1970ern konnten erwachsene Frauen mit einer Glukoseintoleranz und einem klinisch manifesten Diabetes mellitus mit extremer Resistenz gegenüber Insulin diagnostiziert werden. Einher ging dies mit einer Hyperandrogenämie und einer *Acanthosis nigricans* [3,4]. Häufige Ursache dieses Syndroms sind heterozygote Mutationen des Insulinrezeptor-Gens mit autosomal dominantem Erbgang, wobei diese in der Tyrosinkinase-Domäne oder auch in der Insulin-bindenden Domäne des Rezeptors liegen [5]. Zur Unterscheidung zum Typ-B-Syndrom wird der Begriff Typ-A-Syndrom bei Patienten mit schwerer, vererbter Insulinresistenz in Abwesenheit von Wachstumsstörungen, Lipodystrophie und autoimmunen Phänomenen verwendet. Bei allen Patienten entwickelt sich die *Acanthosis nigricans* und geht bei Frauen häufig mit einer ovariellen Hyperthecosis, Hyperandrogenämie, Oligomenorrhö, Amenorrhö oder Hirsutismus und einer gewissen Virilisierung im peri-pubertären Alter einher. Betroffene Männer hingegen zeigen an den Hoden keine zu den Ovarien bei Frauen analogen Veränderungen. Dementsprechend ist die klinische Manifestation bei Männern im Wesentlichen ein Diabetes mellitus mit extremer Resistenz gegenüber Insulin. Bei Frauen hingegen wird der initiale Verdacht auf Grund der Klinik häufig fälschlicherweise auf einen Androgen-produzierenden Tumor gelenkt. Die *Acanthosis nigricans* sollte allerdings den klinischen Verdacht auf das Typ-A-Syndrom lenken und zumindest zu einer Bestimmung der Plasmaglukose und der Insulinspiegel führen.

6.2.2.2 Insulinresistenzsyndrom mit Pseudo-Akromegalie

Dieses Syndrom ähnelt dem Typ-A-Syndrom, wobei wesentliche Störungen im Wachstum und der Entwicklung im Vordergrund stehen. Auf molekularer Ebene sind verschiedenste Veränderungen auf der Postrezeptorebene gefunden worden, insbesondere kombinierte Störungen des Insulinsignals auf Rezeptor- und Postrezeptorebene. Dies ist auf genetische Defekte, die die Funktion des Insulinrezeptors fast gänzlich zerstören, aber auch zusätzlich Störungen in anderen Rezeptorsystemen und Signalkaskaden, die mit dem Wachstum assoziiert sind, wie z. B. des Epidermal Growth Factor (EGF) oder des Insulin-like Growth Factor (IGF), zurückzuführen. Die Patienten haben physische Merkmale, die auf eine Akromegalie hinweisen, allerdings ohne einen erhöhten Spiegel von Wachstumshormon oder IGF-1 zu zeigen. Auffällig sind bei diesen Patienten die Makroglossie sowie eine Vermehrung des Weichteilgewebes der Hände und Füße. Letztlich ist die insulinresistente Pseudo-Akromegalie auf verschiedenste Störungen zurückzuführen, wobei die Hyperinsulinämie führend ist.

6.2.2.3 Donohue-Syndrom

Das Donohue-Syndrom (OMIM: #246200), früher Leprechaunismus genannt, wurde erstmals 1954 bei zwei Geschwistern beschrieben, die eine intrauterine und postnatale Wachstumsretardierung aufwiesen und früh verstarben [9]. Bei einer häufig zu beobachtenden parentalen Konsanguinität zeigte sich ein autosomal-rezessiven Erbgang mit Veränderungen beider Allele des Insulinrezeptorgens. Um allerdings die volle Umfänglichkeit des Syndroms zu erklären, müssen neben den Veränderungen des Insulinrezeptorgens auch in weiteren Genen, wie z. B. im EGF- oder IGF-1-Rezeptor, Veränderungen vorliegen. Die Gesichtszüge dieser Patienten zeigten große Ohren und einen kleinen Gaumen. Ein weiteres Merkmal war *Acanthosis nigricans* sowie ein geringer Anteil an subkutanem Fett. Männliche Patienten haben einen vergrößerten Penis und weibliche Patienten vergrößerte zystische Ovarien. Andere klinische Zeichen, die berichtet worden sind, umfassen einen rektalen Prolaps, eine Hyperplasie der Brüste und dystrophe Lungen. Die häufigste Störung des Glukosestoffwechsels ist eine verminderte Glukosetoleranz mit Nüchternhypoglykämie und einer ausgeprägten endogenen Hyperinsulinämie. Selten überleben diese Kinder das erste Jahr.

6.2.2.4 Rabson-Mendenhall-Syndrom

Wie bei dem Donohue-Syndrom ist für das Rabson-Mendenhall-Syndrom (OMIM: #262190) ursächlich die Veränderung der beiden Allele des Insulinrezeptorgens [10,11]. Bei diesem pädiatrischen Syndrom wird die schwere Insulinresistenz mit *Acanthosis nigricans* in einer autosomal-rezessiven Form vererbt. Das Syndrom ist mit kleinem Wachstum, hervorstehendem Abdomen, dickem und schnell wachsendem Haar assoziiert. Ein typisches Zeichen ist eine veränderte Zahnung, häufig in zwei Zahnreihen, mit veränderten Nägeln sowie einer Hyperplasie der Zirbeldrüse. Zudem haben die Patienten vergrößerte Geschlechtsteile mit vorzeitiger Pseudopubertät. Der Diabetes mit schwerer Insulinresistenz entwickelt sich meist in der Kindheit.

6.2.2.5 Insulinresistenz-Syndrom Typ B

Erstmalig bei einem Patienten mit insulinresistentem Diabetes mellitus und einer *Acanthosis nigricans* wurden Autoantikörper gegen den Insulinrezeptor entdeckt [12]. Die Bezeichnung Typ B wurde verwendet, da zuvor Patienten mit Typ-A-Syndrom beschrieben worden waren, die eine schwere Insulinresistenz mit *Acanthosis nigricans* hatten, aber im Gegensatz zu Typ B keine Antikörper aufwiesen; die genetische Defekte im Insulinrezeptor, typisch für Patienten mit Typ-A-Syndrom, wurden erst später gefunden. Diese Form der Insulinresistenz – wie andere Autoimmunerkrankungen auch – wird häufiger bei Frauen gefunden und tritt meistens im Alter von ungefähr 40 Jahren auf. Eine Hyperglykämie und eine *Acanthosis nigricans* sind die häufigsten klinischen Befunde, die auch mit dem Schweregrad der Insulinresistenz korrelieren. Es konnten auch Patienten mit einer Hypoglykämie als primäre metabolische Manifestation, zurückzuführen auf einer Variation der Antikörper, beschrieben werden, wobei bei diesen die *Acanthosis nigricans* eher selten ist. Bei diesen Patienten sind die Insulinspiegel häufig erhöht, wobei differenzialdiagnostisch eine Schwierigkeit besteht, eine Nüchternhypoglykämie auf Grund eines Insulinoms abzugrenzen. Im Gegensatz zum Typ-B-Syndrom sind bei letzterem aber die Spiegel von C-Peptid und Proinsulin erhöht. Zudem weisen Patienten mit Typ-B-Syndrom bei einer erhöhten Blutsenkungsgeschwindigkeit häufig auch eine Leukopenie mit erhöhten IgE sowie erhöhten anti-nukleären Antikörpern auf. Neben einer Proteinurie können eine Alopezie, Nephritis, Arthritis und sogar eine Vitiligo festgestellt werden. Bei prä-menopausalen Frauen ist auch eine ovarielle Hyperandrogenämie zu finden, die klinisch mit Hirsutismus bis hin zur Virilisierung einhergeht.

6.2.3 Störungen des Fettgewebes – Lypodystrophien

Lipodystrophien sind eine heterogene Gruppe von physiologischen Veränderungen, die durch einen selektiven Verlust von Fettgewebe aufgrund genetischer oder erworbener Ursachen charakterisiert ist [13,14]. Eine einfache klinische Klassifikation der Lipodystrophien erfolgt nach angeborener vs. erworbener und generalisierter vs. partieller Störung der Fettverteilung. Komplikationen bei Patienten mit Lipodystrophie hängen von den klinischen Manifestationen ab. So können sich bei Diabetes mellitus mikroangiopathische Komplikationen wie Nephropathie, Retinopathie und Neuropathie entwickeln. Zudem kann sich aufgrund der ektopen Lipidakkumulation in der Leber auch eine Fettleberhepatitis mit ggf. Zirrhose entwickeln. Folgen einer extremen Hypertriglyzeridämie sind typischerweise eine akute Pankreatitis oder eruptive Xanthome. Der klinische Phänotyp für autosomal rezessiv (Tab. 6.2) oder autosomal dominant (Tab. 6.3) vererbte Syndrome sind in den beiden Tabellen zusammenge-fasst.

Tab. 6.2: Klassifizierung der autosomal rezessiven Formen der Lipodystrophie.

Typ	Pathophysiologie	Klinische Erscheinung	Subtyp (OMIM)	Gen (OMIM)
kongenitale ge-neralisierte Lipo-dystrophie (CGL)	AGPAT ist ein Schlüssel-enzym in der Triglyzerid- und Phospholipidbio-synthese	Fehlen des Fettgewebes mit der Geburt	CGL1 (#608594)	*AGPAT2* (*603100)
	Seipin/BSCL2 spielt eine Rolle in der Fetttröpf-chenbildung	Fehlen des Fettgewebes mit der Geburt; Kardio-myopathie	CGL2 (#269700)	*BSCL2* (*606158)
	Caveolin ist integraler Bestandteil der Caveolae	Fehlen des Fettgewebes mit der Geburt; Klein-wuchs	CGL3 (#612526)	CAV1 (*601047)
	Cavin ist in der Bioge-nese der Caveolae in-volviert	Fehlen des Fettgewebes mit der Geburt; Kardio-myopathie	CGL4 (#613327)	*CAVIN1* (*603198)
Mandibuloacral Dysplasie (MAD)	Lamin A und C sind nukleäre Lamina Proteine	Fehlen des subkutanen Fettgewebes der Extre-mitäten	MADA (#248370)	LMNA (*150330)
	ZMPSTE24 prozessiert prä-lamin A zu lamin A	generalisierter Verlust des Fetts	MADB (#608612)	ZMPSTE24 (*606480)
familiäre partiel-le Lipodystro-phie (FPL)	Cell Death-Inducing DFFA-like Effector C ist ein Fetttröpfchen asso-ziiertes Protein, das die Lipolyse inhibiert.	Fehlen des Fetts der un-teren Extremitäten sowie metabolische Störungen	FPLD5 (#615238)	CIDEC (*612120)
	hormonsensitive Lipase hat eine zentrale Rolle in der Lipolyse des Fetts in den Adipozyten	Fehlen des Fetts der un-teren Extremitäten sowie metabolische Störungen	FPLD6 (#615980)	LIPE (*151750)
Wiedemann-Rautenstrauch Syndrom	RNA Polymerase III sub-unit C1 ist die größte Untereinheit der RNA Polymerase III	charakterisiert durch Kleinwuchs, generali-siertem Fehlen von Fett-gewebe und Progerie	WDRTS (#264090)	POLR3A (*614258)
Néstor-Guillermo progeria Syndrom	1 Barrier-to-autointegra-tion factor dislokalisiert lamin A vom nukleären Envelope	generalisierte Lipodys-trophie mit Störungen Knochenstoffwechsel	NGPS (#614008)	*BANF1* (*603811)

Tab. 6.2: (fortgesetzt)

Typ	Pathophysiologie	Klinische Erscheinung	Subtyp (OMIM)	Gen (OMIM)
Ruijs-Aalfs syndrome	SprT-like N-terminal Domain Protein ist Teil des DNA Reparatursystems	generalisierte Lipodystrophie mit hepatozellulärem Karzinom	RJALS (#616200)	*SPRTN* (*616086)
Cockayne syndrome	Excision Repair Cross-Complementing Group 8 ist Teil des DNA Reparatursystems	Generalisierte Lipodystrophie mit neurodegenerativen Störungen	CSA (#216400)	*ERCC8* (*609412)
	Excision Repair Cross-Complementing Group 6 ist Teil des DNA Reparatursystems	generalisierte Lipodystrophie mit neurodegenerativen Störungen	CSB (#133540)	*ERCC6* (*609413)

Tab. 6.3: Klassifizierung der autosomal dominanten Formen der Lipodystrophie.

Typ	Pathophysiologie	Klinische Erscheinung	Subtyp (OMIM)	Gen (OMIM)
familiäre partielle Lipodystrophie (FPL)		Fehlen des Fetts der unteren sowie oberen Extremitäten und am Gesäß und Abdomen sowie metabolische Störungen	FPLD1, Kobberling (#608600)	Unknown
	Lamin A und C sind nukleäre Lamina Proteine	Fehlen des Fetts der unteren sowie oberen Extremitäten und am Gesäß sowie Abdomen sowie metabolische Störungen	FPLD2, Dunnigan (#151660)	LMNA (*150330)
	Peroxisome proliferator-activated receptor gamma ist ein zentraler Transkriptionsfaktor in der Adipozytendifferenzierung	Fehlen des Fetts der unteren sowie oberen Extremitäten sowie metabolische Störungen	FPLD3 (#604367)	PPARG (*601487)
	Perilipin ist ein hormonal reguliertes Phosphoprotein, dass an den Fetttröpfen sitzt	Fehlen des Fetts der unteren Extremitäten sowie metabolische Störungen	FPLD4 (#613877)	PLIN1 (*170290)

Tab. 6.3: (fortgesetzt)

Typ	Pathophysiologie	Klinische Erscheinung	Subtyp (OMIM)	Gen (OMIM)
	Caveolin ist integraler Bestandteil der Caveolae	atypische partielle Lipodystrophie mit Katarakt und Spasmen in unteren Extremitäten	FPLD7 (#606721)	CAV1 (*601047)
	Proteinkinase B beta ist ein zentrales Signalprotein downstream des Insulinrezeptors	Fehlen des Fetts der unteren Extremitäten sowie metabolische Störungen	Akt2-gekoppelte Lipodystrophie (# 240900)	AKT2 (*164731)
Hutchinson-Gilford Progeria Syndrom	Lamin A und C sind nukleäre Lamina Proteine	charakterisiert durch Kleinwuchs, geringes Körpergewicht, generalisiertem Fehlen von Fettgewebe und Progerie	HGPS (#176670)	LMNA (*150330)
SHORT Syndrom	Phosphatidylinositol 3-Kinase, Regulatory Subunit 1 (p85) ist Teil der Phosphatidylinositol 3-Kinase und ein zentrales Protein in der zellulären Signalweiterung von Insulin	Kleinwuchs mit partiellem Fehlen des Fettgewebes	SHORT (#269880)	PIK3R1 (*171833)
Mandibular Hypoplasie	Polymerase delta 1 kodiert die katalytische Untereinheit der DNA polymerse delta.	Fehlen des subkutanen Fettgewebes und metabolischen Abnormalitäten	MDPL (#615381)	POLD1 (*174761)
Keppen-Lubinsky Syndrom	Phosphatidylinositol 3-Kinase, Regulatory Subunit 1 (p85) ist Teil der Phosphatidylinositol 3-Kinase und ein zentrales Protein in der zellulären Signalweiterung von Insulin	generalisierte Lipodystrophie mit Störungen in der psychomotorischen Entwicklung	KPLBS (#614098)	KCNJ6 (*600877)
Marfan Lipodystrophie Syndrom	Fibrillin ist eine Hauptkomponente der Extrazellulären Matrix	generalisierte Lipodystrophie mit Wachstumsabnormalitäten	MFLS (#616914)	FBN1 (*134797)

Literatur

[1] Kasuga M, Karlsson FA, Kahn CR. Insulin stimulates the phosphorylation of the 95,000-dalton subunit of its own receptor. Science. 1982;215:185–7.

[2] Kahn CR, Wang G, Lee KY. Altered adipose tissue and adipocyte function in the pathogenesis of metabolic syndrome. J Clin Invest. 2019;129:3990–4000.

[3] Kahn CR, Flier JS, Bar RS, et al. The syndrome of insulin resistance and acanthosis nigricans. Insulin-receptor disorders in man. N Engl J Med. 1976;294:739–745.

[4] Flier JS, Kahn CR, Roth J. Receptors, antireceptor antibodies and mechanisms of insulin resistance. N Engl J Med. 1979;300:413–419.

[5] Taylor SI, Cama A, Accili D, et al. Mutations in the insulin receptor gene. Endocr Rev. 1992;13:566–95.

[6] Biddinger SB, Kahn CR. From mice to men: insights into the insulin resistance syndromes. Annu Rev Physiol. 2006;68:123–58.

[7] Semple RK, Savage DB, Cochran EK, Gorden P, O'Rahilly S. Genetic syndromes of severe insulin resistance.Endocr Rev. 2011;32:498–514.

[8] Rask-Madsen C, Kahn CR. Tissue-specific insulin signaling, metabolic syndrome, and cardiovascular disease. Arterioscler Thromb Vasc Biol. 2012;32:2052–9.

[9] Donohue WL, Uchida I. Leprechaunism: a euphemism for a rare familial disorder. J Pediatr. 1954;45:505–19.

[10] Rabson SM, Mendenhall EN. Familial hypertrophy of pineal body, hyperplasia of adrenal cortex and diabetes mellitus; report of 3 cases. Am J Clin Pathol. 1956;26:283–90.

[11] Thiel CT, Knebel B, Knerr Iet al. Two novel mutations in the insulin binding subunit of the insulin receptor gene without insulin binding impairment in a patient with Rabson-Mendenhall syndrome. Mol Genet Metab. 2008;94:356–62.

[12] Willard DL, Stevenson M, Steenkamp D. Type B insulin resistance syndrome. Curr Opin Endocrinol Diabetes Obes. 2016;23:318–23.

[13] Garg A. Acquired and inherited lipodystrophies. N Engl J Med. 2004;350:1220–34.

[14] Brown RJ, Araujo-Vilar D, Cheung PT, et al. The Diagnosis and Management of Lipodystrophy Syndromes: A Multi-Society Practice Guideline. J Clin Endocrinol Metab. 2016;101:4500–4511.

7 Genetische Syndrome als Ursache eines Diabetes

Athanasia Ziagaki, Julia Wickert

Selten kann der Diabetes im Rahmen eines genetischen Syndroms auftreten. Die wachsenden Möglichkeiten der genetischen Diagnostik haben heutzutage den Weg zur Diagnose vereinfacht. Als Beispiele werden in diesem Kapitel die Mitochondriopathien (MELAS Syndrom) und Krankheiten des endoplasmatischen Retikulums (Wolfram Syndrom) sowie Adipositas Syndrome (Alström-Syndrom, Prader-Willi-Syndrom) und die proximale myotonische Myopathie beschrieben. Tab. 7.1 fasst die Charakteristika dieser genetischen Syndrome zusammen. Der Diabetes kann sowohl Folge des Insulinmangels als auch der Insulinresistenz sein. Wegweisende Hinweise für die Diagnose sind:

- Manifestation in der Kindheit, in manchen Fällen im 1. Lebensjahr.
- Extrapankreatische Manifestationen wie Kleinwuchs, Hörminderung, Intelligenzminderung, ophthalmologische Auffälligkeiten, Kardiomyopathie, neurologische Auffälligkeiten.
- Fehlender Nachweis von Inselautoantikörpern, fehlende Ketokörper im Urin.
- Positive Familienanamnese für einen Diabetes im Rahmen eines genetischen Syndroms.

Tab. 7.1: Seltene genetische Syndrome und deren Charakteristika.

Name	Erbgang	Gen	Pathomechanismus	Klinik
MIDD-Syndrom	Maternale Vererbung	MT-TL1	Insulinmangel, Insulinresistenz	Diabetes, Hörminderung, Makula-, Netzhautdystrophie, Kardiomyopathie, Nephropathie
Wolfram-Syndrom	Autosomal rezessiv	WFS1, CISD2 (WFS2),	Insulinmangel	Juveniler Diabetes, Diabetes insipidus, Optikusatrophie, Schwerhörigkeit, neurologische Symptome
Alström-Syndrom	Autosomal rezessiv	ALMS1	Insulinresistenz	Diabetes, Retinadystrophie, Hörminderung, Adipositas, dilatative Kardiomyopathie, Nephro-, Hepatopathie
proximale myotonische Myopathie (PROMM)	Autosomal dominant	CCTG-Repeat-Verlängerung im Gen CNBP (ZNF9, Chromosom 3q21.3)	Insulinresistenz	Diabetes mellitus, Katarakt, Herzleitungsstörungen, Kardiomyopathien, Schilddrüsenfunktionsstörungen, Hypogonadismus, Muskelschwäche, Schmerzen

https://doi.org/10.1515/9783110682083-007

Tab. 7.1: (fortgesetzt)

Name	Erbgang	Gen	Pathomechanismus	Klinik
Friedreich-Ataxie	Autosomal rezessiv	GAA-Repeat-Expansion im Intron 1 des FXN-Gens	Insulinmangel, Insulinresistenz	Afferente Ataxie mit sensibler, axonaler Neuropathie, Pyramidenbahnstörung, Kardiomyopathie, Diabetes mellitus, Skoliose, Hohlfuß

7.1 Mitochondrialer Diabetes

Mitochondriopathien sind Multisystemerkrankungen, die auf Störungen der oxidativen Phosphorylierung beruhen und durch eine enorme klinische, genetische und biochemische Heterogenität gekennzeichnet sind [1]. Mit einer Prävalenz von etwa 1:5000 stellen sie die häufigste Gruppe der angeborenen Stoffwechselstörungen dar [2]. Aufgrund der Beteiligung zwei verschiedener Genome entstehen diese Krankheiten durch Defekte sowohl der nukleären als auch der mitochondrialen DNA (mtDNA). Je nach zugrundendliegender Ursache sind verschiedene Erbgänge möglich: maternale Vererbung bei Veränderungen der mtDNA, autosomal rezessive, autosomal dominante, X-chromosomale Vererbung bei Veränderungen der nuklearen DNA [3]. Pathophysiologisch führen diese Gendefekte zu direkten Störungen der oxidativen Phosphorylierung (OXPHOS) aber auch zu Störungen der Aufrechterhaltung der mitochondrialen DNA, des Fettstoffwechsels, der Proteinsynthese sowie der Cofaktor-Biosynthese [3]. Die Diagnosestellung einer mitochondrialen Erkrankung ist äußerst schwierig. Dabei zu beachten ist, dass das Vorhandensein von Mitochondrien in praktisch allen Zellen (außer den reifen Erythrozyten) gegeben ist, weswegen eine mitochondriale Störung jedes Organ oder eine Kombination mehrerer Organsysteme betreffen kann. Darüber hinaus können die Erstsymptome in jedem Lebensabschnitt auftreten (pränatal bis ins späte Erwachsenenalter). Mitochondriopathien manifestieren sich in Form eines „klassischen Syndroms" (z. B. MELAS; MERRF) oder multisystemisch mit Beteiligung von zwei oder mehr Organsystemen mit einem hohen Energieumsatz, wie z. B. das zentrale Nervensystem, Muskeln, Herz, Leber, Innenohr, Nieren [3]. Das Vorliegen einer Laktatazidose oder weiterer wegweisenden Befunde (charakteristische Bildgebung des Gehirns, „ragged red fibre" in der Muskelbiopsie) erhöhen die Wahrscheinlichkeit für das Vorliegen einer Mitochondriopathie. Bei klinischem Verdacht auf eine Mitochondriopathie sollte großzügig, je nach Verfügbarkeit eine genetische Testung mittels ggf. Mitochondrial genome sequencing, Whole Exome Sequencing (WES) oder Whole Genome Sequencing (WGS) zur Diagnosestellung durchgeführt werden [3].

Endokrine Störungen werden im Rahmen einer Mitochondriopathie häufig beobachtet und spiegeln sich in einer verminderten intrazellulären Hormonsynthese oder extrazellulären Hormonsekretion wider. Von diesen ist der Diabetes mellitus am besten untersucht [4]. Bei dem maternal vererbten Diabetes mit Schwerhörigkeit (MIDD) ist die Assoziation zwischen Diabetes und Mitochondriopathien am besten beschrieben. Ursache des MIDD-Syndroms ist die häufigste mtDNA Punktmutation m.3243 A > G in *MT-TL1*, das für eine mitochondriale Leuzin-tRNA kodiert [5]. Diese Mutation ist ebenfalls mit dem MELAS Syndrom (Mitochondriale Enzephalomyopathie, Laktatazidose und schlaganfallähnliche Episoden) assoziiert und hat eine Prävalenz von 1:400 in der Bevölkerung [6]. Die Mehrheit der Menschen mit dieser Mutation sind jedoch asymptomatisch oder oligosymptomatisch. Es wird geschätzt, dass die Mutation m.3243 A > G für 0,5–2,9 % der Diabetes-Fälle ursächlich ist, mit der höchsten Prävalenz in Japan [5,7–8]. Somit stellt sich das MIDD-Syndrom die häufigste Form des mitochondrialen Diabetes mellitus dar. Der Diabetes sowie die sensoneurinale Schwerhörigkeit manifestieren sich normalerweise in der 4. Lebensdekade [8]. Dazu entwickeln Patienten mit der Mutation m.3243 A > G häufig Kardiomyopathien, Nephropathien (fokal segmentale Glomerulosklerose), einen Kleinwuchs sowie eine Makula- und Netzhautdystrophie [6].

Ein Diabetes wurde auch bei Patienten mit Kearns-Sayre-Syndrom beobachtet. Dabei handelt es sich um eine mitochondriale Erkrankung, welche durch eine progressive externe Ophthalmoplegie, eine Pigment-Retinopathie, zerebelläre Ataxie sowie ein Manifestationsalter vor dem 20. Lebensjahr gekennzeichnet ist [9–10].

Zusätzlich sind eine Reihe von Mutationen der mtDNA: *MT-TL1* (m.3254 C > G, m.3256 C > T, m.3264 T > G, m.3271 T > C), *MT-TK* (m.8344 A > G,m.8356 T > C), *MT-TS2* (m.12258 T > C) sowie *MT-TE*(m.14709 T > C) als auch im *MT-ND6* (m.14577 T > C) beschrieben, welche mit dem Auftreten eines Diabetes mellitus assoziiert sind [9–12]. Zudem wurde ein Diabetes mellitus auch bei Mitochondriopathien berichtet, die durch autosomal rezessive Mutationen der nuklearen Gene *POLG*, *RRM2B*, *OPA1* und *MPV17* verursacht werden [4,13–14].

Ein Insulinmangel spielt eine wichtige Rolle bei der Entwicklung eines mitochondrialen Diabetes. Die Mitochondrien liefern das notwendige ATP für die Insulin-Exozytose und haben eine zentrale Funktion bei dem Glukose-Sensing und der Induktion der Signale für die Insulinsekretion [15,16]. Bei Diabetes-Patienten mit der Mutation m.3243 A > G konnten sowohl ein Insulinmangel als auch eine Insulinresistenz nachgewiesen werden [16,17].

In der Regel präsentieren sich die Patienten bei der Erstmanifestation mit einem nicht insulinabhängigen Diabetes. Ein Großteil der Patienten entwickeln jedoch im Verlauf eine Insulinabhängigkeit [10,18]. Das Medikament der Wahl bei nicht insulinabhängigem Diabetes mellitus sind Sulfonylharnstoffe [18]. Metformin sollte idealerweise bei Mitochondriopathien vermieden werden, da dieses Medikament durch Hemmung des Komplex I in den Mitochondrien eine Laktatazidose verschlimmern könnten [18,19].

Die Patienten sollten regelmäßig auf diabetische Spätschäden gescreent werden. Aufgrund der Nierenbeteiligung im Rahmen einer mitochondrialen Erkrankung ist eine rechtzeitige Therapie mit einem ACE-Hemmer bei bestehender arterieller Hypertonie empfehlenswert. Statine sollten, aufgrund des Risikos einer Myopathie mit Vorsicht angewandt werden [5]

7.2 Wolfram-Syndrom

Das Wolfram-Syndrom (WS) ist eine autosomal rezessiv vererbte Krankheit, welche durch juvenilen Diabetes mellitus, Diabetes insipidus, Optikusatrophie, Hörminderung und neurodegenerative Störung gekennzeichnet ist (DIDMOAD = Diabetes insipidus, Diabetes mellitus, Optikusatrophie and Deafness) [20]. Die Prävalenz beträgt 1:54.000–770.000, mit der höchsten Prävalenz in Regionen mit häufiger Konsanguinität (Libanon, Sizilien) [21]. Häufig manifestiert es sich in der Kindheit und wird durch eine Mutation im *WFS1* Gen hervorgerufen. Eine Patientenminderheit weist Mutationen im *WFS2* Gen auf [20]. Beide Gene kodieren Transmembranproteine des endoplasmatischen Retikulums (ER), welche zu einer ER Dysfunktion führen. Infolgedessen kommt es zum erhöhten ER-Stress, Dysfunktion der pankreatischen Betazellen sowie der Nervenzellen [20].

Die Diagnose wird charakteristischerweise in der Kindheit (< 10 Lj.) wegen eines juvenilen Diabetes und bilateraler Optikusatrophie gestellt. Weitere klinische Merkmale umfassen: neurogene Blasenfunktionsstörung, sensorische Schwerhörigkeit, Ataxie, Dysphagie, Dysarthrie und Endokrinopathien wie Diabetes insipidus, Hypothyreose, Hypogonadismus und Kleinwuchs [20–22].

Der Verlauf des WS ist progredient und die Lebenserwartung überschreitet häufig nicht das 30. Lebensjahr. Besonders beeinträchtigend und wichtigster prognostischer Faktor ist die Hirnstammatrophie mit daraus resultierender respiratorischer Insuffizienz.

Der Diabetes im Rahmen eines WS wird durch einen Insulinmangel gekennzeichnet und aus diesem Grund mit Insulin therapiert. Im Gegenteil zum Typ-1-Diabetes allerdings weisen die WS Patienten keine Autoantikörper auf und eine diabetische Ketoazidose tritt selten auf [22–24].

7.3 Alström-Syndrom

Das Alström-Syndrom (ALMS) ist eine multisystemische, autosomal rezessiv vererbte Krankheit, welche durch Mutationen des ALMS1-Gens verursacht wird [25]. Es handelt sich um ein seltenes Syndrom mit einer Prävalenz von 1:1.000.000 [25–26]. Klinisch tritt bei allen Patienten, häufig während des 1. Lebensjahr, eine Retinadystrophie sowie eine sensorische Schwerhörigkeit auf [27,28]. Adipositas und Insulinresistenz sind Leitzeichen und treten ebenfalls früh auf. Die Patienten haben ein 10 mal höheres Risiko für die Entwicklung eines metabolischen Syndroms. Zudem liegt in 2/

3 der Fälle bereits im Jugendalter eine dilatative Kardiomyopathie vor [29]. Weitere Symptome des ALMS, die sich bereits in der Kindheit manifestieren, umfassen: Fettlebererkrankung (NAFLD, NASH), progrediente Nephropathie, häufige Atemwegsinfekte und Endokrinopathien wie Hypothyreose, Wachstumshormonmangel und Hypogonadismus bei Männern/Hyperandrogenämie bei Frauen [25].

Die Mehrheit der Patienten haben ein charakteristisches Gesicht (rundes Gesicht, eingesunkene Augen, feine Haare, verdickte Ohren). Die unteren Extremitäten sind breit und verdickt. Eine Intelligenzminderung ist selten beschrieben. Die Diagnose wird in der Regel durch klinische Zeichen gestellt und anschließend molekulargenetisch bestätigt [25].

Die therapeutischen Optionen des ALMS beschränken sich auf symptomatische Maßnahmen und erfordern ein interdisziplinäres Behandlungsteam.

Im Rahmen des metabolischen Syndroms entwickeln die Patienten bereits im Kindesalter einen Diabetes mellitus Typ 2, welche durch eine Insulinresistenz charakterisiert wird. Die Basistherapie des Diabetes umfasst Lebensstilmodifikationen wie die Ernährungsumstellung und Gewichtsreduktion sowie die Steigerung der körperlichen Aktivität [25,30]. Orale Antidiabetika können früh eingesetzt werden, während ein kleiner Teil der Patienten hohe Insulindosen benötigt [25].

7.4 Proximale myotonische Myopathie (PROMM)

Ein weiteres Beispiel für einen Diabetes mellitus im Rahmen einer muskulären syndromalen Erkrankung ist die proximale myotonische Myopathie (PROMM). Die myotone Dystrophie Typ 2 ist eine myotone Muskelerkrankung, bei der es mit einer proximalen und axialen Muskelschwäche und im späteren Verlauf zu einer Muskelatrophie mit Myalgien kommt [33]. Es handelt sich um eine Multisystemerkrankung, bei der neben der muskulären Symptomatik ein Insulin unempfindlicher Typ 2 Diabetes mellitus, häufig Herzleitungsdefekte, hintere subkapsuläre Katarakte und andere endokrine Dysfunktionen zu finden sind [31].

In der Mehrzahl aller Fälle tritt das syndromale Krankheitsbild eines PROMM typischerweise im 3. bis 4. Lebensjahrzehnt auf, wobei die häufigsten Symptome eine Muskelschwäche und Schmerzen sind [32]. Bei Frauen verschlechtert sich die Symptomatik oft während einer Schwangerschaft, insbesondere die Klinik der Muskelstörungen [34]. Mit zunehmendem Alter werden gehäuft Katarakte beobachtet [35]. Es zeigen sich sehr häufig Herzleitungsstörungen oder Kardiomyopathien. Dabei können im Einzelnen atrioventrikuläre oder intraventrikuläre Leitungsdefekte, Arrhythmien, links ventrikuläre Dysfunktionen oder Kardiomyopathien nachgewiesen werden. Vereinzelt wurde über Brugada-ähnliche Symptome berichtet [36,37]. Mit zunehmendem Alter werden ein Insulin-unempfindlicher Typ 2 Diabetes mellitus, Schilddrüsenfunktionsstörungen aber auch ein Hypogonadismus bei Männern beobachtet [38,39].

Die Penetranz des Krankheitsbildes ist im Verlauf des Lebens nahezu 100 %. Im Gegensatz zu anderen myotonen Dystrophien wird bei der myotonen Dystrophie Typ 2 keine Antizipation beobachtet. Eine Korrelation der Schwere der Erkrankung und der CCTG-Wiederholungen aufgrund des Pathomechanismusses wurde nicht beobachtet. In Deutschland ist die Prävalenz einer myotonen Dystrophie Typ 2 ca. 9 zu 100.000 [40].

Das Krankheitsbild wird autosomal dominant vererbt. Es handelt sich um eine heterozygote pathogene Expansion von CCTG-Wiederholungen (Repeats). Wiederholungen von CCTG sind bis zu einer Größenordnung von ca. 30 normal, Repeat-Wiederholungen von CCTG im Bereich 30 bis 74 CCTG-Wiederholungen werden als Prämutation (auch teilweise mit unklarer Bedeutung) gewertet. Pathogene Wiederholungen lassen sich ab 75 CCTG-Wiederholungen bis teilweise über 10.000 berichten. Nahezu alle Betroffenen mit einer myotonen Dystrophie Typ 2 können aufgrund einer CCTG-Repeat-Expansion im CNBP-Gen (Abb. 7.1) detektiert werden [41,42].

Das klinische Management für Patienten mit einer myotonen Dystrophie Typ 2 beinhaltet jährliche Kontrollen durch einen Neurologen sowie eine augenärztliche Betreuung. Dabei kann sowohl physiotherapeutisch als auch ergotherapeutisch unterstützt werden. Bezüglich des Risikos von Herzrhythmusstörung und Kardiomyopathien sind jährliche Untersuchungen bei einem Kardiologen mit einer Elektrokardiographie, einem Echokardiogramm und ggf. kardiales MRT zu empfehlen. Aufgrund des erhöhten Risikos eines Diabetes mellitus Typ 2 ist eine jährliche Kontrolle der endokrinen Funktionen sinnvoll und bei Ausbruch eines Diabetes mellitus Typ 2 eine entsprechende diabetologische Mitbetreuung indiziert. Es wird eine erhöhte Muskelschwäche bei Verwendung bestimmter Cholesterin-senkender Medikamente wie Statine bei gleichzeitigem Vorliegen einer proximalen myotonischen Myopathie diskutiert [43].

7.5 Friedreich-Ataxie

Die Friedreich-Ataxie ist die häufigste vererbte Ataxie im Kindes- und Jugendalter u. a. in Europa, dem Nahen Osten und Nordafrika, die ca. eine von 29.000 Personen betrifft und bei Personen mit kaukasischem Hintergrund eine Trägerfrequenz von 1 zu 85 hat [44].

Die Friedreich-Ataxie wird autosomal-rezessiv vererbt; das Krankheitsbild hat eine nahezu vollständige Penetranz mit einem variablen Krankheitsbeginn. Die der Friedreich-Ataxie in etwa 96 % der Fälle zugrundeliegende GAA-Repeat-Expansion im Intron 1 des FXN-Gens führt zu einem reduzierten Spiegel des Proteins Frataxin und somit zu dem Krankheitsbild einer Friedreich-Ataxie [45,46]. Frataxin-Mangel geht mit einer beeinträchtigten mitochondrialen Atmungsfunktion und einem erhöhten oxidativen Stress einher. Der Mangel an Frataxin ist direkt proportional zur Länge des erweiterten GAA-Repeats als Grundlage für die Korrelation der Wiederholungslänge mit der Schwere der Erkrankung [47]. Punktmutationen sind selten (ca. 1 %), aber nur in Kombination mit einer GAA-Repeat-Expansion auf dem 2. Allel [48].

Bei der Friedreich-Ataxie handelt es sich um eine genetische Erkrankung, die mit einer langsamen progredienten afferenten und zerebellären Ataxie mit häufigem Beginn im 2. Lebensjahrzent einhergeht [49]. Es zeigen sich typischerweise weitere Befunde wie Dysarthrie, Muskelschwäche, Spastik, fehlende Reflexe und Verlust des Positions- und Vibrationsempfindens vor allem der unteren Extremitäten, aber auch eine Blasenfunktionsstörung. Daneben kann auch eine Skoliose oder ein Hohlfuß vorliegen [50]. Bei ca. 60 % kann eine Kardiomyopathie vorliegen.

Interessanterweise kann bei einem Drittel der Patienten ein Diabetes mellitus nachgewiesen werden [51,52]. Eine Glukosetoleranzstörung wird bei 49 % der Patienten beobachtet [53]. Nicht-Diabetiker mit Friedreich-Ataxie zeigen eine hohe Insulinreaktion auf orale Glukosetests und eine niedrige Insulinsensitivität. Es zeigt sich bei Patienten eine Beeinträchtigung beider Hauptkomponenten der Glukosehomöostase, der Betazellsekretion von Pankreas von Insulin und der zellulären Empfindlichkeit und Resistenz gegenüber der Insulinwirkung [54].

Bezüglich eines Diabetes mellitus oder einer abnormen Glukosetoleranz bei Patienten mit einer Friedreich-Ataxie besteht eine Korrelation zwischen der Inzidenz von Diabetes mellitus und dem früheren Erkrankungsalter [55]. Eine Studie zum Glukosestoffwechsel bei Personen mit Friedreich-Ataxie identifizierte eine Korrelation zwischen der längeren GAA-Wiederholungslänge auf dem kürzeren Allel und einer höheren Serumglukose- und Hämoglobin-A1c-Konzentration [56].

Trinukleotid-Repeat-Expansionserkrankungen

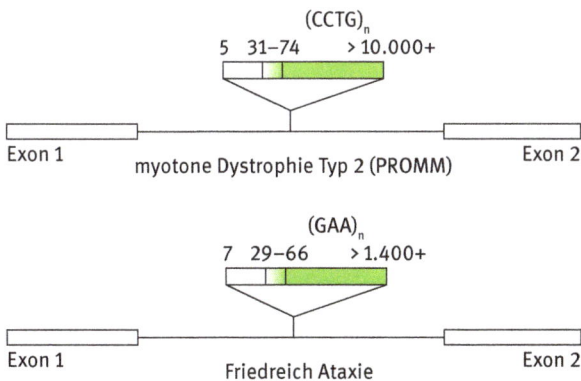

Abb. 7.1: Trinukleotid-Repeat-Expansionserkrankungen.

7.6 Chromosomanomalien und Diabetes

Patienten mit Down Syndrom (Trisomie 21) haben ein erhöhtes Risiko für die Entwicklung von Autoimmunerkrankungen wie Diabetes mellitus Typ 1 und Autommunthyreoiditis [57–58]. Die Prävalenz des Typ-1-Diabetes bei diesen Patienten liegt zwischen 1,4 und 10,6 % [59]. Glutaminsäure Decarboxylase Antikörper (GAD Antikörper) sind häufig erhöht und nutzen zur Diagnosestellung [58]. Eine Insulintherapie ist erfordelich, die Einstellung ist allerdings häufig einfacher verglichen mit Patienten mit Diabetes mellitus Typ 1 [58].

Das Klinefelter Syndrom, welches durch ein zusätzliches X-Chromosom verursacht wird (XXY), wird klinisch durch einen hypergonadotropen Hypogonadismus und Infertilität gekennzeichnet [60]. Die betroffenen Männer sind häufig adipös mit Zeichen des metabolischen Syndroms und können einen Diabetes mellitus Typ 2 entwickeln. Die Häufigkeit wird mit 10–39 % geschätzt [61].

Das Turner Syndrom (Monosomie X0) ist mit einer Prävalenz von 1:2.500 die häufigste Chromosomanomalie bei Frauen [62]. Typische Zeichen sind Kleinwuchs, Skelettanomalien, Herzfehler, Schwerhörigkeit, Adipositas. Die Patientinnen haben ein erhöhtes Risiko für einen Diabetes mellitus Typ 2 [63]. Aus diesem Grund empfielht sich ein Diabetes-Screening durch Bestimmung des HbA1c ab dem 10. Lebensjahr [64].

Literatur

[1] Chinnery PF. Mitochondrial disorders overview in GeneReviews (eds Pagon RA et al.) University of Washington, Seattle, 1993–2016.

[2] Thorburn DR. Mitochondrial disorders: prevalence, myths and advances. J.Inherit. Metab. Dis. 2004;27:349–362.

[3] Saudubray JM, Baumgartner MR, Walter J. Inborn Metabolic diseases, 6. Aufl, Springer Verlag, Berlin, 2016.

[4] Chow J, Rahman J, Achermann JC, Dattani MT, Rahman S. Mitochondrial disease and endocrine dysfunctionl. Nat Rev Endocrinol. 2016;92–104.

[5] Maassen JA. Mitochondrial diabetes: molecular mechanisms and clinical presentation. Diabetes. 2004;53(1):103–109.

[6] Nesbitt V, et. al. Mitochondrial Disease Patient Cohort Study: clinical phenotypes associated with the m.3243 A > G mutation—implications for diagnosis and management. J. Neurol. Neurosurg. Psychiatry. 2013;84:936–938.

[7] Ohkubo K, et al. Mitochondrial gene mutations in the tRNA (Leu (UUR)) region and diabetes: prevalence and clinical phenotypes in Japan. Clin. Chem. 2001;47:1641–1648.

[8] Murphy R, Turnbull DM, Walker M, Hattersley AT. Clinical features, diagnosis and management of maternally inherited diabetes and deafness (MIDD) associated with the 3243 A > G mitochondrial point mutation. Diabet. Med. 2008;25:383–399.

[9] Karaa A, Goldstein A. The spectrum of clinical presentation, diagnosis, and management of mitochondrial forms of diabetes. Pediatr. Diabetes. 2015;16:1–9.

[10] Whittaker RG, Schaefer AM, McFarland R, et al. Prevalence and progression of diabetes in mitochondrial disease. Diabetologia. 2007;50:2085–2089.

[11] Payne BA, et al. Universal heteroplasmy of humanmitochondrial DNA. Hum. Mol. Genet. 2013;22:384–390.

[12] Mancuso M, et al. Phenotypic heterogeneity of the8344A > G mtDNA "MERRF" mutation. Neurology. 2013;80:2049–2054.

[13] Hopkins SE, Somoza A, Gilbert DL. Rare autosomal dominant POLG1 mutation in a family with metabolic strokes, posterior column spinal degeneration, and multi-endocrine disease. J. Child Neurol. 2010;25:752–756.

[14] Garone C, et al. MPV17 mutations causing adultonset multisystemic disorder with multiple mitochondrial dna deletions. Arch. Neurol. 2012;69:1648–1651.

[15] Maechler P. Mitochondrial function and insulin secretion. Mol. Cell. Endocrinol. 2013;379:12–18.

[16] El-Hattab AW, et al. Glucose metabolism derangements in adults with the MELAS m.3243 A > G mutation. Mitochondrion. 2014;18:63–69.

[17] Lindroos MM, et al. Mitochondrial diabetes is associated with insulin resistance in subcutaneous adipose tissue but not with increased liver fat content. J. Inherit. Metab. Dis. 2011;34:1205–1212.

[18] Schaefer AM, Walker M, Turnbull DM, Taylor RW. Endocrine disorders in mitochondrial disease. Mol. Cell. Endocrinol. 2013;379:2–11.

[19] Brunmair B, et al. Thiazolidinediones, like metformin, inhibit respiratory complex I: a common mechanism contributing to their antidiabetic actions? Diabetes. 2004;53:1052–1059.

[20] Urano F. Wolfram syndrome: diagnosis, management, and treatment. Curr Diabetes Rep. 2016;16(1):6.

[21] Pallotta MS, et al. Wolfram syndrome, a rare neurodegenerative disease: from pathogenesis to future treatment perspectives. J Transl Med. 2019;17:238.

[22] Rohajem J, et al. Diabetes and Neurodegeneration in Wolfram Syndrome. A multicenter study of phenotype and genotype. Diabetes Care. 2011;34(7):1503–1510.

[23] Barrett TG, Bundey SE, Macleod AF. Neurodegeneration and diabetes: UK nationwide study of Wolfram (DIDMOAD) syndrome. Lancet. 1995;346:1458–1463.

[24] Kinsley BT, Swift M, Dumont RH, Swift RG. Morbidity and mortality in the Wolfram syndrome. Diabetes Care. 1995;18:1566–1570.

[25] Tahani N, et al. Consensus clinical management guidelines for Alström syndrome. Orphanet Journal of Rare Diseases. 2020;15:253.

[26] Paisey RB, et al. Rare disorders presenting in the diabetic clinic: an example using audit of the NSCT adult Alström clinics. Pract Diab. 2011;28(8):340–3.

[27] Nasser F, et al. Ophthalmic features of cone-rod dystrophy caused by pathogenic variants in the ALMS1 gene. Acta Ophthalmol. 2018;96(4):e445–54.

[28] Lindsey S, et al. Auditory and Otologic profile of Alström syndrome: comprehensive single center data on 38 patients. Am J Med Genet A. 2017;173(8):2210–8.

[29] Edwards NC, et al. Diffuse left ventricular interstitial fibrosis is associated with sub-clinical myocardial dysfunction in Alström syndrome: an observational study. Orphanet J Rare Dis. 2015;10:83.

[30] Marshall JD, Maffei P, Collin GB, Naggert JK. Alström syndrome: genetics and clinical overview. Curr Genomics. 2011;12(3):225–35.

[31] Montagnese F, Mondello S, Wenninger S, Kress W, Schoser B. Assessing the influence of age and gender on the phenotype of myotonic dystrophy type 2. J Neurol. 2017;264:2472–80.

[32] Udd B, Meola G, Krahe R, et al. Myotonic dystrophy type 2 (DM2) and related disorders report of the 180th ENMC workshop including guidelines on diagnostics and management 3–5 December 2010, Naarden, The Netherlands. Neuromuscul Disord. 2011;21:443–50

[33] Tieleman AA, Jenks KM, Kalkman JS, Borm G, van Engelen BG. High disease impact of myotonic dystrophy type 2 on physical and mental functioning. J Neurol. 2011;258:1820–6.

[34] Rudnik-Schöneborn S, Schneider-Gold C, Raabe U, et al. Outcome and effect of pregnancy in myotonic dystrophy type 2. Neurology. 2006;66:579–80.

[35] Day JW, Ricker K, Jacobsen JF, et al. Myotonic dystrophy type 2: molecular, diagnostic and clinical spectrum. Neurology. 2003;60:657–64.

[36] Peric S, Bjelica B, Aleksic K, et al. Heart involvement in patients with myotonic dystrophy type 2. Acta Neurol Belg. 2019;119:77–82.

[37] Rudnik-Schöneborn S, Schaupp M, Lindner A, et al. Brugada-like cardiac disease in myotonic dystrophy type 2: report of two unrelated patients. Eur J Neurol. 2011;18:191–4.

[38] Montagnese F, Mondello S, Wenninger S, Kress W, Schoser B. Assessing the influence of age and gender on the phenotype of myotonic dystrophy type 2. J Neurol. 2017;264:2472–80.

[39] Savkur RS, Philips AV, Cooper TA, et al. Insulin receptor splicing alteration in myotonic dystrophy type 2. Am J Hum Genet. 2004;74:1309–13.

[40] Mahyera AS, Schneider T, Halliger-Keller B, et al. Distribution and structure of DM2 repeat tract alleles in the German population. Front Neurol. 2018;9:463.

[41] Radvanszky J, Surovy M, Polak E, Kadasi L. Uninterrupted CCTG tracts in the myotonic dystrophy type 2 associated locus. Neuromuscul Disord. 2013;23:591–8.

[42] Liquori CL, Ricker K, Moseley ML, et al. Myotonic dystrophy type 2 caused by a CCTG expansion in intron 1 of ZNF9. Science. 2001;293:864–7.

[43] Schoser B, Montagnese F, Bassez G, et al. Myotonic Dystrophy Foundation. Consensus-based care recommendations for adults with myotonic dystrophy type 2. Available online. 2019. Accessed 10–12–21.

[44] Cossée M, Schmitt M, Campuzano V, et al. Evolution of the Friedreich's ataxia trinucleotide repeat expansion: founder effect and premutations. Proc Natl Acad Sci U S A. 1997;94(14):7452–7457. doi:10.1073/pnas.94.14.7452

[45] Campuzano V, Montermini L, Moltò MD, et al. Friedreich's ataxia: autosomal recessive disease caused by an intronic GAA triplet repeat expansion. Science. 1996;271:1423–7.

[46] Pandolfo M. Friedreich ataxia: the clinical picture. J Neurol. 2009;256(1):3–8. doi: 10.1007/s00415-009-1002-3. PMID: 19283344.

[47] Pianese L, Turano M, Lo Casale MS, et al. Real time PCR quantification of frataxin mRNA in the peripheral blood leucocytes of Friedreich ataxia patients and carriers. J Neurol Neurosurg Psychiatry. 2004;75(7):1061–3.

[48] Cossée M, Dürr A, Schmitt M, et al. Friedreich-Ataxie: Punktmutationen und klinische Präsentation von zusammengesetzten Heterozygoten. Anna Neurol. 1999;45:200–206.

[49] Delatycki MB, Paris DB, Gardner RJ, et al. Clinical and genetic study of **Friedreich** ataxia in an Australian population. Am J Med Genet. 1999;87:168–74.

[50] Schulz JB, Boesch S, Bürk K, et al. Diagnosis and treatment of Friedreich ataxia: a European perspective. Nat Rev Neurol. 2009;5(4):222–34.

[51] Dürr A, Cossee M, Agid Y, et al. Clinical and genetic abnormalities in patients with Friedreich's ataxia. N Engl J Med. 1996;335:1169–75.

[52] Cnop M, Mulder H, Igoillo-Esteve M. Diabetes in Friedreich ataxia. J Neurochem. 2013;126 (1):94–102.

[53] Cnop M, Igoillo-Esteve M, Rai M, et al. Central role and mechanisms of β-cell dysfunction and death in friedreich ataxia-associated diabetes. Ann Neurol. 2012;72(6):971–82.

[54] Isaacs CJ, Brigatti KW, Kucheruk O, et al. Effects of genetic severity on glucose homeostasis in **Friedreich** ataxia. Muscle Nerve. 2016;54:887–94.

[55] Delatycki MB, Paris DB, Gardner RJ, et al. Clinical and genetic study of Friedreich ataxia in an Australian population. Am J Med Genet. 1999;87(2):168–74.

[56] Greeley NR, Regner S, Willi S, Lynch DR. Cross-sectional analysis of glucose metabolism in Friedreich ataxia. J Neurol Sci. 2014;342(1–2):29–35.

[57] Whooten R, Schmitt J, Schwartz A. Endocrine manifestations of Down syndrome. Curr Opin Endocrinol Diabetes Obes. 2018;25:61–66.

[58] Guaraldi F, Rossetto Giaccherino R, Lanfranco F, et al. Endocrine Autoimmunity in Down's Syndrome. Front Horm Res. 2017; 8:133–146.

[59] Anwar AJ, Walker JD, Frier BM. Type 1 diabetes mellitus and Down's syndrome: prevalence, management and diabetic complications. Diabet Med. 1998;15:160–163.

[60] Nieschlag E, et al. Störungen im Bereich der Testes. In: Nieschlag E, Behre HM, Nieschlag S (eds.): Andrologie: Grundlagen und Klinik der reproduktiven Gesundheit des Mannes. 3 rd edition Heidelberg, Springer: 2009; 199–244.

[61] Salzano A, et al. Klinefelter syndrome, insulin resistance, metabolic syndrome, and diabetes: review of literature and clinical perspectives. Endocrine. 2018;61:194–203.

[62] Sybert VP, McCauley E. Turner's syndrome. N Engl J Med. 2004;351:1227–1238.

[63] Bakalov VK, Cheng C, Zhou J, Bondy CA. X-chromosome gene dosage and the risk of diabetes in Turner syndrome. J Clin Endocrinol Metab. 2009;94:3289–3296.

[64] Gravholt CH, et al. International Turner Syndrome Consensus G. Clinical practice guidelines for the care of girls and women with Turner syndrome: proceedings from the 2016 Cincinnati International Turner Syndrome Meeting. Eur J Endocrinol. 2017;177:G1–G70.

8 Endokrine Erkrankungen als Ursache von Diabetes

8.1 Hypercortisolismus

Frederick Vogel, Martin Reincke

Ein anhaltender Hypercortisolismus führt unbehandelt zum Krankheitsbild des Cushing-Syndroms. Dieses bezeichnet die typischen Folgen einer anhaltenden, inadäquat erhöhten Produktion des körpereigenen Cortisols oder exogen zugeführter Glukokortikoide. Während das Cushing-Syndrom infolge einer Glukokortikoidtherapie häufig ist, tritt das endogene Cushing-Syndrom selten auf, die Inzidenz liegt bei 1–3/1.000.000 Einwohner/Jahr. Eine besonders hohe Prävalenz findet sich bei Typ-2-Diabetikern mit bis zu 3,4 % [1], vorzugsweise bei schlechter Stoffwechseleinstellung. Da die Erkrankung mit einer erheblichen Morbidität und Mortalität verbunden ist, ist sie ein endokriner Notfall und erfordert eine rasche und gezielte Diagnostik sowie Therapie. Das endogene Cushing-Syndrom betrifft Frauen fünfmal häufiger als Männer und tritt bevorzugt zwischen dem 20. und 50. Lebensjahr auf.

8.1.1 Pathophysiologie der gestörten Glukosetoleranz beim Hypercortisolismus

Die adrenale Glukokortikoidsekretion folgt beim Cushing-Syndrom meist nicht mehr der normalen zirkadianen Rhythmik. Unabhängig von der zugrundeliegenden Ursache liegt bei 80–90 % der Patienten eine pathologische Glukosetoleranz und bei 20 % ein Diabetes mellitus vor [2]. Aufgrund der damit assoziierten erhöhten kardiovaskulären Morbidität und Mortalität sollte bei Patienten mit Cushing-Syndrom der Glukosemetabolismus regelmäßig evaluiert und entsprechend behandelt werden. Ob die Schwere des Hypercortisolismus mit der Ausprägung einer Insulinresistenz korreliert, ist umstritten. Es scheint jedoch Konsens zu sein, dass Alter, genetische Prädisposition, Lifestyle sowie Dauer des Hypercortisolismus das Ausmaß der gestörten Glukosetoleranz bei Patienten mit Cushing-Syndrom beeinflussen [3].

Eine inadäquate Erhöhung der Serum-Glukokortikoide hat negative Auswirkungen auf den gesamten Glukosestoffwechsel. In der Leber kommt es zu einer gesteigerten Glukoneogenese sowie zu einer erhöhten Insulinresistenz, welche den hemmenden Effekt von Insulin auf die hepatische Glukoseproduktion zusätzlich verhindert [4]. Im Skelettmuskel führen proteolytische Prozesse zu Muskelmassenverlust sowie zu einer verminderten Insulinwirkung und einem gestörten Glukose-Uptake. Eine abdominell betonte Adipositas ist sowohl mit dem metabolischen Syndrom als auch Cushing-Syndrom assoziiert. Das viszerale Fettgewebe scheint dabei durch gestörte insulinabhängige Signalwege in Adipozyten mit gesteigerter Lipolyse, abnormer Adipokinsekretion und inflammatorischen Prozessen zur Manifestation einer peripheren Insulinresistenz und damit Diabeteserkrankung beizutragen. Die physiolo-

https://doi.org/10.1515/9783110682083-008

gischen Effekte von Glukokortikoiden auf den Stoffwechsel spielen vor allem in der post-prandialen Phase eine wichtige Rolle. Die gesteigerte Lipolyse und Proteolyse führen zur Freisetzung von Fett- und Aminosäuren sowie bei gleichzeitig pathologischer Stimulation der Glukoneogenese zu einer gesteigerten Produktion von Glukose [5]. In der Bauchspeicheldrüse hemmen Glukokortikoide die Insulinsekretion aus pankreatischen β-Zellen sowie die Ausschüttung von Wachstumshormonen, was wiederum eine Zunahme des viszeralen Fettgewebes mit zunehmender Insulinresistenz zur Folge hat [6].

Die Effekte eines endogenen Hypercortisolismus in den Geweben werden von der Aktivität der 11β-Hydroxysteroid-Dehydrogenase 1 (11β-HSD1) beeinflusst. Dieses Enzym ist vor allem in Leber und Fettgewebe exprimiert, katalysiert die Umwandlung des inaktiven Cortisons in seine biologisch aktive Form als Cortisol und kann somit die gewebespezifische Wirkung von Glukokortikoiden verstärken. Eine Überexpression von 11β-HSD1 im Fettgewebe ist mit der Entwicklung einer Insulinresistenz und Adipositas assoziiert [7,8]. Glukokortikoide wirken über katabole Stoffwechselwege vielen insulinabhängigen Effekten entgegen, so zum Beispiel auch der zentralnervösen Reduktion des Appetits.

Die interindividuelle Fähigkeit, auf eine Glukokortikoid-induzierte Insulinresistenz mit entsprechender Steigerung der Insulinsekretion reagieren zu können, definiert wahrscheinlich den Anstieg der Plasmaglukose-Spiegel und liefert eine Erklärung dafür, wieso viele Patienten mit Cushing-Syndrom einen Diabetes mellitus entwickeln, jedoch nicht alle. Therapeutisch steht eine adäquate Therapie und Kontrolle des Hypercortisolismus an erster Stelle. Bei Normalisierung der Cortisolspiegel kommt es in der Regel auch zu einer Verbesserung des gestörten Glukosemetabolismus. Insulinresistenz und weitere kardiovaskuläre Risikofaktoren können jedoch nach erfolgreicher Therapie persistieren und sollten daher engmaschig kontrolliert werden. Trotz Normalisierung der Cortisolspiegel zeigen Patienten mit erfolgreich behandeltem Cushing-Syndrom eine erhöhte kardiovaskuläre Mortalität im Langzeit-Verlauf [9]. Auch unabhängig von einer gestörten Glukosetoleranz könnte eine Therapie mit Metformin bei endogenem oder exogenem Hypercortisolismus positive Effekte haben. In einer kürzlich publizierten Studie in „The Lancet Diabetes & Endocrinology" zur Komedikation von Metformin bei Glukokortikoideinnahme zeigte sich eine relevante Verbesserung des metabolischen Profils [10]. Ob Metformin auch bei Patienten mit endogenem Cushing-Syndrom protektive metabolische Effekte hat, ist bislang unklar.

8.1.2 Ursachen des Cushing-Syndroms

Das Cushing-Syndrom wird eingeteilt in eine ACTH-unabhängige Form (15–20 %) und die sehr viel häufigere ACTH-abhängige Form (80–85 %). 75–80 % der ACTH-abhängigen Form sind Folge von ACTH-produzierenden kortikotropen Adenomen der Hypophyse (= Morbus Cushing), 15–20 % haben eine ektope ACTH-Quelle (sogenanntes ektopes oder paraneoplastisches Cushing-Syndrom) und < 1 % entstehen durch Corticotropin-releasing-Hormon (CRH) produzierende Tumoren [11]. Die Mehrheit der kortikotropen Adenome der Hypophyse sind sporadisch, vermutlich auf der Basis einer monoklonalen Expansion einer singulär mutierten Zelle. Als wesentlicher molekularer Mechanismus für die Adenomentstehung wurde eine somatische Treiber-Mutation im USP8-Gen beschrieben, die unter anderem zu einer konstitutiven Aktivierung des EGF-Rezeptors führt [12]. Selten wird ein Morbus Cushing als Folge einer familiären Tumorerkrankung, wie z. B. der MEN1 oder des FIPA (Familial Isolated Pituitary Adenoma) Syndrom, beobachtet. Das ektope Cushing-Syndrom wird vor allem hervorgerufen durch Tumoren der Lunge wie Lungenkarzinoide, kleinzellige Lungenkarzinome oder seltener durch neuroendokrine Tumoren des Gastrointestinaltraktes, Gastrinome, medulläre Schilddrüsenkarzinome oder Phäochromozytome. Während es beim ACTH-abhängigen Cushing-Syndrom infolge einer vermehrten hypophysären oder ektopen ACTH-Sekretion zu einer exzessiven endogenen Glukokortikoid-Freisetzung kommt, entsteht das ACTH-unabhängige Cushing-Syndrom durch Cortisol-produzierende Tumoren der Nebenniere. Bei Erwachsenen finden sich hierbei zu 90 % unilaterale Nebennierentumoren, davon in über 80 % gutartige Adenome und in ca. 20 % aggressive Nebennierenrindenkarzinome. Seltene Ursachen des ACTH-unabhängigen Cushing-Syndroms sind die makronoduläre bilaterale Nebennierenhyperplasie, die primär pigmentierte mikronoduläre Nebennierenhyperplasie (sporadisch oder als Teil des Carney-Komplexes) oder das McCune-Albright-Syndrom.

8.1.3 Klinisches Bild des Cushing-Syndroms

Allen endogenen Formen des Cushing-Syndroms gemeinsam ist die partielle oder vollständige Autonomie der Cortisolsekretion, unabhängig von der hypothalamisch-hypophysär-adrenalen Regulation. Das klinische Bild eines dauerhaft erhöhten Cortisols ist vielschichtig: neben der Entwicklung einer arteriellen Hypertonie, Hyperlipidämie, Osteoporose oder Depression kann das Cushing-Syndrom zu Muskelschwäche, Gewichtszunahme, Haarausfall oder Diabetes mellitus führen. Typische klinische Stigmata des Glukokortikoidexzesses sind die stammbetonte Fettsucht, das Vollmondgesicht, Striae rubrae, eine Pergamenthaut und ein Büffelnacken (siehe Tab. 8.1). Aufgrund der geringen Inzidenz und der teils unspezifischen Symptome wird die Diagnose des endogenen Cushing-Syndroms im Durchschnitt erst spät 2–3 Jahre nach Krankheitsbeginn gestellt. Eine frühzeitige Diagnose kann jedoch zusammen mit einer adäquaten Therapie schwere Langzeitverläufe und Komplikationen verhindern. Eine Vorstellung in spezialisierten Zentren mit Durchführung der entsprechenden biochemischen Tests kann dabei helfen, die Zeit bis zur Diagnosesicherung von aktuell noch fast drei Jahren ab Auftreten erster Symptome zu verkürzen [13]. Eine erfolgreiche Therapie lindert die Folgen der Erkrankung und führt zu einer Verbesserung von Lebensqualität und Lebenserwartung.

Tab. 8.1: Klinische Symptome und ihre Prävalenz beim Cushing-Syndrom [14].

Klinische Symptome	Prävalenz bei Patienten mit Cushing-Syndrom
Gewichtszunahme	70 – 95 %
Arterielle Hypertonie	58 – 85 %
gestörte Glukosetoleranz	21 – 64 %
Diabetes mellitus	20 – 47 %
Osteopenie	60 – 80 %
Osteoporose	31 – 50 %
Muskelschwäche	60 – 82 %
Dyslipidämie	38 – 71 %
Mondgesicht	81 – 90 %
Plethora	70 – 90 %
Striae rubrae	78 %
Büffelnacken	50 %
Akne	59 %
Pergamenthaut	37 %
Hirsutismus	56 – 75 %
Haarausfall	31 %
Depression	50 – 81 %
Schlafstörungen/Fatigue	60 %
Hämatomneigung	35 – 65 %
verminderte Libido	24 – 80 %
Zyklusstörungen bei Frauen	70 – 80 %

8.1.4 Indikation zum Screening

Die Indikation zum biochemischen Screening besteht bei gleichzeitigem Vorliegen von mehreren Cushing-typischen Symptomen. Da das endogene Cushing-Syndrom selten ist, dagegen die mit dem Cushing-Syndrom assoziierten Komorbiditäten wie arterielle Hypertonie, Insulinresistenz, gestörte Glukosetoleranz, Übergewicht und metabolisches Syndrom sehr häufig, rechtfertigt das Vorliegen eines dieser Diagnosen oder ihre Kombination allein kein biochemisches Screening. Dieses hängt vom Vorliegen und Progress einer Kombination Cushing-typischer Symptome ab. Patienten, bei denen ein biochemisches Screening auf ein Cushing-Syndrom durchgeführt werden sollte, sind [15]:

– Patienten mit altersungewöhnlichen Symptomen (z. B. Osteoporose, Hypertonie)
– Kinder mit Wachstumsarrest bei zunehmendem Gewicht
– Patienten mit Nebennierenzufallstumor und adenomtypischem Verhalten in der Bildgebung
– Patienten mit multiplen, progressiven und Cushing-typischen Symptomen
– mehrere Cushing-typische Hautsymptome

Da die für das biochemische Screening zu Verfügung stehenden Tests einen nur begrenzten negativen prädiktiven Wert haben, ist durch die klinisch begründete Verdachtsdiagnose eine ausreichend hohe Prätest-Wahrscheinlichkeit sicherzustellen, um falsch-positive Cushing-Diagnosen zu vermeiden. Abzugrenzen gegen ein Cushing-Syndrom sind Erkrankungen und Zustände, die zu einem funktionellen Hypercortisolismus führen können. Dies sind beispielsweise Depression, ausgeprägtes Übergewicht, Schwangerschaft, Diabetes mit schlechter Stoffwechselkontrolle, dialysepflichtige Niereninsuffizienz, Kontrazeptiva-Einnahme, Schlafapnoesyndrom und Multiple Sklerose [11]. Auch wenn die jeweilig zum Hypercortisolismus führenden Mechanismen unterschiedlich sind, können die klassischen Screening-Tests in diesen Situationen Cushing-verdächtig ausfallen und ein Cushing-Syndrom vortäuschen.

8.1.5 Diagnostik des Cushing-Syndroms

Bei klinischem Verdacht auf ein endogenes Cushing-Syndrom sind die folgenden 3 Screening-Tests empfohlen: der 1 mg Dexamethason Hemmtest, das Speichelcortisol-Tagesprofil sowie die Bestimmung des Cortisols im 24-Stunden-Sammelurin. Voraussetzung für die Messung der Cortisolausscheidung im 24-Stunden-Sammelurin ist die Verwendung geeigneter laborchemischer Assays sowie eine sorgfältige Instruktion über die korrekte ambulante Urinsammlung durch die Patienten. Bei der Messung des freien Cortisols im Speichel findet sich beim Cushing-Syndrom eine aufgehobene Tagesrhythmik mit erhöhtem 23-Uhr-Speichelcortisol. Die Bestimmung des morgendlichen Cortisols in Speichel oder Serum hat aufgrund der bereits physiologisch hohen Werte am Morgen einen untergeordneten Stellenwert. Als Suppressionstest kommt die Messung des morgendlichen Cortisols jedoch nach Gabe von 1 mg Dexamethason am Vorabend um 23 Uhr zum Einsatz. Bei autonomer Cortisolproduktion lässt sich das Serumcortisol durch synthetische Steroide nicht adäquat supprimieren. Während für die Diagnose des Cushing-Syndroms neben einer passenden Klinik 2 von 3 positive Screening-Test gefordert sind, reicht bei Patienten mit niedriger Prätestwahrscheinlichkeit zur Ausschlussdiagnostik zumeist 1 negativer Screening-Test.

Die Differenzierung zwischen ACTH-abhängigen und -unabhängigen Formen erfolgt durch morgendliche ACTH-Bestimmung (siehe Abb. 8.1). Während sich bei der ACTH-abhängigen Form das ACTH im mittleren Normbereich oder erhöht zeigt ($\geq$ 10 pg/mL), finden sich die ACTH-Spiegel bei der adrenalen Form supprimiert ($\leq$ 10 pg/mL). Zur Abgrenzung einer ektopen ACTH-Produktion von einem Morbus Cushing kommt der CRH-Stimulationstest zum Einsatz. Ektope ACTH-produzierende Tumoren weisen meist eine absolute Resistenz auf, während man bei benignen Hypophysenadenomen eine relative Resistenz mit erhaltener Stimulierbarkeit der ACTH- und Cortisolausschüttung beobachtet (ACTH-Anstieg von $\geq$ 35 %; Cortisol-Anstieg von $\geq$ 20 %) [16,17]. Der hochdosierte Dexamethason-Suppressionstest ist heutzutage obsolet wegen geringer Spezifität, traditionell ist hier das Serumcortisol $\geq$ 50 % supprimierbar. Aufgrund der hohen Prävalenz an hypophysären Raumforderungen (bei sensitiven bildgebenden Verfahren bis zu 10 %), sollte eine bildgebende Diagnostik zur Lokalisationsdiagnostik erst erfolgen, wenn durch biochemische Tests die wahrscheinliche Genese der Erkrankung geklärt ist. Bei einem zufällig in der Bildgebung entdeckten Inzidentalom der Hypophyse sollte eine differenzialdiagnostische Abklärung (Bildgebung, Hormondiagnostik, ophthalmologische Untersuchung) sowie Einschätzung der Therapiebedürftigkeit erfolgen. Das Auftreten einer charakteristischen Visusminderung (z. B. Chiasmasyndrom) erfordert eine entsprechende Abklärung mittels kontrastverstärkter Magnetresonanztomographie der Hypophysenregion. Bei Makroadenomen sollte eine Überprüfung der Hypophysenvorderlappen-Funktion im Hinblick auf eine Hypophysenvorderlappen-Insuffizienz durchgeführt werden. Bei ACTH-abhängigem Cushing-Syndrom mit negativem CRH-Test oder ohne Tumornachweis in der MRT-Bildgebung wird die bilaterale, simultane Katheterisierung des Sinus petrosus inferior mit CRH-Stimulation empfohlen, um ein ektopes Cushing-Syndrom sicher auszuschließen. Bei einem hypophysären Cushing-Syndrom zeigt sich hierbei ein Gradient für ACTH von zentral zu peripher > 2,0 basal sowie > 3,0 nach CRH-Stimulation. Bei Verdacht auf eine ektope ACTH-Quelle kommen Computertomographie von Thorax und Abdomen sowie funktionelle Bildgebung (z. B. Dotatate-PET, FDG-PET) zum Einsatz.

Differenzialdiagnostisch muss vom endogenen Cushing-Syndrom vor allem das iatrogene Cushing-Syndrom durch Pharmakotherapie mit Glukokortikoiden abgegrenzt werden. Auch wenn das exogene Cushing-Syndrom bereits anamnestisch abgefragt werden sollte, stellt das durch die Injektion von langwirksamen Glukokortikoiden zur Schmerztherapie von Gelenk- und Rückenschmerzen hervorgerufene Cushing-Syndrom ein diagnostisches Chamäleon dar. Hormonanalytisch liegt hier bei einem cushingoiden Patienten typischerweise eine sekundäre Nebennierenrinden-Insuffizienz mit niedrigen ACTH- und Cortisolwerten vor [11]. Aufgrund der hohen Inzidenz eines Diabetes mellitus beim Cushing-Syndrom sollte immer ein oraler Glukosetoleranz-Test und eine HbA1c-Messung erfolgen. Der Nüchternblutglukose-Spiegel

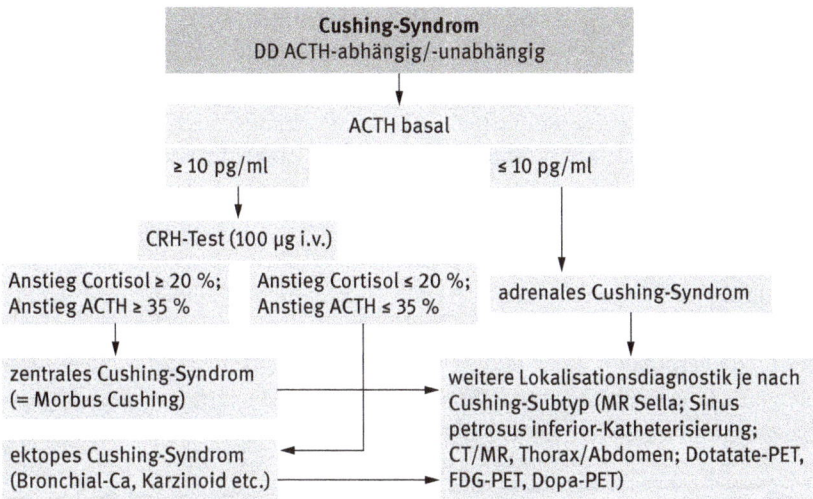

Abb. 8.1: Algorithmus zur Subtyp-Bestimmung bei biochemisch gesichertem Cushing-Syndrom. Differenzialdiagnostik bei charakteristischer Cushing-typischer Klinik und biochemischem Nachweis eines Hypercortisolismus.

kann bei manchen Patienten normal sein, bei denen es durch den Hypercortisolismus vor allem zu erhöhten post-prandialen Blutglukose-Spiegeln kommt [9]. Weiterhin sind Bestimmungen der Blutfette, der Knochendichte und regelmäßige Blutdruckkontrollen zu empfehlen, um die relevanten Komorbiditäten zu erkennen und entsprechend zu therapieren.

8.1.6 Therapie

Die Behandlung eines floriden Hypercortisolismus muss rasch erfolgen, da hiermit potenziell letale Komplikationen verbunden sind. Eine operative Resektion des zugrundeliegenden Tumors steht dabei an erster Stelle. Aufgrund einer Suppression der hypothalamischen CRH-bildenden Neurone ist peri- sowie postoperativ eine Glukokortikoid-Substitution notwendig. Eine initiale Dosis von in der Regel 50 mg Hydrocortison pro Tag sollte postoperativ im Verlauf der nächsten Wochen schrittweise auf eine tägliche Erhaltungsdosis von 10–25 mg/Tag reduziert werden, bis zur Erholung der Nebennierenfunktion. Bei einigen Patienten kann trotz Substitutionstherapie ein Glukokortikoid-Entzugssyndrom mit Abgeschlagenheit, Muskelschwäche, Gelenksbeschwerden und psychischen Alterationen beobachtet werden. Bei primär nicht erfolgreicher Operation oder Rezidiv eines Morbus Cushing kommen neben einer Zweitoperation auch Strahlentherapie und medikamentöse Therapien zum Einsatz (siehe Tab. 8.2) [18]. Zur Pharmakotherapie stehen Substanzen mit dem Wirkprinzip einer Hemmung der kortikotropen Zellen in der Hypophyse oder Inhibitoren der adrenalen Cortisolsynthese zur Verfügung. Letztere eignen sich für alle Formen des Cushing-Syndroms, während die Hemmung der ACTH-produzierenden Zellen nur beim Morbus Cushing eine Rolle spielt. Als Nebenwirkung der medikamentösen Therapie mit dem Somatostatinrezeptor-Multiliganden Pasireotid kommt es bei bis zu 70 % der Patienten zu einer diabetogenen Stoffwechsellage. Daher sollte der Glukosestoffwechsel unter dieser Therapie regelmäßig evaluiert und frühzeitig eine antidiabetische Therapie mit Metformin erwogen werden [9]. Bei Therapieresistenz eines ACTH-abhängigen Cushing-Syndroms muss eine bilaterale Adrenalektomie diskutiert werden. Diese wird in der Regel laparoskopisch durchgeführt und ist mit geringen Nebenwirkungen verbunden. Nach erfolgter Operation ist aufgrund der primären Nebennereninsuffizienz lebenslang eine Substitution mit Glukokortikoiden und Mineralokortikoiden notwendig. Zur Anpassung der Substitutionsdosis sowie zur Vermeidung von klinisch relevanten Addison-Krisen sollte eine entsprechende Schulung der Patienten erfolgen.

Tab. 8.2: Therapieoptionen bei Persistenz oder Rezidiv eines Morbus Cushing [18].

Therapie	Pro	Kontra	Erfolgsrate
zweite oder dritte Hypophysenoperation	– sichere Durchführung bei erfahrenem Neurochirurgen	– Hypophyseninsuffizienz – Rezidiv möglich – Operationsrisiko	variabel, im Mittel 64 %
Strahlentherapie	– kann auch bei inoperablen Patienten zum Einsatz kommen	– Hypophyseninsuffizienz – Rezidiv möglich – verzögerter Wirkungseintritt; Kombination mit medikamentöser Therapie erforderlich – bei fraktionierter Bestrahlung mehrere Sitzungen	40–70 %
medikamentöse Therapie	– kann auch bei inoperablen Patienten zum Einsatz kommen – direkter Wirkungseintritt – als überbrückende Therapie möglich	– Nebenwirkungen – hohe Kosten bei Langzeit-Therapie	je nach Präparat 25–60 %
Bilaterale Adrenalektomie	– definitive Therapie – 100 % Erfolgsrate	– lebenslange Nebenniereninsuffizienz – Risiko von Nebennierenkrisen – Risiko für die Entwicklung eines Nelson-Tumors – Operationsrisiko	100 %

Literatur

[1] Steffensen C, Pereira AM, Dekkers OM, Jorgensen JO. DIAGNOSIS OF ENDOCRINE DISEASE: Prevalence of hypercortisolism in type 2 diabetes patients: a systematic review and meta-analysis. Eur J Endocrinol. 2016;175(6):R247-R53.

[2] Lehnert H. Rationelle Diagnostik und Therapie in Endokrinologie, Diabetologie und Stoffwechsel. 2015; 2.3 Cushing-Syndrom; DOI: 10.1055/b-0035-104702

[3] Barbot M, Ceccato F, Scaroni C. Diabetes Mellitus Secondary to Cushing's Disease. Front Endocrinol (Lausanne). 2018;9:284.

[4] Pivonello R, De Leo M, Vitale P, et al. Pathophysiology of diabetes mellitus in Cushing's syndrome. Neuroendocrinology. 2010;92(1):77–81.

[5] van Raalte DH, Ouwens DM, Diamant M. Novel insights into glucocorticoid-mediated diabetogenic effects: towards expansion of therapeutic options? Eur J Clin Invest. 2009;39(2):81–93.

[6] Mazziotti G, Giustina A. Glucocorticoids and the regulation of growth hormone secretion. Nat Rev Endocrinol. 2013;9(5):265–76.

[7] Masuzaki H, Paterson J, Shinyama H, et al. A transgenic model of visceral obesity and the metabolic syndrome. Science. 2001;294(5549):2166–70.

[8] Seckl JR, Morton NM, Chapman KE, Walker BR. Glucocorticoids and 11beta-hydroxysteroid dehydrogenase in adipose tissue. Recent Prog Horm Res. 2004;59:359–93.

[9] Baroni MG, Giorgino F, Pezzino V, Scaroni C, Avogaro A. Italian Society for the Study of Diabetes (SID)/Italian Endocrinological Society (SIE) guidelines on the treatment of hyperglycemia in Cushing's syndrome and acromegaly. J Endocrinol Invest. 2016;39(2):235–55.

[10] Pernicova I, Kelly S, Ajodha S, et al. Metformin to reduce metabolic complications and inflammation in patients on systemic glucocorticoid therapy: a randomised, double-blind, placebo-controlled, proof-of-concept, phase 2 trial. Lancet Diabetes Endocrinol. 2020;8(4):278–91.

[11] Reincke M. Endokrine Tumoren – Empfehlungen zur Diagnostik, Therapie und Nachsorge. Tumorzentrum München, ISBN-13: 978-3-88603-249-5; 4. Auflage 2017.

[12] Reincke M, Sbiera S, Hayakawa A, et al. Mutations in the deubiquitinase gene USP8 cause Cushing's disease. Nat Genet. 2015;47(1):31–8.

[13] Rubinstein G, Osswald A, Hoster E, et al. Time to Diagnosis in Cushing's Syndrome: A Meta-Analysis Based on 5367 Patients. J Clin Endocrinol Metab. 2020;105(3).

[14] Braun LT, Riester A, Osswald-Kopp A, et al. Toward a Diagnostic Score in Cushing's Syndrome. Front Endocrinol (Lausanne). 2019;10:766.

[15] Nieman LK, Biller BM, Findling JW, et al. The diagnosis of Cushing's syndrome: an Endocrine Society Clinical Practice Guideline. J Clin Endocrinol Metab. 2008;93(5):1526–40.

[16] Petersenn S. Diagnostik und Therapie des Cushing-Syndroms. Thieme-Refresher Innere Medizin. 2018;3.

[17] Nieman LK, Oldfield EH, Wesley R, et al. A simplified morning ovine corticotropin-releasing hormone stimulation test for the differential diagnosis of adrenocorticotropin-dependent Cushing's syndrome. J Clin Endocrinol Metab. 1993;77(5):1308–12.

[18] Braun LT, Rubinstein G, Zopp S, et al. Recurrence after pituitary surgery in adult Cushing's disease: a systematic review on diagnosis and treatment. Endocrine. 2020;70(2):218–231; DOI: 10.1007/s12020-020-02432-z

8.2 Akromegalie

Christof Schöfl

Das Krankheitsbild der Akromegalie wird durch eine unkontrollierte und dauerhafte Überproduktion von Wachstumshormon (GH) und durch die konsekutiv vermehrte Freisetzung von insulin-like growth factor (IGF-1) aus der Leber verursacht. Beginnt die Erkrankung vor Abschluss des Längenwachstums führt dies zu einem hypophysären Gigantismus. Die Inzidenz liegt bei ca. 4–6 Fällen pro eine Million Einwohner pro Jahr. Die Prävalenz wird auf 70–140 Patienten pro Million Einwohner geschätzt, wobei von einer relativ hohen Dunkelziffer nicht diagnostizierter Fälle ausgegangen wird. Eine Akromegalie tritt bei beiden Geschlechtern etwa gleich häufig auf. Das mittlere Alter bei Diagnosestellung liegt bei 40–45 Jahren, bei Frauen bei ca. 47 und bei Männern bei ca. 41 Jahren. Die Erkrankung ist unbehandelt mit einer hohen Morbidität und Mortalität verbunden und muss früh erkannt und konsequent behandelt werden [1–3].

8.2.1 Pathophysiologie des gestörten Glukosestoffwechsels bei Akromegalie

Bei der Akromegalie liegt primär eine unphysiologisch hohe Mehrsekretion von GH mit einem deutlich gestörten pulsatilen Sekretionsmuster vor. GH wirkt physiologischerweise kontrainsulinär und ist eines der zentralen Hormone, das bei drohender Hypoglykämie ausgeschüttet wird. GH stimuliert die Glukoneogenese, die Glykogenolyse und die Lipolyse. Es hemmt die Insulin-vermittelte Hemmung der hepatischen Glukoneogenese, wodurch es zu einer hepatischen Insulinresistenz und zu einer weiteren Steigerung der hepatischen Glukoseproduktion kommt. Die gesteigerte Lipolyse wiederum führt zur vermehrten Freisetzung von freien Fettsäuren aus dem Fettgewebe. Diese werden verstärkt zur Energiegewinnung in der Muskulatur genutzt, wodurch der periphere Glukoseverbrauch sinkt. Bei chronischem GH-Exzess im Rahmen einer Akromegalie kommt es somit durch eine Zunahme der endogenen Glukoseproduktion und durch eine Abnahme des peripheren Glukoseverbrauchs zu einer Hyperglykämie [4–7] (siehe Abb. 8.2).

Folge des GH-Exzesses ist eine vermehrte Bildung von IGF-1 in der Leber. Als insulinähnliches Hormon besitzt es etwa 10 % der blutzuckersenkenden Wirkung von Insulin [8]. Es verbessert die periphere Insulinempfindlichkeit und fördert die Glukoseaufnahme insbesondere in der Muskulatur [9] (siehe Abb. 8.2). Die Gabe von IGF-1 senkt nicht nur bei Gesunden, sondern auch bei Patienten mit schwerer Insulinresistenz bzw. einem Diabetes mellitus den Blutzucker [10]. Im Kontext einer Akromegalie ist die insulinähnliche und glukosesenkende Wirkung von IGF-1 aber häufig nicht ausreichend, um den Effekt des chronischen GH-Exzesses auf den Glukosestoffwechsel zu kompensieren. Möglicherweise liegt dies daran, dass GH auch zu einer direk-

GH-sezernierendes
Hypophysenadenom

GH ↑ ────── → Glukoneogenese ↑
→ Glykogenolyse ↑
→ Insulinresistenz ↑
hepatisch und muskulär
→ Lipolyse ↑ → FS ↑

} Blutglukose ↑

Leber

GH-R

IGF-1 ↑ ────── → Insulinsensitivität ↑
peripher
→ Glukoseaufnahme ↑
muskulär

} Blutglukose ↓

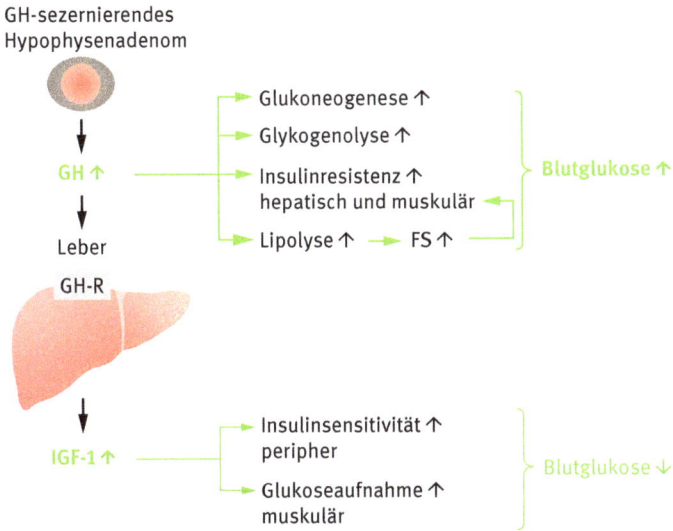

Abb. 8.2: Glukosestoffwechsel bei Akromegalie.

ten Hemmung der Insulinsignalkaskade und von zentralen Signalwegen führen kann, die die Aufnahme von Glukose in Muskel- und Fettgewebe stimulieren [11]. Solange die GH-induzierte Insulinresistenz und die GH-Wirkungen auf den Glukose- und Lipidstoffwechsel durch eine Mehrsekretion von körpereigenem Insulin kompensiert werden können, besteht eine gestörte Glukosetoleranz. Erst mit relativem Betazellversagen kommt es zur Manifestation der Glukosestoffwechselstörung im Sinne eines Diabetes mellitus [6,7,12].

Patienten mit einem Diabetes mellitus infolge einer Akromegalie unterscheiden sich in wesentlichen Punkten von Patienten mit einem klassischen Diabetes mellitus Typ 2. Die Insulinresistenz bei Patienten mit Akromegalie beruht ganz überwiegend auf dem GH-Exzess. Die Menge an viszeralem Fett, das generell als metabolisch ungünstig gilt, und die subkutane Fettmasse sind bei Akromegalie deutlich erniedrigt. Allerdings finden sich vermehrt Lipidablagerungen in der Muskulatur als Zeichen einer Lipotoxizität und Insulinresistenz infolge der GH-induzierten Lipolyse [13]. Unklar ist, ob diese Unterschiede in der Pathophysiologie des Diabetes mellitus zu unterschiedlichen diabetischen Folgerisiken führen.

8.2.2 Epidemiologie einer Glukosestoffwechselstörung bei Akromegalie

Eine Glukosetoleranzstörung mit IFG und IGT bzw. ein Diabetes mellitus findet sich je nach Studie bei ca. 30–50 % der Patienten mit einer Akromegalie [7,14–16]. Das Auftreten einer Störung im Glukosestoffwechsel korreliert wie in der Allgemeinbevölkerung mit Alter, BMI und einer positiven Familienanamnese für einen Diabetes mellitus [7,17]. Unklar ist, ob Frauen ein höheres Risiko besitzen [18]. Im Vergleich zur Allgemeinbevölkerung tritt ein Diabetes mellitus auch bereits bei jüngeren Patienten mit einer Akromegalie auf [7,15]. Bei einem Teil der Patienten wird die Diagnose eines Diabetes mellitus vor der Diagnose einer Akromegalie gestellt. In Screening-Untersuchungen konnte bei 0,13 % der Patienten mit einem Diabetes mellitus eine Akromegalie diagnostiziert werden [19]. Inwiefern das Ausmaß des GH- und IGF-1-Exzesses mit Störungen im Glukosestoffwechsel korrelieren, ist kontrovers. Einige Studien sehen einen Zusammenhang mit der Höhe der GH- und IGF-1 Spiegel bzw. der Erkrankungsdauer vor Diagnosestellung und dem Auftreten eines Diabetes mellitus [7]. Aufgrund der hohen Prävalenz von Störungen im Glukosestoffwechsel und der damit assoziierten erhöhten Morbidität und Mortalität sollte bei Patienten mit einer Akromegalie der Glukosemetabolismus regelmäßig evaluiert und entsprechend behandelt werden [16].

8.2.3 Ursachen der Akromegalie

In den allermeisten Fällen (> 95 %) ist die Ursache einer Akromegalie ein Wachstumshormon-sezernierendes Hypophysenadenom (siehe Abb. 8.3). Etwa 30 % der Adenome produzieren zusätzlich noch Prolaktin, davon sind etwa 85 % gemischte (bizelluläre) Adenome und 15 % mammosomatotrope Adenome, sehr selten sind azidophile Stammzelladenome. Bei etwa 40–50 % der Adenome findet sich als Ursache eine somatische aktivierende Mutation im *GNAS*-Gen [1–3,20].

In weniger als 5 % der Fälle kommt es durch eine vermehrte Sekretion von GH-releasing hormone (GHRH) durch einen hypothalamischen oder neuroendokrinen Tumor (z. B. Lunge oder Pankreas) zu einer Stimulation der Freisetzung von GH und

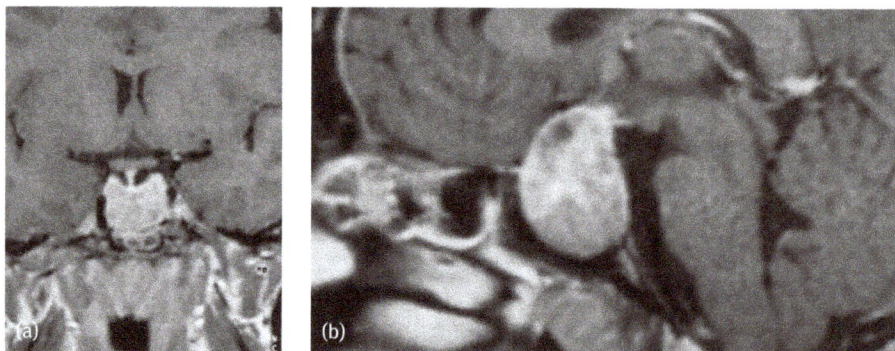

Abb. 8.3: GH-produzierendes Makroadenom der Hypophyse.

zu einer Hyperplasie der somatotropen Zellen der Hypophyse. Noch seltener ist eine ektope Produktion von GH Ursache einer Akromegalie [1–3,20].

Hereditäre Erkrankungen, die aufgrund von Keimbahnmutationen zu einer Akromegalie führen können sind die multiple endokrine Neoplasie (MEN) Typ 1 (*Menin*-Gen) und Typ 4 (*CDKN1B*-Gen), Mutationen im Aryl Hydrocarbon Receptor Interacting Protein (AIP)-Gen, der Carney-Komplex (*PRKAR1A*-Gen) und der X-linked Akrogigantismus (*Xq26.3 Mikroduplikation bzw.* Mutation im *GPR101*-Gen) [1–3,20].

8.2.4 Klinisches Bild der Akromegalie

Folgen des GH- und IGF-1 Exzesses sind charakteristische Änderungen der Physiognomie und Körperkonstitution sowie zahlreiche Folgeerkrankungen (siehe Abb. 8.4). Die klinische Symptomatik entwickelt sich in der Regel sehr langsam und über Jahre. Oft ist es sehr schwierig den Beginn der Erkrankung zu definieren. Vom Beginn der Symptomatik bis zur Diagnose vergehen im Mittel geschätzt 5–10 Jahre. Die raumfordernde Wirkung des Adenoms kann zu Kopfschmerzen, Sehstörungen, Hirnnervenausfällen oder Ausfällen von Hypophysenfunktionen führen. Die Erkrankung ist mit einer reduzierten Lebensqualität, einer erhöhten Morbidität und Mortalität assoziiert [1,2,20].

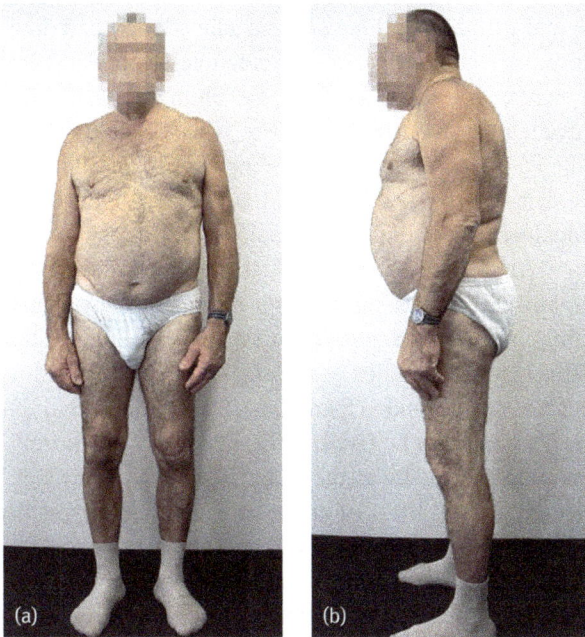

Abb. 8.4: Patient mit Akromegalie [20]. Mit freundlicher Genehmigung von Mediengruppe Oberfranken – Fachverlage GmbH & Co. KG, Kulmbach.

Klinische Symptome und ihre Prävalenz (%) bei Akromegalie [1,2,20,21].
– Vergröberung der Gesichtszüge (bis zu 100 %)
– Vergrößerung von Händen und Füßen (bis zu 100 %)
– Makroglossie, Kieferwachstum und Vergrößerung der Zahnabstände
– vermehrtes Schwitzen (50–90 %)
– Kopfschmerzen (40–90 %)
– Gelenk-, Knochen- und Rückenschmerzen bei hypertropher Arthropathie
– Parästhesien, z. B. Karpaltunnelsyndrom (30–50 %)
– Sehstörungen (5–50 %)
– Zyklusstörungen (30–80 %) bzw. Libido- und Potenzverlust (10–50 %)
– Kardiomyopathie, linksventrikuläre Hypertrophie, Arrhythmien (bis zu 90 %)
– Arterielle Hypertonie (20–50 %)
– Obstruktive Schlafapnoe (20–50 %)
– Glukoseintoleranz und Diabetes mellitus (bis ca. 50 %)
– (Knoten-)Struma (bis zu 90 %)
– Kolonpolypen (ca. 25 %)
– Osteoporotische Wirbelkörperfrakturen

8.2.5 Indikation zum Screening auf Akromegalie

Geschätzt dauert es zwischen 5 und 10 Jahre, bis eine Akromegalie erkannt und diagnostiziert wird. Oft wird die langsame Veränderung der Physiognomie vom Patienten selbst oder seinem Umfeld gar nicht oder erst spät bemerkt, beziehungsweise als normaler Alterungsprozesses fehlgedeutet. Auch ärztlicherseits wird die Erkrankung häufig übersehen, wenn sich die Patienten mit einzelnen Symptomen vorstellen. Oft wurden die Patienten sogar an den Folgen der Akromegalie operativ behandelt wie z. B. Operation eines Karpaltunnel-Syndroms und die Erkrankung blieb dennoch unerkannt [22].

Validierte Screening-Strategien zur Früherkennung einer Akromegalie existieren derzeit nicht. Bei typischen klinischen Zeichen einer Akromegalie, bei Kindern mit beschleunigtem Längenwachstum, im Rahmen der Abklärung eines Hypophysentumors und bei Patienten, die mehrere der folgenden Symptome/Erkrankungen haben: Schlafapnoe, Diabetes mellitus Typ 2, arterielle Hypertonie, Karpaltunnelsyndrom, Hyperhidrose, Kopf- und Gelenkschmerzen sollte an die Möglichkeit einer Akromegalie gedacht werden [3]. Die Bestimmung von IGF-1 ist der beste Screening-Parameter. Bei erhöhtem oder hohem IGF-1-Wert (Assay-spezifischer und alterskorrigierter Referenzbereich) sollte die weitere Diagnostik an einem entsprechend erfahrenen endokrinologischen Zentrum erfolgen. Eine frühzeitige Diagnose der Erkrankung minimiert die bleibenden Folgen, erhöht die Heilungschancen und führt zu einer Verbesserung von Lebensqualität und Lebenserwartung.

8.2.6 Diagnostik der Akromegalie

Bei klinischem Verdacht auf eine Akromegalie wird IGF-1 bestimmt. Ist das IGF-1 gemessen an dem Assay-spezifischen alterskorrigierten Referenzbereich erhöht oder grenzwertig hoch, dann wird zur Sicherung der Diagnose ein Glukosesuppressionstest (oraler Glukosetoleranztest mit 75 g Glukose) mit Bestimmung von GH und Blutzucker durchgeführt. Bei Akromegalie kommt es im Gegensatz zum Gesunden zu keiner ausreichenden Suppression von GH < 1 ng/ml (< 0,4 ng/ml bei ultrasensitivem GH-Assay) im Testverlauf [1–3,23]. Der Abfall von GH hängt allerdings auch von der GH-Bestimmungsmethode, dem BMI, dem Alter, dem Geschlecht, der Zyklusphase bei Frauen und der Einnahme von oralen Antikonzeptiva ab [24–26]. Die parallele Bestimmung der Blutglukose ermöglicht die Diagnose einer Glukosestoffwechselstörung. Es empfiehlt sich, die Diagnostik an einem mit dem Krankheitsbild der Akromegalie vertrauten endokrinologischen Zentrum durchzuführen.

Ist die Diagnose biochemisch gesichert, wird eine Kernspintomographie der Sellaregion (bei Kontraindikationen Dünnschicht-CT) durchgeführt. Insbesondere bei Nachweis eines Makroadenoms (≥ 1 cm) erfolgt eine ophthalmologische Untersuchung (Gesichtsfeld und Visus) und eine endokrine Überprüfung der Hypophysenfunktionen. Bei V. a. eine ektope GHRH/GH-Sekretion sind weitere bildgebende Untersuchungen erforderlich (z. B. Thorax- Abdomen-CT, Octreotid-Scan, DOTATE-PET/CT, FDG-PET/CT) [1].

Zur Evaluation von Komorbiditäten und ggf. Therapie sollten Bestimmungen des HbA1c, der Nüchternglukose, der Blutfette, Blutdruckkontrollen, eine Echokardiographie, ein Ultraschall der Schilddrüse und eine Koloskopie durchgeführt werden [1–3,16].

8.2.7 Therapie der Akromegalie

Zur Behandlung einer Akromegalie stehen verschiedene Therapieoptionen zur Verfügung eine Operation, eine medikamentöse Therapie sowie eine Strahlentherapie (siehe Abb. 8.5). Die Therapieziele bei Akromegalie sind eine Normalisierung von IGF-1 (Assay-spezifischer alterskorrigierter Referenzbereich) und eine Suppression von GH im Glukosesuppressionstest auf < 1 ng/ml (< 0,4 ng/ml bei ultrasensitivem GH-Assay) bzw. ein basales GH < 1 ng/ml unter Therapie bei gleichzeitiger Erhaltung der Hypophysenfunktionen und Beseitigung des Tumors bzw. Kontrolle des Tumorwachstums. Dadurch gelingt es, die Morbidität und insbesondere die erhöhte Mortalität weitestgehend zu normalisieren [1–3,23].

Die transsphenoidale Operation ist die Therapie der ersten Wahl und derzeit einziger kurativer Ansatz bei Akromegalie (siehe Abb. 8.5). Eine Operation ist bei allen intrasellären Mikroadenomen, bei nicht-invasiven Makroadenomen sowie bei tumorbedingter Kompression des Chiasma opticum bzw. benachbarter Hirnnerven indi-

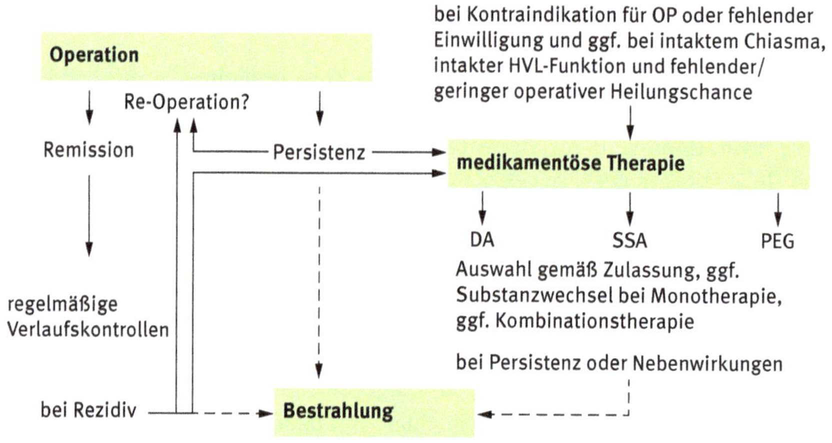

Abb. 8.5: Therapiealgorithmus bei Akromegalie. (Abkürzungen s. Text)

ziert. Auch bei primär nicht komplett resezierbaren Adenomen kann eine operative Tumorverkleinerung sinnvoll sein (Debulking). Die Operation sollte durch einen in der Hypophysenchirurgie ausgewiesenen Neurochirurgen erfolgen. Mit einer Remission bzw. Heilung ist bei Patienten mit einem Mikroadenom (< 10 mm) in 80–90 % der Fälle, bei Makroadenomen jedoch nur in ca. 30–50 % der Fälle zu rechnen [1–3,23]. Nach einer Operation, selbst wenn keine Remission erreicht werden konnte, kann mit einer Verbesserung des Glukosestoffwechsels gerechnet werden, insbesondere wenn die Betazellfunktion noch voll erhalten ist [27].

Eine medikamentöse Therapie ist die Behandlung der Wahl, wenn es operativ nicht gelingt, die Krankheit zu heilen bzw. die Krankheitsaktivität zu kontrollieren oder wenn eine Operation kontraindiziert ist (siehe Abb. 8.s5). Zur Therapie sind momentan zugelassen Somatostatinanaloga (SSA), der GH-Rezeptorantagonist Pegvisomant (PEG) und Dopaminagonisten (DA) [1–3,23].

Die SSA (Octreotid, Lanreotid und Pasireotid) hemmen die GH-Sekretion und die Proliferation der Adenomzellen über eine Aktivierung von Somatostatinrezeptoren. Sie werden in Form von monatlich zu applizierenden Depotpräparaten eingesetzt.

SSA der 1. Generation (Octreotid LAR und Lanreotid Autogel) aktivieren primär die Somatostatinrezeptor-Subtypen 2 und 5. Sie werden als Erstlinientherapie nach erfolgloser Operation bis zum Wirkeintritt einer Strahlentherapie oder primär bei inoperablen oder operationsunwilligen Patienten bzw. ggf. auch bei a priori nicht komplett resektablen Adenomen eingesetzt. Kontrolle des GH-Exzesses mit Normalisierung von IGF-1 bei 40–70 % und Größenabnahme des Tumors bei 60–75 % der Patienten innerhalb von 6–12 Monaten [1–3,23]. SSA der 1. Generation können über eine Aktivierung von Somatostatin-Rezeptoren die pankreatische Freisetzung von Insulin und Glukagon hemmen [28]. Die klinische Relevanz dieses Effektes bei der Therapie der Akromegalie wird kontrovers diskutiert. Die Verbesserung des GH-/IGF-1 Exzesses und damit der Insulinresistenz unter Therapie kompensiert wahrscheinlich bei den meisten Patienten die möglichen negativen Effekte auf die Insulinsekretion. Die zu diesem Thema vorliegenden Studien zeigen ein insgesamt uneinheitliches Bild [7]. Unter Therapie mit SSA der 1. Generation empfiehlt sich eine regelmäßige Kontrolle des Glukosestoffwechsels (z. B. Nüchternglukose und HbA1c) und ggf. Einleitung oder Anpassung einer bereits bestehenden Diabetestherapie.

Bei unzureichender Krankheitskontrolle unter SSA der 1. Generation kann ein Wechsel auf Pasireotid LAR bei etwa 20 % dieser Patienten eine Normalisierung von IGF-1 und GH erreicht werden [29]. Pasireotid ist ein Somatostatinrezeptor-Multiligand, der im Gegensatz zu den SSA der 1. Generation eine besonders hoher Affinität für die Somatostatinrezeptor-Subtypen 1, 3 und 5 aufweist. Unter Therapie mit Pasireotid kommt es bei bis zu 60–70 % der Patienten zu einer Verschlechterung des Glukosestoffwechsels, zur Neumanifestation eines Diabetes mellitus bzw. zur Verschlechterung eines präexistenten Diabetes mellitus [30]. Die Effekte sind unabhängig davon, ob unter Therapie mit Pasireotid eine Normalisierung von GH und IGF-1 erreicht werden konnte oder nicht. Ursache scheint eine im Vergleich zu den SSA der 1. Generation deutlich stärkere Hemmung der Insulinsekretion sowie eine geringere Hemmung der Glukagonsekretion zu sein. Die Hemmung der Insulinsekretion erfolgt direkt durch Aktivierung des Somatostatinrezeptor-Subtyps 5 auf den Betazellen sowie indirekt über eine Hemmung der nahrungsabhängigen Freisetzung von Inkretinen [31]. Bei Patienten mit einem schlecht eingestellten Diabetes mellitus wird Pasireotid nicht empfohlen [16,23]. Vor Beginn einer Therapie mit Pasireotid sollte der Glukosestoffwechsel überprüft und eine bereits bestehende Diabetestherapie optimiert werden. Mit Beginn und unter der Therapie sind regelmäßige Kontrollen von Blutzucker und HbA1c erforderlich. Die BZ-Kontrollen sollten zu Beginn einer Therapie bzw. nach einer Dosiserhöhung zunächst engmaschiger erfolgen. Bei Verschlechterung der BZ-Werte muss zeitnah eine Therapie eingeleitet oder die bestehende Therapie intensiviert werden. Aufgrund der Pathophysiologie der Glukosestoffwechselstörung unter Pasireotid wird eine abgestufte Therapie beginnend mit Metformin, dann DPP-IV-Inhibitoren, GLP-1 Analoga und Insulin empfohlen [16].

Pegvisomant (GH-Rezeptor-Antagonist, PEG) hemmt die periphere Wirkung von GH, indem es kompetitiv an den GH-Rezeptor bindet und dessen Aktivierung und damit die Bildung von IGF-1 verhindert [1,3,32]. Die Indikation zur Therapie mit PEG besteht bei Patienten, bei denen weder eine Operation und/oder Strahlentherapie noch eine adäquat dosierte SSA-Therapie zur Kontrolle des GH-Exzesses geführt hat oder die eine SSA-Therapie nicht vertragen. PEG wird einmal täglich in Dosen zwischen 10 und 30 mg s. c. appliziert. Durch PEG kann bei 76–90 % der Patienten eine signifikante Besserung der klinischen Symptome sowie eine Normalisierung des IGF-1 erreicht werden [1–3,23]. Wegen der fehlenden antiproliferativen Wirkung von PEG muss mit einem Tumorwachstum im Rahmen des natürlichen Verlaufs gerechnet werden. Die Kombination PEG plus SSA kann bei Patienten erwogen werden, die trotz Ausschöpfung aller anderen Therapieoptionen nicht kontrolliert sind bzw. bei denen der antiproliferative Effekt einer SSA-Therapie erwünscht ist [1–3,23]. In zahlreichen Untersuchungen konnte gezeigt werden, dass es unter PEG egal ob in Mono- oder in Kombinationstherapie zu einer Verbesserung der Insulinresistenz und der Glukosestoffwechselsituation kommt [16,33]. Eine Therapie mit PEG ist insbesondere für Patienten mit einem Diabetes mellitus, die unter SSA der 1. Generation nicht ausreichend kontrolliert werden können, eine bevorzugte Behandlungsoption.

Dopaminagonisten (Bromocriptin, Cabergolin) können in hohen Dosen bei etwa 10 % der Patienten zu einer Normalisierung von IGF-1 führen. In Frage kommen Patienten mit relativ milder Krankheitsaktivität und/oder hohen Prolaktinspiegeln sowie Patienten mit partieller Remission unter maximaler SSA-Dosierung im Rahmen einer Kombinationstherapie [1–3,23]. Daten zum Glukosestoffwechsel im Rahmen einer Therapie der Akromegalie liegen nicht vor.

Eine Strahlentherapie kommt bei Patienten mit invasiven Tumoren infrage, deren Wachstum und endokrine Aktivität trotz Operation und/oder medikamentöser Therapie nicht kontrolliert werden kann (siehe Abb. 8.5). Mit Besserung des GH-Exzesses nach Strahlentherapie kann mit einer Besserung des Glukosestoffwechsels bei Patienten mit einem Diabetes mellitus gerechnet werden [34].

8.2.8 Therapie des Diabetes mellitus bei Akromegalie

Für die Therapie und die Therapieziele eines Diabetes mellitus im Rahmen einer Akromegalie existieren mit Ausnahme eines Diabetes mellitus infolge einer Therapie mit Pasireotid keine spezifischen Behandlungsempfehlungen. Es gelten die allgemeinen Empfehlungen der Fachgesellschaften [16].

Literatur

[1]   Diederich S, Feldkamp J, Grußendorf M, Reincke M. Referenz Endokrinologie und Diabetologie. Stuttgart, Thieme Verlag 2020.

[2]   Melmed S. Medical progress: Acromegaly. N Engl J Med. 2006;355:2558–2573.

[3]   Katznelson L, Laws ER, Melmed S, et al. Acromegaly: an endocrine society clinical practice guideline. J Clin Endocrinol Metab. 2014;99:3933–3951.

[4]   Clemmons DR. Roles of insulin-like growth factor-I and growth hormone in mediating insulin resistance in acromegaly. Pituitary. 2002;5:181–183.

[5]   Moller N, Jorgensen JO. Effects of growth hormone on glucose, lipid, and protein metabolism in human subjects. Endocr Rev. 2009;30:152–177.

[6]   Frara S, Maffezzoni F, Mazziotti G, Giustina A. Current and emerging aspects of diabetes mellitus in acromegaly. Trends Endocrinol Metab. 2016;27:470–483.

[7]   Ferrau F, Albani A, Ciresi A, Giordano C, Cannavo S. Diabetes secondary to Acromegaly: physiopathology, clinical features and effects of treatment. Front Endocrinol (Lausanne). 2018;9:358.

[8]   Guler HP, Zapf L, Froesch ER. Short-term metabolic effects of recombinant human insulin-like growth factor I in healthy adults. N Eng J Med. 1987;317:137–140.

[9] Laager R, Ninnis R, Keller U. Comparison of the effects of recombinant human insulin-like growth factor-I and insulin on glucose and leucine kinetics in humans. J Clin Invest. 1992;89:1908–1913.

[10] Froesch ER, Zenobi PD, Hussain M. Metabolic and therapeutic effects of insulin-like growth factor I. Horm Res. 1994;42:66–71.

[11] Barbour LA, Mizanoor Rahman S, Gurevich I, et al. Increased P85alpha is a potent negative regulator of skeletal muscle insulin signaling and induces in vivo insulin resistance associated with growth hormone excess. J Biol Chem. 2005;280:37489–37494.

[12] Kasayama S, Otsuki M, Takagi M, et al. Impaired b-cell function in the presence of reduced insulin sensitivity determines glucose tolerance status in acromegalic patients. Clin Endocrinol. 2000;52:549–555.

[13] Freda PU, Shen W, Heymsfield SB, et al. Lower visceral and subcutaneus but higher intermuscular adipose tissue depots in patients with growth hormone and insulin-like growth factor 1 excess due to acromegaly. J Clin Endocrinol Metab. 2008;93:2334–43.

[14] Schöfl C, Franz H, Grussendorf M, et al. Long-term outcome in patients with acromegaly: analysis of 1344 patients from the German Acromegaly Register. Eur J Endocrinol. 2013;168:39–47.

[15] Schöfl C, Petroff D, Tönjes A, et al. Incidence of myocardial infarction and stroke in acromegaly patients: results from the German Acromegaly Registry. Pituitary. 2017;20:635–642.

[16] Giustina A, Barkan A, Beckers A, et al. A concensus on the diagnosis and treatment of acromegaly comorbidities: an update. J Clin Endocrinol Metab. 2020;105:e937-e946.

[17] Fieffe S, Morange I, Petrossians P, et al. Diabetes in acromegaly , prevalence, risk factors, and evolution: data from the French Acromegaly Registry. Eur J Endocrinol. 2011;164:877–884.

[18] Portocarrero-Ortiz LA, Vergara-Lopez A, Vidrio-Velazquez M, et al. The mexican acromegaly registry: clinical and biiochemical characteristics at diagnosis and therapeutic outcomes. J Clin Endocrinol Metab. 2016;101:3997–4004.

[19] Rosario PW. Frequency of acromegaly in adults with diabetes or glucose intolerance and estimated prevalence in the general population. Pituitary. 2011;14:217–221.

[20] Zoicas F, Schöfl C. Klinik der Akromegalie. Internist Prax. 2014;54:751–761.

[21] Clemmons DR, Chihara K, Freda PU, et al. Optimizing control of acromegaly: integrating a growth hormone receptor antagonist into the treatment algorithm. J Clin Endocrinol Metab. 2003;88:4759–4767.

[22] Zoicas F, Kleindienst A, Mayr B, et al. Screening for acromegaly with carpal tunnel syndrome: a prospective study (ACROCARP). Horm Metab Res. 2016;48:452–456.

[23] Melmed S, Bronstein MD, Chanson P, et al. A consensus statement on acromegaly therapeutic outcomes. Nat Rev Endocrinol. 2018;14:552–561.

[24] Arafat AM, Möhlig M, Weickert MO, et al. Growth hormone response during oral glucose tolerance test: the impact of assay method on the estimation of reference values in patients with acromegaly and in healthy controls, and the role of gender, age, and body mass index. J Clin Endocrinol Metab. 2008;93:1254–1262.

[25] Arafat AM, Müller L, Möhlig M, et al. Comparison of oral glucose tolerance test (OGTT) 100 g with OGTT 75 g for evaluation of acromegalic patients and the impact of gender on test reproducibility. Clinical Endocrinol. 2011;75:685–691.

[26] Schilbach K, Gar C, Lechner A, et al. Determinants of the growth hormone nadir during oral glucose tolerance test in adults. Eur J Endocrinol. 2019;181:55–67.

[27] Kinoshita Y, Fujii H, Takeshita A, et al. Impaired glucose metabolism in Japanese patients with acromegaly is restored after successful pituitary surgery if pancreatic beta-cell function is preserved. Eur J Endocrinol. 2011;164:467–473.

[28] Strowski MZ, Blake AD. Function and expression of somatostatin receptors oft he endocrine pancreas. Mol Cell Endocrinol. 2008;286:169–179.

[29] Gadelha MR, Bronstein MD, Brue T, et al. Pasireotide versus continued treatment with octreotide or lanreotide in patients with inadequately controlled acromegaly (PAOLA): a randomised, phase 3 trial. Lancet Diabetes Endocrinol. 2014;2:875–884.

[30] Colao A, Bronstein MD, Freda P, et al. Pasireotide versus octreotide in acromegaly: a head-to-head superiority study. J Clin Endocrinol Metab. 2014;99:791–799.

[31] Henry R, Ciaraldi TP, Armstrong D, et al. Hyperglycemia associated with pasireotide: results from a mechanistic study in healthy volunteers. J Clin Endocrinol Metab. 2013;98:3446–3453.

[32] Kopchick JJ, Parkinson C, Stevens EC, Trainer PJ. Growth hormone receptor antagonists: discovery, development, and the use in patients with acromegaly. Endoc Rev. 2002;23:623–646.

[33] Feola T, Cozzolino A, Simonelli I, et al. Pegvisomant im-proves glucose metabolism in acromegaly: a meta-analysis of prospective interventional studies. J Clin Endocrinol Metab. 2019;104:2892–2902.

[34] Barrande G, Pittino-Lungo M, Coste J, et al. Hormonal and metabolic effects od radiotherapy in acromegaly: long-term results in 128 patients followed in a single center. J Clin Endocrinol Metab. 2000; 85:3779–3785.

8.3 Phäochromozytom

Ulrich Dischinger, Martin Fassnacht

8.3.1 Fallbeispiel

In unserer endokrinologischen Ambulanz stellt sich eine 66-jährige, leicht adipöse Patientin vor. Sie berichtet, bereits seit ca. einem Jahr an anfallsartig auftretenden Blutdruckspitzen zu leiden. Diese gingen einher mit Kopfschmerzen, Tremor, Tachykardie sowie einer auch fremdanamnestisch berichteten fazialen Blässe. Zwischenzeitlich war der V. a. einen beginnenden Morbus Parkinson geäußert worden. Vor wenigen Monaten wurde nun außerdem die Erstdiagnose eines Diabetes mellitus Typ II mit einem initialen HbA1c von 11,8 % gestellt. Wenige Wochen hiernach war es zu einem ST-Hebungsinfarkt gekommen mit der Notwendigkeit einer mehrfachen Stentimplantation. Im Rahmen dieses Krankenhausaufenthaltes war bei leicht erhöhten Leberwerten eine Ultraschalluntersuchung des Abdomens erfolgt. Hierbei ergab sich der V. a. eine Leberraumforderung, zu deren Abklärung eine weiterführende Diagnostik mittels Computertomografie des Abdomens empfohlen wurde. Statt einer Leberraumforderung förderte diese Untersuchung jedoch den Befund bilateraler Nebennierenraumforderungen zutage. In der Folge erbrachte die weitere Diagnostik den Befund deutlich erhöhten Plasma-Metanephrins (819 ng/l) und -Normetanephrins (5160 ng/l). Zum Ausschluss von Malignität erfolgte als weiterführende Diagnostik ein 68Ga-DOTA-TOC-PET/CT, in welchem sich beidseits SSTR-positive Nebennierenraumforderungen darstellen ließen, aber keine weiteren suspekten Läsionen. Auf Grund der bildmorphologischen Ähnlichkeiten der detektierten Nebennierenraumforderungen wurde die Diagnose bilateraler Phäochromozytome gestellt und die Patientin nach medikamentöser Einstellung mit Phenoxybenzamin einer beidseitigen nebennierenerhaltenden Operation zugeführt. Postoperativ waren keine erhöhten Metanephrine/Normetanephrine mehr nachweisbar. Erfreulicherweise ließ sich eine intakte Nebennierenrindenfunktion bestätigen. Eine durchgeführte molekulargenetische Untersuchung erbrachte kein auffälliges Resultat. Fünf Monate nach Operation war ein HbA1c von 5,9 % zu erheben. Eine antidiabetische Medikation war nicht mehr erforderlich. Die Blutdrucksituation hatte sich deutlich gebessert, die zuvor umfangreiche antihypertensive Medikation konnte deutlich auf nur mehr eine Substanz reduziert werden.

8.3.2 Definition und Grundlagen

Mit einer Prävalenz von 0,2 bis 0,6 Prozent in Menschen mit arterieller Hypertonie (m:w ca. 1:1) und 0,05 % in der Allgemeinbevölkerung kann das Phäochromozytom (inklusive der noch selteneren Paragangliome) sicherlich als sehr seltene Ursache von Bluthochdruck und (noch seltener) Diabetes mellitus angesehen werden. Bei Erstdiagnose sind die Betroffenen im Mittel ca. 25–55 Jahre alt. Das klassische Phäochromozytom ist ein katecholaminproduzierender Tumor, der von chromaffinen Zellen des Nebennierenmarks ausgeht. Semantisch hiervon abzugrenzen sind extraadrenerge katecholaminproduzierende Tumore, die als Paragangliome bezeichnet werden. Histologisch können diese beiden Tumorarten nicht voneinander abgegrenzt werden. Paragangliome entstammen allerdings chromaffinen Zellen des sympathischen Grenzstrangs, bzw., im Falle einer Lokalisation im Kopf-Hals-Bereich, parasympathischen Ganglien. Insbesondere letztere Paragangliome präsentieren sich aus endokrinologischer Sicht in der Regel subklinisch ohne relevante Hormonsekretion. In 80–85 % der Fälle liegen klassische Phäochromozytome vor, in 15–20 % Paragangliome. Auch das insgesamt sehr seltene maligne Phäochromozytom unterscheidet sich histopathologisch nicht von den gutartigen Formen, definiert ist es lediglich durch das Vorliegen von Lymphknoten- oder Fernmetastasen (Knochen, Leber, Lunge). Als mögliche Surrogatparameter für Malignität haben sich in den letzten Jahren eine Tumorgröße > 5 cm, eine hohe Mitoserate, eine Gefäß-/Kapselinvasion, eine DNA-Aneuploidie/-Tetraploidie sowie ein Ki67-Index von > 6 % herauskristallisiert.

8.3.3 Ätiologie

In ca. 60 % der Fälle treten Phäochromozytome/Paragangliome sporadisch auf, in diesen ist die Ätiologie unbekannt. In über 30 % der Fälle kann jedoch eine Keimbahnmutation als Ursache identifiziert werden. Mittlerweile konnten zahlreiche Gene mit einer Suszeptibilität für Phäochromozytome identifiziert werden: NF1, RET, VHL, SDHD, SDHC, SDHB, EGLN1/PHD2, KIF1β, SDH5/SDHAF2, IDH1, TMEM127, SDHA, MAX, HIF2α. Aus diesem Grunde ist eine großzügige molekulargenetische Testung der betroffenen Patienten anzustreben, insbesondere, da der Nachweis der mit über 10 % häufigsten Mutation (SDHB) für den Betroffenen, wie auch seine Angehörigen, wesentliche Konsequenzen mit sich bringt. Die Mutation führt in mehr als 40 % der Fälle zu einer metastasierenden Erkrankung. Bereits klinisch kann der Nachweis bestimmter Co-Morbiditäten auf bestimmte Syndrome hinweisen: Neurofibromatose Typ 1 (NF1), Multiple endokrine Neoplasie Typ 2 (MEN2), von Hippel-Lindau Syndrom (VHL) und andere.

8.3.4 Symptomatik

Durch die meist bestehende Hypersekretion von Katecholaminen präsentiert sich die Erkrankung mit einem breiten Spektrum unterschiedlichster Symptome: Klassischerweise werden neben der arteriellen Hypertonie krisenhafte Kopfschmerzen, Palpitationen/Herzrasen und Hyperhidrosis mit Phäochromozytomen assoziiert. Allerdings ist festzuhalten, dass bei entsprechender Häufigkeit in der Allgemeinbevölkerung der positive prädiktive Wert solcher Symptomatik sicherlich nicht überbewertet werden sollte. Die Seltenheit der Erkrankung birgt andererseits jedoch gewiss das Risiko der teilweise sehr prolongierten Diagnosestellung. Das mit genannter Symptomatik gleichzeitige Bestehen einer diabetischen Stoffwechsellage kann und sollte ein entsprechendes Verdachtsmoment erhärten: Diabetes mellitus lässt sich in einem von drei Patienten mit Phäochromozytom diagnostizieren und ist hier häufig nicht, wie allgemein gültig, mit einem erhöhten Body-Mass-Index sondern, auf Grund der katecholamininduzierten Lipolyse, sogar mit einer Gewichtsabnahme assoziiert. Einen Überblick über mögliche Symptome eines Phäochromozytoms bietet Tab. 8.3.

Tab. 8.3: Überblick über mögliche Symptome bei Phäochromozytom.

Symptom/Befund	Häufigkeit
Kopfschmerzen	60–90 %
Palpitationen	50–70 %
Hyperhidrosis	55–75 %
Blässe	40–45 %
Gewichtsabnahme	20–40 %
Persistierender Bluthochdruck	50–60 %
Paroxysmaler Bluthochdruck	30 %
Panikattacken	20–40 %
Hyperglykämie	40 %

8.3.5 Labordiagnostik

Allgemein sinnvoll erscheint das Screening auf das Vorliegen eines Phäochromozytoms bei Patienten mit typischer Symptomatik, der Notwendigkeit einer Mehrfachmedikation einer arteriellen Hypertonie (≥ 3 Substanzgruppen) sowie bei Patienten mit Diagnose einer arteriellen Hypertonie bereits im jungen Lebensalter. Von besonderer Bedeutung ist die mögliche familiäre Häufung von Phäochromozytomen/Paragangliomen: In einem Drittel der Fälle wird die Erkrankung durch eine Keimbahnmutation (mit-)verursacht. Insbesondere bei entsprechender Familienanamnese ist Betroffenen also großzügig eine entsprechende molekulargenetische Diagnostik anzubieten. Ferner ist eine weitere Abklärung dann sinnvoll, wenn über das Auftreten typischer Symptome in enger zeitlicher Korrelation zur Einnahme verschiedener Medikamente berichtet wird. Besonders relevant als mögliche Auslöser phäochromozytomassoziierter Krisen sind, da häufig eingesetzt, die Gruppen der Dopaminrezeptorantagonisten (insbesondere Metoclopramid, Sulpirid, Chlorpromazin), der β-Rezeptorenblocker (Propranolol, Sotalol), der Opioide (Morphin, Pethidin, Tramadol) sowie der trizyklischen Antidepressiva (Amitriptylin). Ferner ist ein Phäochromozytom bei allen Patienten mit nachgewiesenem Nebenniereninzidentalom auszuschließen. Es ist hierbei anzumerken, dass solche Zufallsbefunde in den allermeisten Fällen ohne jegliche Hormonsekretion einhergehen. Differentialdiagnostisch stellt in jedem Falle das Conn-Adenom (primärer Hyperaldosteronismus) die deutlich häufigere endokrine Ursache einer arteriellen Hypertonie dar.

Wesentlichster Bestandteil der Phäochromozytomdiagnostik ist die Bestimmung der freien Metanephrine im Blutplasma, bzw. der fraktionierten Metanephrine im 24h-Sammelurin. Die Bestimmung der Metanephrine/Normetanephrine (Methylierungsprodukte der Katecholamine) hat sich in verschiedenen Analysen als sensitiver erwiesen als die Bestimmung von Katecholaminen oder der Vanillinmandelsäure. Die Aussagekraft der Labordiagnostik ist dann am höchsten, wenn die Blutentnahme nach 30minütiger Liegezeit des Patienten erfolgt. Eine Blutentnahme in sitzender Position geht mit einer ca. 2,8-fachen Erhöhung des gemessenen Wertes einher und kann so zu falsch positiven Befunden führen. In jedem Falle gilt: Sind Metanephrine/Normetanephrine > 4-fach des oberen Normwertes messbar, so kann die Diagnose eines Phäochromozytoms als gesichert angesehen werden. Stellen sich niedrigere erhöhte Werte ein, so sollte die Blutentnahme unter korrekten Bedingungen nach Absetzen einflussnehmender Medikation nochmals wiederholt werden. Hierzu zählen Medikamente, die auch als mögliche Auslöser von Krisen identifiziert werden konnten. Jedoch sind hier auch weitere Substanzgruppen zu beachten: Trizyklische Antidepressiva, Sotalol, MAO-Inhibitoren, Levodopa, Sympathomimetika, Cocain. Sollten sich nach Ausschluss aller Fehlerquellen weiterhin erhöhte Werte ohne typische Klinik einstellen, so sollte im nächsten Schritt ein Clonidin-Suppressionstest durchgeführt werden. Bei Clonidin handelt es sich um einen α-Rezeptorenblocker, der die Freisetzung von Noradrenalin in gesunden Probanden inhibiert, nicht jedoch in Phäochromozytompatienten mit autonomer Sekretion (bei isoliert erhöhten Metanephrinen ist der Test also nicht sinnvoll). Auch für diesen Test ist einflussnehmende Medikation zumindest 48 Stunden vor Testdurchführung zu pausieren. Ebenso wird der Test am liegenden Patienten nach 30-minütiger Liegezeit durchgeführt. Nach Blutentnahme (mit konsekutiver Bestimmung der Metanephrine/Normetanephrine) erhält der Patient Clonidin oral in einer Dosis entsprechend 300 µg/70 kg (zuvor: Blutdruck messen! Keine Gabe bei Werten < 110/60 mmHg). Eine erneute Blutentnahme erfolgt dann nach 3 h. Stellen sich hier weiterhin erhöhte Normetanephrinspiegel ein, bzw. ist ein Abfall von weniger als 40 % im Vergleich zum Ausgangswert zu verzeichnen, so ist der Test als positiv auf das Vorliegen eines Phäochromozytoms anzusehen. Während der gesamten Testdurchführung sind regelmäßige Blutdruckmessungen am durchgehend liegenden Patienten unabdingbar, symptomatische Blutdruckabfälle sind möglich. Ferner sollte, auch zu Zwecken der weiteren Verlaufskontrolle, der Spiegel von Chromogranin A zumindest einmalig erhoben werden. Auch bei dieser Bestimmung ist jedoch auf eine korrekte Präanalytik (falsch positive Befunde durch Protonenpumpeninhibitoren) zu achten.

Auf Grund der ausgeprägten Korrelation mit Diabetes mellitus ist bei allen Patienten eine Bestimmung des HbA1c sowie der Nüchternglukose sinnvoll.

8.3.6 Bildgebung

Nach Erhalt einer positiven und korrekt durchgeführten Labordiagnostik sind Computertomographie (CT) oder Magnetresonanztomographie (MRT) als gleichwertige Bildgebungsmöglichkeiten der ersten Wahl anzusehen. Eine mit Kontrastmittel durchgeführte CT weist bezüglich der Lokalisierung eines adrenalen Phäochromozytoms eine Sensitivität zwischen 88 und 100 % auf. In der Regel lassen sich hierbei Hounsfield Units in der Nativaufnahme von über 10 messen. Die primäre Durchführung einer MRT ist in erster Linie bei sehr jungen Patienten, bei Paragangliomen der Kopf-Hals-Region, bzw. bei Kontraindikationen gegen eine Computertomographie sinnvoll. Nicht selten steht in der Diagnostik eines Paraglioms das MRT ungewollt an erster Stelle: Aus anderer Indikation durchgeführt, stellt sich eine entsprechende Raumforderung der Kopf-Hals-Region hierin zufällig dar. Ein entsprechender Verdacht hat sich bei häufig laborchemisch (und damit klinisch) stummen Paragangliomen im Vorfeld nicht ergeben. Zunehmend verfügbare nuklearmedizinische Bildgebungsverfahren können die Spezifität der Bildgebung weiter erhöhen. Eine Positronenemissionstomographie/CT (PET/CT) Untersuchung mit radioaktiv markierten Somatostatinanaloga (68Ga-DOTA-Tyr3-Octreotate, 68Ga-DOTA-TOC) empfiehlt sich bei multifokaler bzw. metastasierter Erkrankung oder bekannter SDHx-Mutation, da sich hieraus ggf. auch therapeutische Optionen ergeben. Ist eine Somatostatin-basierte Bildgebung nicht verfügbar, kann eine 18F-Fluorodeoxyglucose (18F-FDG) PET/CT-Untersuchung eingesetzt werden.

8.3.7 Therapie

Die einzig kausale Therapie des Phäochromozytoms ist die chirurgische Entfernung des hormonaktiven Tumors. Eine laparoskopische Vorgehensweise ist in den aller-meisten Fällen Therapie der Wahl. Bei Paragangliomen entscheidet die Lokalisation über das Op-Verfahren. Insbesondere bei Vorliegen einer Keimbahnmutation (höhere Rezidivrate) bzw. bereits erfolgter gegenseitiger Adrenalektomie ist an die Möglich-keit einer nebennierenerhaltenden chirurgischen Vorgehensweise an Zentren mit entsprechender chirurgischer Erfahrung zu denken.

Wesentlich für das peri- und postoperative Outcome ist die Vorbereitung der Pa-tienten. Das Risiko einer intraoperativen Freisetzung hämodynamisch relevanter Mengen an Katecholaminen ist extrem hoch und oft nahezu unvermeidbar. Dement-sprechendes Ziel ist es, die Kreislaufeffekte einer solchen akuten iatrogenen Hyper-sekretion möglichst gering zu halten. Die präoperative, einschleichende (Dosissteige-rung alle 1–3 Tage) Gabe eines α-Rezeptorantagonisten (z. B. Phenoxybenzamin, ini-tial 3×5–10 mg/d, p. o.) über 7–14 Tage ist präoperativ nach wie vor als Goldstan-dard anzusehen. Ziel ist hierbei ein Blutdruck von < 130/80 mmHg in sitzender und > 90 mmHg systolisch in aufrechter Position. Orthostatischer Schwindel und das Gefühl einer „verstopften Nase" sind im Verlauf häufig als Wirkungen/Nebenwir-kungen zu beobachten. Vor dem Auftreten dieser Symptome kann davon ausgegan-gen werden, dass die Dosis noch nicht ausreichend hoch ist. Bei Nichterreichen des Therapieziels unter Therapie mit Phenoxybenzamin sollte zunächst auf Calcium-kanalblocker zurückgegriffen werden. Eine Therapie mit β-Rezeptorblockern (β selek-tiv) ist zur Kontrolle einer durch α-Rezeptorantagonisten induzierten Tachykardie oft notwendig. Sie darf allerdings nicht als Primärtherapie eingesetzt werden, da Beta-blocker hypertensive Krisen auslösen können (s. o.). Supportiv ist präoperativ außer-dem auf eine salzreiche Ernährung und eine ausreichend hohe Volumenzufuhr zu achten, um den postoperativen Blutdruckabfall abzuschwächen. Bezüglich der The-rapie maligner Phäochromozytome sei auf die Empfehlungen der entsprechenden Fachgesellschaften verwiesen. Aufgrund der langen Halbwertszeit ist die Gabe von Phenoxybenzamin in der Regel am Vorabend der Operation zu beenden.

Postoperativ ist eine engmaschige Monitorisierung der Patienten unabdingbar. Trotz selbstverständlichen Absetzens der präoperativ begonnenen Medikation mit Operation sind teils deutliche, symptomatische Blutdruckabfälle häufig zu beobach-ten, ebenso Hypoglykämien. Ein präoperativ existenter Diabetes mellitus bessert sich mit Operation häufig rasch und erfordert die Anpassung einer antidiabetischen Medi-kation. Bei nur einseitiger (Teil-) Adrenalektomie ist nicht von einer iatrogenen pri-mären Nebennierenrindeninsuffizienz auszugehen, eine Substitution mit Glukokorti-koiden somit nicht erforderlich.

8.3.8 Nachsorge

Sind präoperativ erhöhte Metanephrine erhoben worden, so empfiehlt sich eine Kontrolle 2–6 Wochen nach Operation. Im Falle erhöhter Spiegel (korrekte Abnahmebedingungen vorausgesetzt) muss von einer Persistenz der Erkrankung ausgegangen werden. Bei präoperativ erhöhtem Chromogranin A kann dieses ergänzend bzw. bei nicht erhöhten Metanephrinen/Normetanephrinen alternativ als Verlaufsparameter herangezogen werden. Im Falle postoperativ erhöhter bzw. präoperativ nicht erhöhter Metanephrine wird die Durchführung einer Bildgebung 3 Monate nach Operation empfohlen. In ersterem Fall ist von einer inkompletten Resektion dies Tumors auszugehen, im zweiten Fall ist eine laborchemische Verlaufskontrolle nicht mit adäquater Sicherheit möglich. Grundsätzlich wird allen Patienten eine jährliche Verlaufskontrolle über 10 Jahre nach Operation empfohlen. Im Fall bestimmter Risikokonstellationen (bei Diagnosestellung junger Patient, großer Primärtumor, Paragangliom) ist eine lebenslange Nachsorge allerdings anzustreben, bei Mutationsnachweis in der molekulargenetischen Diagnostik ist sie obligat. Auch ohne Vorliegen der o. g. Risikofaktoren liegt die Wahrscheinlichkeit eines erneuten Tumors/Rezidivs bei 10 % in 5 Jahren. Insgesamt empfiehlt sich eine großzügige Verlängerung des Nachsorgeintervalls über 10 Jahre nach Operation hinaus. In einer Mehrzahl der Fälle führt die erfolgreiche Operation eines Phäochromozytoms zur Remission eines Diabetes mellitus. Entsprechend sollte dies überprüft und die antidiabetische Therapie reduziert/abgesetzt werden.

Weiterführende Literatur

Baguet JP, Hammer L, Mazzuco TL, et al. Circumstances of discovery of phaeochromocytoma: a retrospective study of 41 consecutive patients. Eur J Endocrinol. 2004;150(5):681–6. Epub 2004/05/11. doi: 10.1530/eje.0.1500681. PubMed PMID: 15132724.

Beninato T, Kluijfhout WP, Drake FT, et al. Resection of Pheochromocytoma Improves Diabetes Mellitus in the Majority of Patients. Ann Surg Oncol. 2017;24(5):1208–13. Epub 2016/11/30. doi: 10.1245/s10434-016-5701-6. PubMed PMID: 27896511.

Fassnacht M, Assie G, Baudin E, et al. Adrenocortical carcinomas and malignant phaeochromocytomas: ESMO-EURACAN Clinical Practice Guidelines for diagnosis, treatment and follow-up. Ann Oncol. 2020. Epub 2020/08/31. doi: 10.1016/j.annonc.2020.08.2099. PubMed PMID: 32861807.

La Batide-Alanore A, Chatellier G, Plouin PF. Diabetes as a marker of pheochromocytoma in hypertensive patients. J Hypertens. 2003;21(9):1703–7. Epub 2003/08/19. doi: 10.1097/00004872-200309000-00020. PubMed PMID: 12923403.

Lenders JW, Duh QY, Eisenhofer G, et al. Pheochromocytoma and paraganglioma: an endocrine society clinical practice guideline. J Clin Endocrinol Metab. 2014;99(6):1915–42. Epub 2014/06/04. doi: 10.1210/jc.2014-1498. PubMed PMID: 24893135.

Lenders JWM, Kerstens MN, Amar L, et al. Genetics, diagnosis, management and future directions of research of phaeochromocytoma and paraganglioma: a position statement and consensus of the Working Group on Endocrine Hypertension of the European Society of Hypertension. J Hypertens. 2020;38(8):1443–56. Epub 2020/05/16. doi: 10.1097/HJH.0000000000002438. PubMed PMID: 32412940; PubMed Central PMCID: PMCPMC7486815.

Neumann HPH, Young WF Jr., Eng C. Pheochromocytoma and Paraganglioma. N Engl J Med. 2019;381 (6):552–65. Epub 2019/08/08. doi: 10.1056/NEJMra1806651. PubMed PMID: 31390501.

Plouin PF, Amar L, Dekkers OM, et al. European Society of Endocrinology Clinical Practice Guideline for long-term follow-up of patients operated on for a phaeochromocytoma or a paraganglioma. Eur J Endocrinol. 2016;174(5):G1-G10. Epub 2016/04/07. doi: 10.1530/EJE-16-0033. PubMed PMID: 27048283.

8.4 Diabetes und Schilddrüse

Joachim Feldkamp

8.4.1 Polyglanduläre Autoimmunsyndrome

Der Diabetes mellitus Typ 1 kann in mehreren Kombinationen mit anderen Autoimmunerkrankungen auftreten. Polyglanduläre Autoimmunsyndrome sind gekennzeichnet durch das Vorhandensein von mindestens zwei Autoimmunerkrankungen bei einem Patienten. Erstmals wurde dies als biglanduläre Erkrankung in der Kombination von Autoimmunthyreoiditis und Autoimmunadrenalitis von M. Schmidt im Jahre 1926 beschrieben und wird deshalb häufig als Schmidt-Syndrom bezeichnet. Heute unterscheidet man verschiedene Polyglanduläre Autoimmunsyndrome. Der Typ 1 ist eine monogenetische Erkrankung, während der Typ 2 polygenetisch bedingt ist [1].

8.4.1.1 Polyglanduläres Autoimmunsyndrom Typ 1

In der juvenilen Form liegt dem polyglandulären Autoimmunsyndrom Typ 1 eine Mutation im AIRE (Autoimmune Regulator Gene) zugrunde. Das Gen ist auf Chromosom 21 lokalisiert und die Erkrankung wird autosomal rezessiv vererbt. Das polyglanduläre Autoimmunsyndrom Typ 1 ist gekennzeichnet durch eine mukokutane Candidiasis der Kinder und tritt oft in Kombination mit einer primären Nebennierenrindeninsuffizienz (Morbus Addison) oder einer Funktionsstörung der Nebenschilddrüsen (primärer Hypoparathyreoidismus) auf. Weitere Autoimmunerkrankungen können assoziiert sein wie der Diabetes mellitus Typ 1, die atrophische Autoimmungastritis, die Autoimmunhepatitis, die Vitiligo und andere. Weniger als eins von 100.000 Kindern ist von dieser Erkrankung betroffen [2]. In einem Kollektiv von 52 Patienten mit dieser sehr seltenen Erkrankung trat ein Diabetes mellitus Typ 1 bei lediglich acht Prozent der Erkrankten auf und ist damit eher eine seltene Manifestation beim Polyglandulären Autoimmunsyndrom Typ 1. Zudem trat die Diabeteserkrankung mit einem medianen Alter von 33 Jahren erst relativ spät im Leben auf [3]. Durch die zusätzlich bestehenden anderen Autoimmunerkrankungen ist die Diabeteseinstellung bei den Patienten deutlich erschwert und die Erkrankung geht mit einer verkürzten Lebenswartung einher, bedingt auch durch ein häufigeres Auftreten von Krebserkrankungen.

Assoziierte Erkrankungen bei Polyglandulärem Autoimmunsyndrom Typ 1:
- Mukokutane Candidiasis
- Morbus Addison
- Primärer Hypoparathyreoidismus
- Diabetes mellitus Typ 1
- Autoimmunthyreoiditis
- Vitiligo
- Atrophische Autoimmungastritis Typ A (mit perniziöser Anämie)
- Autoimmune Hepatitis
- Autoimmune Bronchiolitis

8.4.1.2 Polyglanduläres Autoimmunsyndrom Typ 2

Die häufigste Form des polyglandulären Autoimmunsyndroms ist der Typ 2 mit einer Auftretenshäufigkeit von etwa 1:1000. Diese Erkrankung tritt meist erst im Adoleszenten- und Erwachsenenalter auf und ist meist nicht so schwer verlaufend wie beim Typ 1. Bei der Entstehung dieser Form sind verschiedene Gene beteiligt wie HLA-DR3 und HLA-DR4 sowie non-HLA-Gene (MICA, PTPN22, CTLA-4, VNTR) [2]. Die Schilddrüse kann sowohl mit einer autoimmun bedingten Hypothyreose (Hashimoto-Thyreoiditis) wie auch einer autoimmun vermittelten Hyperthyreose (Morbus Basedow) beteiligt sein. Autoimmune Schilddrüsenerkrankungen kommen beim polyglandulären Autoimmunsyndrom Typ 2 wesentlich häufiger vor (etwa 70 %) als beim Typ 1. Auch der Diabetes mellitus Typ 1 ist mit dieser Erkrankung wesentlich häufiger assoziiert. Relativ häufig treten bei den Patienten noch eine Vitiligo und eine perniziöse Anämie als Folge eines Vitamin B12-Mangels durch eine atrophische Gastritis Typ A auf. Größere Einstellungsprobleme der Diabetes-Erkrankung sind besonders beim Morbus Basedow durch die Hyperthyreose und die notwendige wechselnde Anpassung der thyreostatischen Therapie zu erwarten.

Assoziierte Erkrankungen bei Polyglandulärem Autoimmunsyndrom Typ 2:
- Autoimmunthyreoiditis
- Morbus Basedow
- Morbus Addison
- Vitiligo
- Zöliakie
- Diabetes mellitus Typ 1
- Typ A Gastritis (Perniziöse Anämie)
- Alopezie
- Hypogonadismus

8.4.1.3 IPEX-Syndrom

Eine Schilddrüsendysfunktion als Folge einer Autoimmunerkrankung der Schilddrüse kann auch beim extrem seltenen IPEX-Syndrom (X-linked immunodysregulation, polyendocrinopathy and enteropathy) auftreten. Ursächlich sind Mutationen im FOXP 3 Gen. Die betroffenen Kinder leiden an einem angeborenen Diabetes Typ 1 und einer autoimmunbedingten Enteropathie. Autoimmune Schilddrüsenerkrankungen treten erst später hinzu. Die Prognose dieser schwer verlaufenden Erkrankung ist ohne den frühen Einsatz von Immunsuppressiva schlecht. Eine allogene Knochenmarktransplantation kann eine Heilung erzielen.

Weiterführende Ausführungen zu den Polyglandulären Autoimmunsyndromen sieh Kap. 11.1.

8.4.2 Schilddrüsenerkrankungen bei Kindern mit MODY-Diabetes

Die Assoziation von Diabetes mellitus Typ 1 mit Schilddrüsenerkrankungen ist bei den polyglandulären Autoimmunerkrankungen gut bekannt. Ob ein häufigeres Auftreten auch bei anderen genetisch bedingten Diabetesformen vorhanden ist, ist weniger gut untersucht. In einer italienischen Studie konnten 23 Kinder und Adoleszente mit MODY2-Diabetes identifiziert werden [4]. Dieses Patientenkollektiv wurde mit 133 Patienten mit Diabetes Typ 1 verglichen. Bei 17,4 % der Patienten mit MODY2-Diabetes konnte im Kindes- und Jugendalter bereits eine Autoimmunerkrankung der Schilddrüse zusätzlich diagnostiziert werden, während dies nur in 10,5 % der Fälle mit Diabetes Typ 1 gesehen wurde. Die Autoimmunerkrankung der Schilddrüse trat in beiden Gruppen in vergleichbarem Alter zwischen dem 12. und 13. Lebensjahr auf. In der MODY2-Gruppe waren nur Mädchen von Autoimmunerkrankungen der Schilddrüse betroffen. Da bei MODY2-Diabetes eine Mutation im Glukosetransporter-Gen ursächlich ist, ist die erhöhte Frequenz von Autoimmunerkrankungen der Schilddrüse unklar. Eine familiäre genetische Belastung mit autoimmunen Schilddrüsenerkrankungen wurde für die MODY2-Patienten anamnestisch ausgeschlossen.

8.4.3 Morbus Basedow und Diabetes mellitus

Die Assoziation eines gehäuften Auftretens des Morbus Basedow mit dem Diabetes mellitus Typ 1 ist Teil der polyglandulären Autoimmunsyndrome (siehe oben). Der Morbus Basedow manifestiert sich in der überwiegenden Mehrzahl der Fälle mit einer autoimmun bedingten Hyperthyreose. Die pathognomonischen TSH-Rezeptor-Antikörper stimulieren die TSH-Rezeptoren und führen zu einer inadäquat hohen Produktion von Schilddrüsenhormonen unabhängig vom Bedarf. Bei Patienten mit Diabetes mellitus Typ 1 geht die Manifestation des Diabetes in der Regel dem Auftreten des Morbus Basedow voraus. Auf der anderen Seite kann sich ein Diabetes mellitus Typ 1 auch entwickeln, nachdem der Morbus Basedow aufgetreten ist. In einer schwedischen Untersuchung mit fast 300 Patienten mit frisch diagnostiziertem Morbus Basedow konnten bei 13,7 % der Patienten Antikörper gegen Inselzellen und bei

8,7 % Antikörper gegen die Glutamat Decarboxylase (GAD) sowie bei 7,6 % Antikörper gegen drei Formen des Zinktransporters 8 (ZnT8A) festgestellt werden [5].

Da Schilddrüsenhormone eine anti-insulinäre Wirkung aufweisen, verschlechtert sich die Blutzuckereinstellung oft in der Phase der Hyperthyreose. Mit dem Erreichen einer euthyreoten Stoffwechsellage gelingt es dann meist, auch den Glukosestoffwechsel wieder gut einzustellen. Bei Patienten mit häufigem Wechsel von hyperthyreoten und eventuell therapiebedingt hypothyreoten Phasen, bei denen eine thyreostatische Therapie schwierig ist, kann es bei gleichzeitig vorliegendem Diabetes mellitus in Einzelfällen sinnvoll sein, frühzeitig eine definitiv ablative Therapie der Schilddrüsenerkrankung zu erwägen (Radiojodtherapie, Operation). Dies betrifft auch Patienten mit einem Shift von stimulierenden zu blockierenden TSH-Rezeptorantikörpern (und umgekehrt). Auch hier können sich Phasen von Hyper- und Hypothyreose abwechseln.

8.4.4 Endokrine Orbitopathie und Diabetes mellitus

Eine Augenbeteiligung findet sich beim Morbus Basedow relativ häufig. Mehr als die Hälfte der Patienten mit M. Basedow leiden zumindest an milden Störungen der Endokrinen Orbitopathie. Dazu zählen Blendempfindlichkeit, vermehrtes Augentränen, verschwommenes Sehen, verminderte Frequenz des Wimpernschlages (Stellwag-Zeichen), und weitere Symptome des zu trockenen Auges wie Brennen und Jucken der Augen. Bei schwereren Verlaufsformen entstehen periorbitale Schwellungen durch die lymphozytäre Infiltration des Fett- und Bindegewebes sowie der Augenmuskeln. Die Schwellung wird durch eine autoimmun getriggerte Infiltration von Lymphozyten hervorgerufen. Die TSH-Rezeptor-Antikörper, die auch die Hyperthyreose durch eine Stimulation der TSH-Rezeptoren verursachen, haben auch eine wesentliche pathogenetische Bedeutung bei der Entstehung der Endokrinen Orbitopathie. In den beteiligten Augenstrukturen konnten TSH-Rezeptoren nachgewiesen werden und die Höhe der TSH-Rezeptorantikörper korreliert mit dem Schweregrad der endokrinen Orbitopathie. Je nach Ausprägung der Krankheitsaktivität kann es zu einem Hervortreten der Augäpfel (Exophthalmus) kommen. Klinisch erkennbar wird dies durch den sichtbaren Rand der Sklera bei Retraktion des Augenlides mit erweiterter Lidspalte (Dalrymple-Zeichen). Das entzündliche Ödem der Kornea trägt zum Verschwommensehen bei. Eine Beteiligung der Augenmuskeln kann eine Diplopie unterschiedlichen Ausmaßes bewirken.

In einer niederländischen Untersuchung mit fast 500 Patienten mit Endokriner Orbitopathie hatten 3,1 % der Patienten einen Diabetes mellitus. Das entspricht etwa dem Anteil in der Normalbevölkerung mit 2,5 % in den Niederlanden. Auffällig war, dass eine Beteiligung des Nervus opticus (33,3 %) bei Patienten mit Diabetes mellitus und Endokriner Orbitopathie deutlich häufiger war als im übrigen Kollektiv (3,9 %) der Patienten mit Endokriner Orbitopathie. Der Krankheitsverlauf der Patienten mit beiden Erkrankungen war deutlich schwerer und protrahierter als bei Patienten, die nur eine Endokrine Orbitopathie hatten [6]. In einer großen italienischen Serie war die Endokrine Orbitopathie deutlich mehr mit dem Diabetes Typ 2 vergesellschaftet als mit dem Diabetes Typ 1. Patienten mit Diabetes Typ 2 hatten ebenfalls deutlich schwerere Krankheitsverläufe [7].

Eine der Standardtherapieoptionen bei der mittelschweren und schweren endokrinen Orbitopathie ist eine Hochdosistherapie mit Glukokortikoiden. Dies führt fast immer zu einer Verschlechterung der Blutzuckerstoffwechsellage. Bei Patienten, die ohnehin ein erhöhtes Risiko für die Entwicklung eines Diabetes mellitus Typ 2 haben (familiäre Belastung, Adipositas) kann bei sich auch bei zuvor noch kompensierter Stoffwechselsituation ein Diabetes mellitus entwickeln. Dies muss bei der Therapieeinleitung berücksichtigt und mit den Patienten besprochen werden.

8.4.5 Gestationsdiabetes und Schilddrüse

Der Gestationsdiabetes wird definiert als eine Glukosetoleranzstörung, die erstmals in der Schwangerschaft auftritt und mit einem oralen Glukosetoleranztest mit 75 Gramm Glukose gesichert wird. Ein einzelner erhöhter Glukosewert sichert bereits die Diagnose, sofern die Messung aus venösem Plasma und unter qualitätsgesicherten Bedingungen erfolgt. In entwickelten Gesellschaften leiden etwa 2–12 % der Frauen an einem Gestationsdiabetes [8]. In einigen Ländern Asiens steigt das Risiko zum Teil bis auf 20 %. Frauen mit einem Gestationsdiabetes haben ein deutlich erhöhtes Risiko, später im Leben einen Diabetes mellitus zu entwickeln. Diskutiert wurde längere Zeit, ob Autoimmunphänomene der Schilddrüse die Entwicklung eines Gestationsdiabetes begünstigen. Epidemiologische Studien mit unterschiedlichen Studiendesigns haben kontroverse Resultate gezeigt. In einer Metaanalyse aller Studien, die auch Fall-Kontroll-Studien und Kohorten-Studien einschloss, konnte eine schwache, aber signifikante Korrelation zwischen dem Nachweis positiver Antikörper gegen schilddrüsenspezifische Antigene und dem Auftreten eines Gestationsdiabetes gezeigt werden. Bei Frauen mit einer leichten Funktionsstörung der Schilddrüse im Sinne einer latenten (subklinischen) Hypothyreose war das Risiko für die Entwicklung eines Gestationsdiabetes höher mit eine Odds Ratio von 1,39 [9].

In einer großen Studie im Süden der USA mit fast 25.000 Frauen wurde gezeigt, dass ansteigende TSH-Werte die Wahrscheinlichkeit eines Gestationsdiabetes erhöhen (P = 0,002). So stieg der Anteil normgewichtiger hispanischer Frauen mit Gestationsdiabetes von 1,5 auf 4,9 %, wenn die TSH-Werte bis 10 mU/L anstiegen [10].

8.4.6 Struma nodosa und Diabetes

Die Struma nodosa ist in Regionen mit Jodmangel ein häufiger Befund. In Deutschland werden knotige Veränderungen der Schilddrüse bei etwa 25 % der erwachsenen Bevölkerung beobachtet. Die Prävalenz steigt mit zunehmendem Lebensalter an. Frauen sind gering häufiger betroffen als Männer. Autokrin und parakrin sezernierte Wachstumsfaktoren spielen bei der Genese von Schilddrüsenknoten eine Rolle. Hierzu gehören Insulin-Like-Growth-factor 1, Transforming Growth Factor-β, Fibroblast Growth Factor und der Epidermale Wachstumsfaktor. Die Entwicklung einer Struma mit und ohne Knoten wird neben hereditären Faktoren und Jodmangel auch mit einer Insulinresistenz in Verbindung gebracht [11]. Es wird postuliert, dass in der Insulinresistenz mit steigenden Insulinwerten die Produktion von Bindungsglobulinen für den Insulin-Like-Growth-factor 1 abnimmt und daher mehr freier Insulin-Like-Growth-factor 1 wirken kann mit Wachstumsstimulation auf Schilddrüsenknoten [12].

In einigen Studien konnte eine Abnahme der Größe von Schilddrüsenknoten unter Einnahme von Metformin registriert werden, auf die Größe der Schilddrüse selbst hat Metformin keinen Einfluss [13]. In einer kleinen Studie konnte unter der Gabe von Metformin bei Menschen ohne Insulinresistenz eine Abnahme des TSH-Wertes beobachtet werden.

Literatur

[1]   Husebye ES, Anderson MS, Kämpe O. Autoimmune Polyendocrine Syndromes. New Engl J Med. 2018;378:1132–1141.
[2]   Komminoth P. Polyglandular autoimmune syndromes : An overview. Der Pathologe. 2016;37:253–257.
[3]   Bruserud Ø, Oftedal BE, Landegren N, et al. Longitudinal Follow-up of Autoimmune Polyendocrine Syndrome Type 1. J Clin Endocrinol Metab. 2016;101:2975–2983.
[4]   Calcaterra V, Regalbuto C, Dobbiani G, et al. Autoimmune Thyroid Diseases in Children and Adolescents with Maturity Onset Diabetes of the Young Type 2. Horm Res Paediatr. 2019;92:52–55.
[5]   Jonsdottir B, Jönsson I, Lantz M. Prevalence of diabetes and presence of autoantibodies against zinc transporter 8 and glutamic decarboxylase at diagnosis and at follow up of Graves' disease. Endocrine. 2019;64:48–54.
[6]   Kalmann R, Mourits MP. Diabetes mellitus: a risk factor in patients with Graves' orbitopathy. Br J Ophthalmol. 1999;83:463–465.
[7]   Le Moli R, Muscia V, Tumminia A, et al. Type 2 diabetic patients with Graves' disease have more frequent and severe Graves' orbitopathy. Nutritr Metab Cardiovasc Dis. 2015;25:452–457.
[8]   Schneider S, Bock C, Wetzel M, Maul H, Loerbroks A. The prevalence of gestational diabetes in advanced economies. J Perinat Med. 2012;40:511–520.
[9]   Toulis KA, Stagnaro-Green A, Negro R. Maternal subclinical hypothyroidsm and gestational diabetes mellitus: a meta-analysis. Endocr Pract. 2014;20:703–714.
[10] Tudela CM, Casey BM, McIntire DD, Cunningham FG. Relationship of subclinical thyroid disease to the incidence of gestational diabetes. Obstet Gynecol. 2012;119:983–988.
[11] Yildirim Simsir I, Cetinkalp S, Kabalak T. Review of Factors Contributing to Nodular Goiter and Thyroid Carcinoma. Med Princ Pract. 2020;29:1–5.

[12] Gursoy A. Rising thyroid cancer incidence in the world might be related to insulin resistance. Med Hypotheses. 2010;74:35–36.

[13] He X, Wu D, Hu C, et al. Role of Metformin in the Treatment of Patients with Thyroid Nodules and Insulin Resistance: A Systematic Review and Meta-Analysis. Thyroid. 2019;29:359–367.

9 Medikamentös bedingter Diabetes

9.1 Steroide

Burkhard Manfras

9.1.1 Definition

Der Steroid-induzierte Diabetes mellitus wird definiert als Hyperglykämie mit Erfüllen eines oder mehrerer für einen Diabetes diagnostischen Kriterien infolge einer Glukokortikoid-Therapie bei Patienten mit oder ohne vorbekannter Glukosestoffwechselstörung.

Eine Hyperglykämie ist eine der klinisch am bedeutungsvollsten Nebenwirkungen des therapeutischen Einsatzes von Steroiden in supraphysiologischen Dosen für eine antiinflammatorische oder immunsuppressive Wirkung.

ICD-Kodierung: E13.-

9.1.2 Epidemiologie und Risikofaktoren

Die Angaben über Inzidenz eines steroidinduzierten Diabetes mit oder ohne zuvor nachgewiesene Hyperglykämie variieren zwischen 34 und 56 % [1,2].

Als hauptsächliche Risikofaktoren für einen Steroid-induzierten Diabetes wurden insbesondere die Dosis [3] und der Steroidtyp, die Therapiedauer, ein höheres Alter, der HbA1c-Wert und ein höherer BMI identifiziert.

Ferner vermitteln eine positive Familienanamnese, ein zurückliegender Gestationsdiabetes sowie eine prädiabetische Glukosestoffwechselstörung mit gestörter Nüchternglukose oder gestörter Glukosetoleranz eine Risikoerhöhung.

Das relative Risiko für eine Stoffwechselentgleisung infolge der Glukokortikoid-Therapie betrug in einer großen retrospektiven Studie für ein tägliches Hydrocortison-Äquivalent einer Tagesdosis von 50, 100 und mehr als 120 mg 3,0, 5,8 und 10,4 im Vergleich zu Kontrollen [3]. In einer neueren Longitudinalstudie von über 100.000 Patienten mit Autoimmunerkrankungen wurde die Dosisabhängigkeit des Risikos für einen Steroid-induzierten Diabetes im Detail analysiert.

Das kumulative Risiko für einen Diabetes stieg nach einem Jahr von 0,9 % auf bis zu 5 % unter einer hoch-dosierten Steroid-Langzeittherapie, Prednisolon-Äquivalentdosis ≥ 25 mg [4]. Die Steroidtherapie während einer stationären Behandlung kann in der Mehrzahl der Fälle zu einer hyperglykämen Episode führen [5]. Ferner erhöht eine Hyperglykämie das Risiko für bakterielle Infekte und Pilzinfektionen und ist mit einem schwereren Verlauf von Infektionen assoziiert.

https://doi.org/10.1515/9783110682083-009

9.1.3 Pathophysiologie

Eine Glukokortikoid-Therapie induziert einen oxidativen Stressmetabolismus mit vermehrter Lipolyse, Proteolyse und vermehrter hepatischer Glukoseproduktion. Ein Schlüsselmechanismus hierbei ist eine vermehrte Freisetzung von Fetten ins Blut durch die gleichzeitige Stimulation der Aktivität des Enzyms Phosphoenolpyruvat Carboxykinase (PEPCK) in der Leber, was eine vermehrte Glycerol-Produktion zur Folge hat und der Lipoproteinlipase, wodurch vermehrt Fettsäuren gebildet werden [6]. Es resultiert eine periphere Insulinresistenz insbesondere der Muskelzellen.

Ferner wird eine Insulinresistenz induziert oder verstärkt infolge eines direkten Einflusses auf die GLUT4 Glukosetransporter Translokation und auf die Insulin-Signalkaskade in Muskelzellen durch veränderte Expression u. a. der Glycogensynthase-Kinase-3 und der Glycogensynthase.

Eine Steroidtherapie kann die Insulin-vermittelte Glukoseaufnahme in Muskelzellen um bis zu 50 % reduzieren [7]. In der pankreatischen Betazelle reduzieren Glukokortikoide die GLUT2- und Glukokinase-Expression und verstärken die Aktivität der Glukose-6-Phosphatdehydrogenase. Außerdem kann eine Apoptose der Betazelle induziert werden.

Die Induktion einer peripheren Insulinresistenz erzeugt in Stoffwechselgesunden eine kompensatorische Hyperinsulinämie, während durch diabetogene Risikofaktoren eine Hyperglykämie ausgelöst und ein Diabetes manifest werden kann.

Prednisolon und Methylprednisolon haben ein Wirkmaximum 4 bis 6 Stunden nach der Applikation mit einer Wirkung im Gewebe für 8 bis 12 Stunden. Dexamethason wirkt länger und die Hyperglykämie besteht typischerweise für mindestens 24 Stunden.

Eine Steroid-induzierte Hyperglykämie ist i. d. R. transient und die metabolischen Veränderungen sind rückläufig nach Beendigung der Therapie. Eine Steroid-induzierte Hyperglykämie bei transplantierten Patienten vermittelt ein erhöhtes Risiko für Transplantatversagen und ein 2–3-faches Risiko für kardiovaskuläre Ereignisse im Vergleich zu nicht-diabetischen Patienten [8,9].

9.1.4 Diagnose

Die Diagnose des Steroiddiabetes erfolgt mit den gleichen standardisierten Tests und Grenzwerten wie ein Diabetes ohne Steroidmedikation. In Abhängigkeit der Pharmakokinetik des Glukokortikoids können die postprandialen Glukosewerte nach dem Mittagessen am höchsten liegen, während die Nüchternglukosespiegel auch noch im normalen Bereich liegen können. Nüchternblutzuckermessungen sollten daher unbedingt um postprandiale Glukosemessungen ergänzt werden.

Wenn möglich sollte zur Risikostratifizierung ein oraler Glukosetoleranztest vor einer geplanten Steroidtherapie durchgeführt werden.

9.1.5 Therapie

Die Indikation zur antihyperglykämischen Therapie muss individuell geprüft werden. Wenn möglich, sollte das therapeutische Konzept eine nicht-pharmakologische Intervention, insbesondere eine gesteigerte körperliche Aktivität zur Reduktion der postprandialen Hyperglykämie, beinhalten.

Die Insulintherapie ist Therapie der Wahl bei persistierender Hyperglykämie über 200 mg/dl. Bei der einmal täglichen Applikation von Prednisolon ist die prandiale Insulintherapie oder auch die morgendliche Basalinsulintherapie geeignet, hingegen ist die Bedtime-Insulintherapie aufgrund der Pharmakokinetik der Glukokortikoide meist nur bei der Therapie mit langwirkendem Glukokortikoid (Dexamethason) sinnvoll.

An die rechtzeitige Dosisreduktion bei Absenken der Steroiddosis muss gedacht werden. Die Therapie mit Inkretinmimetika, insbesondere einem GLP-1-Rezeptoragonisten, ist sinnvoll, sicher und wirkungsvoll [10].

Literatur

[1]   Gonzalez-Gonzalez JG, Mireles-Zavala LG, Rodriguez-Gutierrez R, et al. Hyperglycemia related to high-dose glucocorticoid use in noncritically ill patients. Diabetol Metab Syndr. 2013;5:18.

[2]   Matsuo K, Nambu T, Matsuda Y, et al. Evaluation of the effects of exenatide administration in patients with type 2 diabetes with worsened glycemic control caused by glucocorticoid therapy. Intern Med. 2013;52(1):89–95.

[3]   Gurwitz JH, Bohn RL, Glynn RJ, et al. Glucocorticoids and the risk for initiation of hypoglycemic therapy. Arch Intern Med. 1994;154(1):97–101.

[4]   Wu J, Mackie SL, Pujades-Rodriguez M. Glucocorticoid dose-dependent risk of type 2 diabetes in six immune-mediated inflammatory diseases: a population-based cohort analysis. BMJ Open Diabetes Res Care. 2020;8(1).

[5]   Fong AC, Cheung NW. The high incidence of steroid-induced hyperglycaemia in hospital. Diabetes Res Clin Pract. 2013;99(3):277–80.

[6]   Franckhauser S, Antras-Ferry J, Robin P, et al. Expression of the phosphoenolpyruvate carboxy-kinase gene in 3T3-F442A adipose cells: opposite effects of dexamethasone and isoprenaline on transcription. Biochem J. 1995;305(1):65–71.

[7]   Ruzzin J, Wagman AS, Jensen J. Glucocorticoid-induced insulin resistance in skeletal muscles: defects in insulin signalling and the effects of a selective glycogen synthase kinase-3 inhibitor. Diabetologia. 2005;48(10):2119–30.

[8]   Guerra G, Ilahe A, Ciancio G. Diabetes and kidney transplantation: past, present, and future. Curr Diab Rep. 2012;12(5):597–603.

[9]   Hjelmesaeth J, Hartmann A, Leivestad T, et al. The impact of early-diagnosed new-onset post-transplantation diabetes mellitus on survival and major cardiac events. Kidney Int. 2006;69 (3):588–95.

[10] van Raalte DH, van Genugten RE, Linssen MM, Ouwens DM, Diamant M. Glucagon-like peptide-1 receptor agonist treatment prevents glucocorticoid-induced glucose intolerance and islet-cell dysfunction in humans. Diabetes Care. 2011;34(2):412–7.

9.2 β-Blocker

Dominik Soll, Knut Mai

β-Rezeptorenblocker, oder einfach β-Blocker, gehören zu den am häufigsten verschriebenen Wirkstoffgruppen. So erhielten 2012 etwa 16 % aller Versicherten in Deutschland aufgrund der verschiedenen Indikationen eine Verordnung für β-Blocker. In Abhängigkeit von der entsprechenden Generation der β-Blocker sind in der Anwendung relevante metabolische Effekte zu beachten.

9.2.1 β-Blocker-Generationen

Gemäß ihrer Selektivität an den β-Adrenorezeptoren werden die Vertreter der β-Blocker in verschiedene Generationen eingeteilt (Tab. 9.1). β-Blocker der ersten Generation (z. B. Propranolol) blockieren die β-Adrenorezeptoren unselektiv und wirken somit an β1-, β2- und β3-Rezeptoren. β1-Rezeptoren finden sich vor allem auf den Herzmuskelzellen und bewirken bei Reizung eine Zunahme der Herzfrequenz sowie der Kontraktionskraft. β2-Rezeptoren können hauptsächlich in glatter Muskulatur, der Leber sowie in weißem Fettgewebe gefunden werden und führen dort entsprechend zu Muskelrelaxation, Glykogenolyse, Gluconeogenese und Lipolyse. Die selteneren β3-Rezeptoren befinden sich primär im braunen Fettgewebe und vermitteln dort die Thermogenese. Entgegen diesen klassischen Rollen der β-Adrenorezeptoren gibt es jedoch zahlreiche funktionelle Überschneidungen und zahlreiche weitere Funktionen der β-Rezeptoren. So kommen β1-Rezeptoren beispielsweise ebenfalls im Fettgewebe vor und können ebenfalls eine gesteigerte Lipolyse induzieren (Abb. 9.1). Im Gegensatz dazu wirken β-Blocker der zweiten Generation hochselektiv an β1-Rezeptoren. Die neueren β-Blocker der dritten Generation haben eine zusätzliche vasodilatatorische Wirkkomponente.

Tab. 9.1: Verhältnis der β-Selektivität für ausgewählte, in der klinischen Praxis häufig verwendete Wirkstoffe [1]. NO: Stickstoffmonoxid.

Gen.	Wirkstoff	β1/ β2-Selektivität	Besonderheiten
1.	Propranolol	1	
2.	Metoprolol	74	
2.	Bisoprolol	103	
3.	Carvedilol	1	Vasodilatation durch α-Blockade
3.	Nebivolol	321	Vasodilatation durch NO-Freisetzung

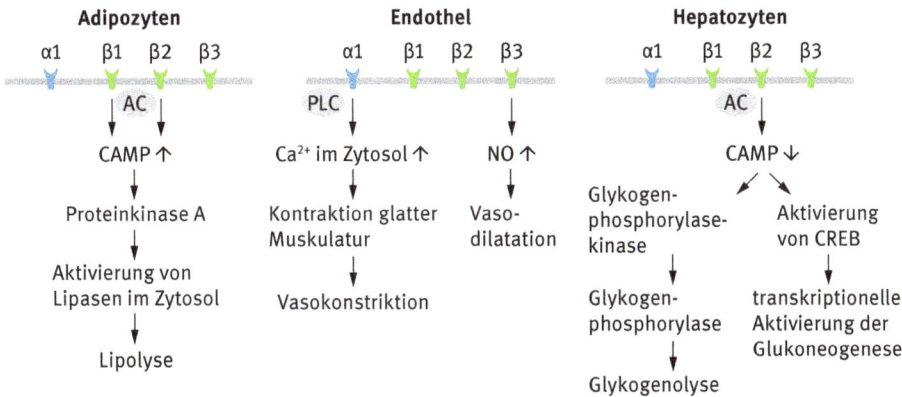

Abb. 9.1: Vereinfachte schematische Darstellung der Signalkaskaden bei Aktivierung der Adreno-rezeptoren in ausgewählten Geweben [5,6]. AC: Adenylylcyclase; cAMP: zyklisches Adenosin-monophosphat; PLC: Phospholipase C; CREB: cAMP response element-binding protein.

Entsprechend dieser Einteilung sind unterschiedliche metabolische Effekte der einzelnen Wirkstoffe zu beobachten. Die konventionellen β-Blocker der ersten beiden Generationen haben tendenziell einen negativen Einfluss auf Insulinresistenz und den Glukosestoffwechsel. Dafür scheint ein Zusammenspiel mehrerer Faktoren essenziell zu sein. Zum einen kommt es durch die β2-Blockade zu einer ungehinderten α-Stimulation im Skelettmuskel, was eine ausgeprägte Vasokonstriktion zur Folge hat. Dies induziert eine Reduktion des Insulin-vermittelten Glukose-Uptakes im Skelettmuskel im Sinne einer Insulinresistenz. Gleichzeitig wird die β2-vermittelte Insulinausschüttung aus dem Pankreas reduziert. Dadurch verzögert sich zusätzlich der Glukose-Uptake sowie die Insulin-vermittelte Vasodilatation im Skelettmuskel [2,3]. Die bekannten antilipolytischen Effekte dieser β-Blocker mit konsekutiver Gewichtszunahme induzieren hier einen zusätzlichen negativen Effekt. So zeigte eine Meta-analyse, die den Einsatz von Metoprolol, Atenolol und Propranolol poolte, eine zusätzliche Gewichtszunahme von median 1,2 kg nach 6-monatiger Therapie mit diesen β-Blockern der ersten beiden Generationen gegenüber Placebo [4]. Bedingt durch die unterschiedliche β1-Selektivität verschlechtert das unspezifische Propranolol die Insulinsensitivität stärker als entsprechende β1-selektivere Wirkstoffe der zweiten Generation [2].

9.2.2 Metabolische Nebenwirkungen der β-Blocker im klinischen Einsatz

Die beschriebenen Effekte sind auch von klinischer Relevanz. So zeigte sich in der INVEST-Studie, die über 22.000 Patienten mit arterieller Hypertonie und koronarer Herzkrankheit einschloss, unter Atenolol ein gegenüber Verapamil erhöhtes Risiko einen Diabetes mellitus (8,2 % vs. 7 %) zu entwickeln [7]. Auch in der ARIC-Studie war das Diabetesrisiko unter β-Blockern um etwa 28 % erhöht [8]. Aber auch bei bereits bekanntem Diabetes mellitus Typ 2 war unter einer Metoprolol-Therapie eine Stoffwechselverschlechterung mit Anstieg des HbA1c um 0,15 % zu beobachten [9]. Interessanterweise suggerieren die aktuellen Daten für Bisoprolol, das eine deutlich stärkere β1-Rezeptor-Selektivität als die anderen Präparate der zweiten Generation hat, das Fehlen negativer metabolischer Effekte, auch wenn die Datenlage hier begrenzt ist [10–12].

Im Gegensatz dazu besitzt Carvedilol als Vertreter der β-Blocker der dritten Generation auch einen blockierenden Effekt an den α1-Adrenorezeptoren und führt somit zu einer Vasodilatation. Nebivolol, welches ebenfalls zu den β-Blockern der dritten Generation zählt, hat neben seiner Wirkung als hochselektiver β1-Rezeptorantagonist auch noch stimulierende Effekte auf β3-Rezeptoren, welche die endotheliale NO-Synthese stimulieren und darüber zur Vasodilatation führen. Gemäß den oben aufgeführten metabolischen Wirkungen von Vasokonstriktion/-dilatation im Skelettmuskel, haben diese beiden Substanzen einen vorteilhaften Einfluss auf den Glukosestoffwechsel. Dementsprechend konnte in der YESTONO-Beobachtungsstudie eine signifikante Reduktion der Nüchternglukose (durchschnittlich −13,1 mg/dl) und des HbA1c (−0,25 %) unter Nebivolol gezeigt werden [13]. Vergleichbare Effekte wurden auch für Carvedilol demonstriert [14]. Eine Gewichtszunahme ist für keine der beiden Substanzen beschrieben, vielmehr wird nach Beginn einer Nebivolol-Therapie sogar eine geringfügige Gewichtsreduktion im Bereich von etwa 1 kg beschrieben [15,16].

9.2.3 Hypoglykämierisiko unter β-Blocker-Therapie

Daneben ist das erhöhte Hypoglykämierisiko unter β-Blocker-Therapie von essentieller Bedeutung bei der Diabetestherapie mit Hypoglykämie-induzierenden Antidiabetika. Durch Blockade der β2-Rezeptoren kommt es zu einer verminderten hepatischen Glukoneogenese, sodass ein wesentlicher physiologischer Schutzmechanismus beeinträchtigt ist. Zudem werden Symptome der adrenergen Gegenregulation unterdrückt. Einzig neurologische Symptome sowie verstärktes Schwitzen scheinen nicht betroffen zu sein und verbleiben somit als Warnsignale für die Betroffenen. In einer 2019 veröffentlichten, retrospektiven Studie an über 12.000 hospitalisierten Insulintherapierten Diabetikern konnte ein erhöhtes Hypoglykämie-Risiko (< 40 mg/dl) für Patienten mit β-Blocker-Therapie nachgewiesen werden (1,3 % ohne β-Blocker vs. 4,6 % mit Carvedilol vs. 4,9 % mit β-Blockern der zweiten Generation). Dieses Risiko scheint für β-Blocker der dritten Generation etwas geringer zu sein als für die kardioselektiven Wirkstoffe der zweiten Generation [17].

9.2.4 Zusammenfassung

Zusammenfassend haben die klassischen β-Blocker der ersten und zweiten Generation vorrangig negative metabolische Effekte, während die Vertreter der dritten β-Blocker-Generation primär vorteilhafte Auswirkungen auf den Glukose- und Lipidstoffwechsel aufweisen. Allen β-Blockern gemein ist das vermutlich erhöhte Risiko für Hypoglykämien, insbesondere bei Patienten mit vorbestehender Insulin- oder Sulfonylharnstoff-Therapie. Natürlich sollte bei entsprechender Indikation nicht auf β-Blocker verzichtet werden. So ist die Reduktion der 1-Jahres-Mortalität nach einem Myokardinfarkt durch β-Blocker für Diabetiker (10 % vs. 23 % ohne β-Blocker) vergleichbar mit derjenigen für Nicht-Diabetiker (7 % vs. 13 %) [18]. Dennoch stellen zwei kürzlich erschienene Auswertungen eine andere klassische β-Blocker-Indikation bei Diabetikern infrage. Eine große retrospektive Studie aus 2017 fand bei Diabetikern, die β-Blocker einnehmen, ohne Berücksichtigung der Indikation und weitgehend unabhängig vom Wirkstoff, eine um etwa 50 % erhöhte Gesamtmortalität. Dies bestätigte sich auch für Diabetiker mit stabiler KHK [19]. Auch eine aktuelle Metaanalyse nicht randomisierter Studien beschreibt bei Diabetikern mit stabiler KHK unter β-Blocker-Therapie ein um etwa 32 % erhöhtes Risiko für kardiovaskuläre Ereignisse bei jedoch unveränderter Gesamtmortalität [20]. Die Ergebnisse weiterer Studien sowie Empfehlungen in kommenden Leitlinien diesbezüglich bleiben abzuwarten.

Insgesamt sollten bei Einsatz von β-Blockern die damit einhergehenden Risiken berücksichtigt werden, die durch Verordnung eines Präparats aus der dritten Generation zum Teil reduziert werden können.

Literatur

[1] Bristow MR, Nelson P, Minobe W, Johnson C. P-121: Characterization of β1-adrenergic receptor selectivity of nebivolol and various other beta-blockers in human myocardium. Am J Hypertens. 2005;18(S4):51A-52A.

[2] Sarafidis PA, Bakris GL. Antihypertensive treatment with beta-blockers and the spectrum of glycaemic control. QJM. 2006;99(7):431–6.

[3] Marketou M, Gupta Y, Jain S, Vardas P. Differential Metabolic Effects of Beta-Blockers: an Updated Systematic Review of Nebivolol. Curr Hypertens Rep. 2017;19(3):22.

[4] Sharma AM, Pischon T, Hardt S, Kunz I, Luft FC. Hypothesis: Beta-adrenergic receptor blockers and weight gain: A systematic analysis. Hypertension. 2001;37(2):250–4.

[5] Schott MB, Rasineni K, Weller SG, et al. β-Adrenergic induction of lipolysis in hepatocytes is inhibited by ethanol exposure. J Biol Chem. 2017;292(28):11815–28.

[6] Han H-S, Kang G, Kim JS, Choi BH, Koo S-H. Regulation of glucose metabolism from a liver-centric perspective. Experimental & Molecular Medicine. 2016;48(3):e218–e218.

[7] Cooper-Dehoff R, Cohen JD, Bakris GL, et al. Predictors of development of diabetes mellitus in patients with coronary artery disease taking antihypertensive medications (findings from the INternational VErapamil SR-Trandolapril STudy [INVEST]). Am J Cardiol. 2006;98(7):890–4.

[8] Gress TW, Nieto FJ, Shahar E, Wofford MR, Brancati FL. Hypertension and Antihypertensive Therapy as Risk Factors for Type 2 Diabetes Mellitus. New England Journal of Medicine. 2000;342 (13):905–12.

[9]   Bakris GL, Fonseca V, Katholi RE, et al. Metabolic effects of carvedilol vs metoprolol in patients with type 2 diabetes mellitus and hypertension: a randomized controlled trial. JAMA. 2004;292 (18):2227–36.

[10] Owada A, Suda S, Hata T, Miyake S. The effects of bisoprolol, a selective beta1-blocker, on glucose metabolism by long-term administration in essential hypertension. Clin Exp Hypertens. 2001;23(4):305–16.

[11] Kovacić D, Marinsek M, Gobec L, Lainscak M, Podbregar M. Effect of selective and non-selective beta-blockers on body weight, insulin resistance and leptin concentration in chronic heart failure. Clin Res Cardiol. 2008;97(1):24–31.

[12] Haneda T, Ido A, Fujikane T, et al. [Effect of bisoprolol, a beta 1-selective beta-blocker, on lipid and glucose metabolism and quality of life in elderly patients with essential hypertension]. Nihon Ronen Igakkai Zasshi. 1998;35(1):33–8.

[13] Schmidt AC, Graf C, Brixius K, Scholze J. Blood pressure-lowering effect of nebivolol in hypertensive patients with type 2 diabetes mellitus: the YESTONO study. Clin Drug Investig. 2007;27 (12):841–9.

[14] Ozyıldız AG, Eroglu S, Bal U, et al. Effects of Carvedilol Compared to Nebivolol on Insulin Resistance and Lipid Profile in Patients With Essential Hypertension. J Cardiovasc Pharmacol Ther. 2017;22(1):65–70.

[15] Messerli FH, Bell DSH, Fonseca V, et al. Body weight changes with beta-blocker use: results from GEMINI. Am J Med. 2007;120(7):610–5.

[16] Ladage D, Reidenbach C, Rieckeheer E, et al. Nebivolol lowers blood pressure and increases weight loss in patients with hypertension and diabetes in regard to age. J Cardiovasc Pharmacol. 2010;56(3):275–81.

[17] Dungan K, Merrill J, Long C, Binkley P. Effect of beta blocker use and type on hypoglycemia risk among hospitalized insulin requiring patients. Cardiovasc Diabetol. 2019;18(1):163.

[18] Kjekshus J, Gilpin E, Cali G, et al. Diabetic patients and beta-blockers after acute myocardial infarction. Eur Heart J. 1990;11(1):43–50.

[19] Tsujimoto T, Kajio H, Shapiro MF, Sugiyama T. Risk of All-Cause Mortality in Diabetic Patients Taking β-Blockers. Mayo Clin Proc. 2018;93(4):409–18.

[20] Malik AH, Shetty S, Kar K, El Accaoui R. Effect of β-blocker therapy in diabetic patients with stable coronary heart disease: a meta-analysis. J Geriatr Cardiol. 2019;16(3):291–7.

9.3 Diuretika

Burkhard Manfras

Diuretika sind in Kombination mit RAAS-Blockern Basistherapeutika für die Behandlung der Arteriellen Hypertonie bei Patienten mit Diabetes und prädiabetischer Stoffwechselstörung (s. ESC-Leitlinie 2019, Evidenzgrad A) [1]). Eine kardiovaskuläre Risikoreduktion der Therapie mit Thiaziddiuretika konnte belegt werden [2,3]. Leitsubstanz der Substanzgruppe ist Hydrochlorothiazid, weitere in Deutschland gebräuchliche Substanzen sind Chlortalidon, Xipamid und Indapamid. Bendroflumethiazid und Clopamid werden nur in Kombination mit anderen Diuretika eingesetzt.

Dabei werden Thiaziddiuretika hauptsächlich als Antihypertensiva eingesetzt, während der Einsatz als Diuretika insbesondere bei Diabetikern mit Herzinsuffizienz empfohlen ist, wobei in dieser Indikation eher Schleifendiuretika eingesetzt werden

(s. ESC-Leitlinie 2019, Evidenzgrad B) [1]. In niedriger Tagesdosis (Hydrochlorothiazid 12,5 bis 25 mg) steht die direkte vaskuläre Wirkung im Vordergrund und weniger die diuretische. In dieser Dosis ist der kaliuretische Effekt wenig ausgeprägt.

Für die Behandlung mit Thiaziddiuretika wird allerdings eine Assoziation mit einem erhöhtem Nüchternblutzucker und einem erhöhten Risiko der Manifestation eines Typ-2-Diabetes angenommen, während für alle anderen Diuretika-Substanzklassen neutrale metabolische Effekte gezeigt wurden.

Thiazide hemmen den Na+/Cl–Kotransporter des frühen distalen Tubulus und des proximalen Sammelrohrs und befinden sich in der klinischen Anwendung seit über 60 Jahren. Über einen potenziellen negativen Effekt auf den Glukosestoffwechsel wurde erstmals bereits 1959, kurz nach der Einführung von Chlorothiazid, anhand von Einzelfällen berichtet [4]. 1991 wurde sogar über eine Übersterblichkeit von mit Diuretika behandelten Diabetikern in einer viel beachteten Kohortenstudie berichtet [5].

Für eine potenzielle diabetogene Wirkung der Thiazide wurden verschiedene Mechanismen identifiziert: Bereits in älteren Studien wurde demonstriert, dass Thiaziddiuretika zum einen die Glukoneogenese der Leber stimulieren und eine vorbestehende hepatische Insulinresistenz erhöhen. Allerdings wurde eine Dosisabhängigkeit angenommen mit einem geringen Effekt bei üblichen niedrigen Tagesdosen von 12,5 bis 25 mg.

Eine aktuelle Metaanalyse von 95 Studien kommt zu dem Ergebnis, dass Thiaziddiuretika insgesamt einen nur geringen und klinisch nicht bedeutsamen Effekt auf die Nüchternglukose haben [6].

Eine frühere Metaanalyse kam abweichend zum Schluss, dass Thiaziddiuretika einen statistisch signifikanten und dosisabhängigen Effekt auf den Nüchternglukosespiegel haben [7].

Eine post hoc Subgruppenanalyse des „Antihypertensive and Lipid-Lowering Treatment to Prevent Heart Attack Trial" (ALLHAT) konnte einen moderaten Effekt auf die Nüchternglukose durch die antihypertensive Therapie mit Chlortalidon im direkten Vergleich zu Amlodipin und Lisinopril analysieren. Ein eindeutiger Nachweis eines verstärkten Risikos für die Manifestation eines Typ-2-Diabets ergab sich allerdings nicht [8].

Im Gegensatz zu den unterschiedlichen Nachweisen des Effekts von Thiaziddiuretika auf die Nüchternglukose konnte weder ein Effekt auf postprandiale Glukosespiegel noch auf den HbA1c-Wert in kontrollierten Studien nachgewiesen werden.

Beobachtungen, dass ein möglicher diabetogener Effekt von der Tagesdosis des Thiazids abhängig ist, wird dadurch erklärt, dass höhere Tagesdosen (25–50 mg) einen kaliuretischen Effekt vermitteln, wodurch eine Reduktion der Insulinsekretion der pankreatischen Betazelle durch fehlenden Verschluss der Kaliumkanäle und damit Glukosetoleranzstörung vermittelt wird. Dieser Effekt konnte u. a. in der Systolic Hypertension in Elderly Program-Studie gezeigt werden. Eine Reduktion des Kaliumspiegels um 0,5 mg/l war assoziiert mit einer 45-prozentigen Steigerung des Diabetes Risikos [9].

Bei normokaliämischen Werten ist jedoch kein erhöhter diabetogener Effekt im Vergleich zu anderen Antihypertensiva messbar.

Vor diesem Hintergrund wurde die Kombination von Hydrochlorothiazid mit dem kaliumsparenden Diuretikum Amilorid gegen die Monotherapien mit beiden Substanzen getestet und gezeigt, dass der negative metabolische Effekt der HCT-Monotherapie hinsichtlich einer Glukoseintoleranz durch die Kombinationstherapie aufgehoben wurde [10].

Weitere unerwünschte Wirkungen von Thiaziddiuretika sind Hypomagnesiämie, Hyperurikämie, Dyslipidämie. Eine erektile Dysfunktion kann verstärkt werden.

Zusammenfassend gibt es aufgrund der guten antihypertensiven Wirkung mit dadurch vermittelter Risikoreduktion für kardiovaskuläre Ereignisse insbesondere in einer Kombinationstherapie keine Empfehlung, bei Patienten mit Glukosestoffwechselstörung oder manifestem Diabetes mellitus aus metabolischen Gründen grundsätzlich auf den Einsatz von Thiaziddiuretika zu verzichten.

Literatur

[1] Grant PJ, Cosentino F. The 2019 ESC Guidelines on diabetes, pre-diabetes, and cardiovascular diseases developed in collaboration with the EASD: New features and the 'Ten Commandments' of the 2019 Guidelines are discussed by Professor Peter J. Grant and Professor Francesco Cosentino, the Task Force chairmen. Eur Heart J. 2019;40(39):3215–7.

[2] Officers A, Coordinators for the ACRGTA, Lipid-Lowering Treatment to Prevent Heart Attack T. Major outcomes in high-risk hypertensive patients randomized to angiotensin-converting enzyme inhibitor or calcium channel blocker vs diuretic: The Antihypertensive and Lipid-Lowering Treatment to Prevent Heart Attack Trial (ALLHAT). JAMA. 2002;288(23):2981–97.

[3] Kostis JB, Wilson AC, Freudenberger RS, et al. Long-term effect of diuretic-based therapy on fatal outcomes in subjects with isolated systolic hypertension with and without diabetes. Am J Cardiol. 2005;95(1):29–35.

[4] Wilkins RW. New drugs for the treatment of hypertension. Ann Intern Med. 1959;50(1):1–10.

[5] Warram JH, Laffel LM, Valsania P, Christlieb AR, Krolewski AS. Excess mortality associated with diuretic therapy in diabetes mellitus. Arch Intern Med. 1991;151(7):1350–6.

[6] Hall JJ, Eurich DT, Nagy D, Tjosvold L, Gamble JM. Thiazide Diuretic-Induced Change in Fasting Plasma Glucose: a Meta-analysis of Randomized Clinical Trials. J Gen Intern Med. 2020;35 (6):1849–60.

[7] Zhang X, Zhao Q. Association of Thiazide-Type Diuretics With Glycemic Changes in Hypertensive Patients: A Systematic Review and Meta-Analysis of Randomized Controlled Clinical Trials. J Clin Hypertens (Greenwich). 2016;18(4):342–51.

[8] Barzilay JI, Davis BR, Cutler JA, et al. Fasting glucose levels and incident diabetes mellitus in older nondiabetic adults randomized to receive 3 different classes of antihypertensive treatment: a report from the Antihypertensive and Lipid-Lowering Treatment to Prevent Heart Attack Trial (ALLHAT). Arch Intern Med. 2006;166(20):2191–201.

[9] Shafi T, Appel LJ, Miller ER 3rd, Klag MJ, Parekh RS. Changes in serum potassium mediate thiazide-induced diabetes. Hypertension. 2008;52(6):1022–9.

[10] Brown MJ, Williams B, Morant SV, et al. Effect of amiloride, or amiloride plus hydrochlorothiazide, versus hydrochlorothiazide on glucose tolerance and blood pressure (PATHWAY-3): a parallel-group, double-blind randomised phase 4 trial. Lancet Diabetes Endocrinol. 2016;4(2):136–47.

9.4 Lipidsenker

Martin Merkel

Patienten mit Prädiabetes und Diabetes haben ein hohes kardiovaskuläres Risiko. Die lipidologische medikamentöse Therapie ist bei diesen Erkrankungen ein zentraler Baustein zur Primär- und Sekundärprävention arteriosklerotischer Erkrankungen; Lipidsenker werden gerade bei diesen Patienten häufig angewendet. Daher sind Interaktionen zwischen lipidsenkender Medikation und Glukosestoffwechsel bzw. eine durch sie verursachte Neumanifestation oder Verschlechterung eines Diabetes mellitus von hoher klinischer Bedeutung.

Lipidsenkende Therapien werden in der Regel über sehr viele Jahre, wenn nicht lebenslang eingenommen. Für die meisten modernen und viele ältere Lipidsenker liegen Endpunktstudien und/oder Beobachtungen über viele Jahre bis Jahrzehnte vor. Mehrere Metaanalysen ergänzen die Datenlage.

Eindeutige klinische Daten über eine Verschlechterung des Glukosestoffwechsels bzw. vermehrte Diabetes-Manifestationen liegen derzeit nur für Statine vor. Hierbei ist die Pathophysiologie noch unklar; genetische Daten lassen aber vermuten, dass auch andere Cholesterinsenker eine diabetogene Potenz haben könnten.

9.4.1 Klinische Daten

Der diabetogene Effekt von Statinen gelangte erstmals 2008 durch die Jupiter-Studie in das klinische Bewusstsein. Hier fand sich nach knapp zwei Jahren Therapie mit 20 mg Rosuvastatin im Vergleich zu Plazebo eine um 25 % erhöhte Inzidenz von Diabetes mellitus und auch ein höherer HbA1c, v. a. bei Patienten mit vorbestehendem metabolischem Syndrom [1]. Dies bestätigte sich in mehreren Metaanalysen; das relative Risiko für eine Neumanifestation eines Diabetes mellitus ist unter einer Statintherapie um ca. 10 % erhöht [2]. Der Effekt korreliert mit der Potenz bzw. der Dosis des Statins und damit womöglich mit der Stärke der LDL-C-Senkung; Patienten mit höherem Alter und metabolischem Syndrom sind besonders gefährdet [3].

Dennoch ist das absolute Risiko, wegen einer Statintherapie einen Diabetes zu entwickeln, gering und schmälert keinesfalls den positiven Einfluss einer Statintherapie auf den Schutz vor kardiovaskulären Erkrankungen. Der Vergleich der NNT (number needed to treat) und der NNH (number needed to harm) in einer großen Metaanalyse über 13 Statinstudien mit mehr als 91.000 Probanden zeigte per 255 Patienten in 4 Jahren einen Fall einer zusätzlichen Diabetesmanifestation; gleichzeitig werden mehr als vier kardiovaskuläre Ereignisse verhindert [3]. Vor diesem Hintergrund haben sich durch diese Daten die klinischen Empfehlungen zur LDL-Cholesterin senkenden Therapie nicht geändert. Bei Vorliegen einer kardiovaskulären Erkrankung muss auch unabhängig von den möglichen Statin-Nebenwirkungen regelmäßig durch oralen Glukosetoleranztest nach einem Diabetes gefahndet werden, um eine optimale und rechtzeitige Therapie und Risikoreduktion für die Patienten zu erreichen.

Merke: Die kardiovaskuläre Protektion durch Statine überwiegt bei weitem dem möglichen Schaden durch eine statinvermittelte Manifestation eines Diabetes mellitus.

Für andere Cholesterinsenker ist keine Assoziation mit der Entwicklung eines Diabetes nachgewiesen. Die kardiovaskuläre Endpunktstudie mit Ezetimib (IMPROVE-IT) konnte eine Risikoreduktion bei Gabe zusätzlich zu Simvastatin klar nachweisen; Verschlechterungen im Glukosestoffwechsel oder vermehrte Diabetes-Manifestation wurden innerhalb von sieben Jahren nicht beobachtet [4]. Im Gegenteil, eine Subgruppenanalyse lässt eine stärkere kardiovaskuläre Protektion bei Patienten mit Diabetes im Vergleich zu Menschen ohne Diabetes vermuten – am ehesten als Folge des erhöhten Gesamtrisikos.

Für Bempedoinsäure liegt noch keine Endpunktstudie vor. Eine gepoolte Analyse der Zulassungsstudien lässt sogar ein geringeres Risiko für die Neumanifestation eines Diabetes bzw. Hyperglykämie durch dieses Medikament vermuten (4,7 vs. 6,4 Fälle per 100 Patientenjahre) [5]. Genetische Daten sprechen bei diesem Therapieansatz ebenfalls gegen eine diabetogene Potenz (s. unten). Eine längerfristige Bestätigung dieser günstigen Situation in Endpunktstudien steht allerdings noch aus.

Durch Gabe monoklonaler Antikörper gegen Proproteinkonvertase Subtilisin/Kexin Typ 9 (PCSK9) kann eine sehr starke Senkung des LDL-Cholesterins erreicht werden. Nach den Erfahrungen mit Statinen wurde in den kardiovaskulären Endpunktstudien dieser Pharmaka ein besonderes Augenmerk auf den Glukosestoffwechsel gelegt. Weder für Evolocumab (FOURIER-Studie) [6] noch für Alirocumab (ODYSSEY OUTCOMES Studie) [7] findet sich ein signifikantes Signal für eine Verschlechterung des Glukosestoffwechsels. Allerdings sind beide Studien mit 2,2 bzw. 2,8 Jahren recht kurz. Im Verlauf einer dreijährigen Beobachtung im Rahmen der FOURIER-Studie stieg die kumulative Inzidenz eines neu manifestierten Diabetes in der Evolocumab-Gruppe etwas rascher an als in der Placebo-Gruppe (11,6 % vs. 10,9 %), ohne jedoch statistisch signifikant zu werden [6]. Eine große Metaanalyse über Studien mit 68.000 Probanden mit einem medianen Follow-up von 78 Wochen zeigte einen kleinen, aber signifikanten Anstieg von Plasmaglukose (plus 1,9 mg/dl) und HbA1c (plus 0,03 %) durch PCSK9-Inhibition ohne signifikant erhöhte Diabetes-Manifestationsrate. Die Effekte dieser Analyse waren aber wesentlich durch Bococizumab, ein nicht klinisch weiter entwickelter humanisierter muriner Antikörper, getriggert [8].

Inclisiran ist eine kleine interferierende RNA (siRNA) gegen PCSK9 mit einer ähnlichen Wirkung auf das LDL-Cholesterin wie die der monoklonalen Antikörper. In den Zulassungsstudien zeigte sich kein diabetogenes Potenzial [9]. Wegen des intrazellulären Wirkansatzes mit Hemmung der PCSK9-Bildung können die günstigen Sicherheitsdaten der monoklonalen Antikörper aber nicht auf diese neue Substanz übertragen werden; die laufende Endpunktstudie bleibt abzuwarten.

Für Fibrate und Eicosapentaensäure ist keine diabetogene Wirkung bekannt. Colesevelam ist ein Gallensäure-Sequestriermittel, das 2008 von der FDA auch als Antidiabetikum zugelassen worden ist. Die glukosesenkenden Mechanismen von Colesevelam bleiben allerdings spekulativ; die Substanz ist in Deutschland lediglich ein lipidologisches Reservemittel [10].

9.4.2 Genetische Betrachtungen

Durch Auswertung genetischer Daten kann versucht werden, Wirksamkeit und Sicherheit von therapeutischen Ansätzen bereits vor oder zu Beginn einer Arzneimittelentwicklung zu betrachten. Ein gutes Beispiel ist die Entwicklung von PCSK9-Inhibitoren, für die bereits sehr früh und vor pharmakologischen Studien der Nachweis erbracht wurde, dass ein Funktionsverlust des Zielproteins PCSK9 das kardiovaskuläre Risiko reduzieren kann [11].

Eine interessante Metaanalyse an 50.775 Menschen mit Typ-2-Diabetes und 270.269 Kontrollen untersuchte die Assoziation von natürlich vorkommenden Polymorphismen in Genen, die für lipidologische therapeutische Zielstrukturen kodieren, mit LDL-Cholesterinsenkung, kardiovaskulären Erkrankungen und Diabetes (Tab. 9.2) [12].

Obwohl sämtliche Genprodukte ganz unterschiedliche Funktionen im Cholesterinstoffwechsel haben, scheint ihre Fähigkeit, LDL-Cholesterin zu senken mit einem erhöhten Diabetes-Risiko verbunden zu sein. Demzufolge könnte das erhöhte Diabetesrisiko von Lipidsenkern eine direkte oder indirekte Folge der LDL-Cholesterinreduktion sein.

Eine Ausnahme bildet Bempedoinsäure. Dieses neue Medikament hemmt leberspezifisch die ATP-Citrat-Lyase (ACLY) und greift durch Hemmung der Acetyl-CoA-Bildung deutlich früher als die Statine in die Kaskade der Cholesterinbiosynthese ein [13]. Beim Vergleich von genetischen Scores für ACLY und 3-Hydroxy-3-Methylglutaryl-Coenzym-A-Reduktase (HMGCR) bei 654.783 Probanden fand sich bei 10 mg/dl LDL-C-Reduktion für die ACLY eine Senkung des kardiovaskulären Risikos um 18 % (OR 0,82), ein Effekt, der mit dem der HMGCR vergleichbar war (16 %, OR 0,84). Das Risiko für Diabetes wurde aber durch Polymorphismen der ACLY nicht beeinflusst (OR 0,97, N. S.), allerdings durch HMGCR-Polymorphismen wie erwartet erhöht (OR 1,08; $P < 0,001$ für den Unterschied) [14]. Möglicherweise hat eine Veränderung der Aktivität der ACLY zusätzliche, günstige Auswirkungen auf den Glukosestoffwechsel.

Umgekehrt konnte bei Patienten mit familiärer Hypercholesterinämie gezeigt werden, dass sie bei genetisch dramatisch erhöhtem LDL-Cholesterin, meist durch einen dysfunktionalen LDL-Rezeptor, ein signifikant geringeres Diabetesrisiko haben (OR: 0,62) als ihre gesunden Verwandten [15]. Allerdings ist dies lediglich eine Querschnittsanalyse, die durch prospektive, kontrollierte Studien bestätigt werden muss.

Tab. 9.2: Assoziation von LDL-Cholesterin senkenden genetischen Varianten mit kardiovaskulärem Risiko und Typ-2-Diabetes.

Gen	Funktion	Anzahl untersuchter Varianten	OR für CVD	OR für Diabetes	Therapeutika
NPC1L1	Intestinale Cholesterinaufnahme	2	0,61	2,4	Ezetimib
HMGCR	Cholesterinsynthese	3	0,62	1,4	Statine
PCSK9	LDL-Rezeptor-Regulation/ Degradation	1	0,60	1,2	PCSK9-Inhibitoren
ABCG5/G8	Hepatobiliäre und intestinale Cholesterinexkretion	1	0,54	1,15 NS	-
LDLR	Zelluläre Aufnahme von LDL	1	0,57	1,13	-
ACLY[1]	Cholesterinsynthese	Score	ca. 0,5–0,8	ca. 0,9–1	Bempedoinsäure

Die Risikowerte sind auf 1 mmol/l (38,7 mg/dl) genetisch vorhergesagter LDL-Cholesterin-Senkung bezogen [12]. Die Daten für ACLY entstammen einer anderen Studie [14] und sind in der Tabelle geschätzt, da sie im Original auf 10 mg/dl LDL-Senkung bezogen wurden: OR CVD: ACLY 0,82; HMGCR 0,84; OR Diabetes: ACLY 0,97; HMGCR 1,08. ACLY: ATP-Citrat-Lyase; HMGCR: 3-Hydroxy-3-Methylglutaryl-Coenzym-A-Reduktase; LDLR: Low-Density-Lipoprotein-Rezeptor; NPC1L1: Niemann-Pick C1-like Protein 1; PCSK9: Proproteinkonvertase Subtilisin/Kexin Typ 9; ABCG5/G8: ATP binding cassette Transporter G5/G8. CVD: Kardiovaskuläre Erkrankungen; OR: Odds ratio (Änderung des Risikos); NS: nicht signifikant.

Merke: Auf Grundlage von genetischen Studien mit Mendel-Randomisierung kann vermutet werden, dass eine therapeutische LDL-Cholesterin-Senkung ein erhöhtes Diabetesrisiko verursachen kann.

Genetische Daten widerspiegeln die tatsächliche Situation naturgemäß nur unvollständig, da Therapeutika in der Regel auch Effekte jenseits der Zielstrukturen haben. Diese Off-Target-Effekte können für erwünschte und unerwünschte Nebeneffekte verantwortlich sein, so das letztlich nur durch klinische Studien Nutzen und Risiken einzelner therapeutischer Ansätze ableitbar ist.

9.4.3 Pathophysiologische Betrachtungen

Durch die Komplexität der Wirkung einzelner Medikamente und Medikamentenklassen und der engen Beziehungen von Glukose- und Fettstoffwechsel im Intermediärstoffwechsel haben weder vielfältige *in vitro* Untersuchungen noch Studien in Tiermodellen bisher ein eindeutiges Signal ergeben. Insbesondere für die sehr gut untersuchten Statine bleibt der Mechanismus, wie die negative Beeinflussung des Glukosestoffwechsels und das erhöhte Diabetesrisiko entstehen, derzeit spekulativ.

Die zentrale Wirkung von Statinen, Ezetimib und Bempedoinsäure ist eine Reduktion des zellulären Cholesterinpools mit konsekutiver Hochregulation des LDL-Rezeptors. Durch PCSK9-Inhibition wird die LDL-Rezeptordichte an der Zelloberfläche direkt erhöht. Gemeinsame Endstrecke der Wirkung aller gebräuchlicher Cholesterinsenker ist somit eine erhöhte zellulärer LDL-Aufnahme bzw. Cholesterineinstrom mit einem medikamentenspezifischen Organverteilungsmuster (Abb. 9.2).

Dieser Cholesterineinstrom kann zytotoxisch sein. So wurde postuliert, dass es durch einen statinvermittelten Cholesterineinstrom in die Betazellen des Pankreas zu einer Funktionsstörung mit verminderter Insulinsekretion kommen könnte. Gleichzeitig wurden direkte Statineffekte auf die GLUT2-Expression und andere Regelkreise der Betazelle postuliert. Hiernach wäre eine diabetogene Wirkung nur durch Statine zu erwarten, da Bempedoinsäure, Ezetimib und PCSK9-Inhibition vor allem hepatisch wirken.

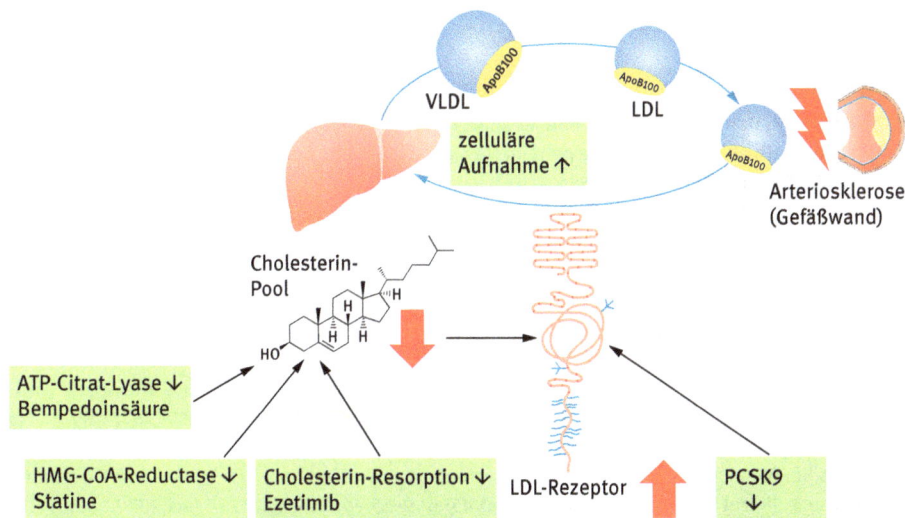

Abb. 9.2: Therapeutische Beeinflussung des Lipidstoffwechsels. Sämtliche gebräuchlichen Cholesterinsenker wirken über eine verstärkte zelluläre Aufnahme von LDL-Cholesterin. Die PCSK9-Inhibitoren erhöhen direkt die Anzahl der LDL-Rezeptoren an der Zelloberfläche, die übrigen Therapeutika verursachen eine Hochregulation der LDL-Rezeptoren über eine Depletion des intrazellulären Cholesterinpools.

Ähnlich ungünstig könnte allerdings auch ein Cholesterin- oder Lipideinstrom den Metabolismus der Leberzellen beeinträchtigen, mit der Folge einer hepatischen Insulinresistenz. In diesem Fall würden alle genannten Lipidtherapeutika diabetogen sein können. Dieser Mechanismus wäre auch mit den Daten der Mendel-Randomisierungen vereinbar, wenn für Bempedoinsäure günstige Off-Target-Effekte postuliert würden.

Eine weitere Möglichkeit ist, dass eine hepatozelluläre Cholesterinverarmung über eine Aktivierung der Kernrezeptoren SREBP (sterol regulatory element-binding protein) zu einer hepatischen Insulinresistenz führen könnte, die dann womöglich abhängig von der therapeutischen Potenz einen Diabetes verursachen könnte. In dem Falle würden nur PCSK9-Inhibitoren keine diabetogene Nebenwirkung haben.

Für Statine wird ein dualer diabetogener Effekt durch Inhibition der HMGCR diskutiert. Eine Observationsstudie zeigte sowohl eine signifikante Verringerung der Insulinsekretion (12 %) als auch eine Zunahme der Insulinresistenz (24 %) durch eine Statintherapie [16]. Nicht zuletzt wäre denkbar, dass Statine, z. B. über eine subklinische, Statin induzierte Myopathie, zu einer ungünstigen Veränderung des Lebensstils führen könnte, und dieser oder eine verringerte muskuläre Insulinsensitivität verursacht die diabetogene Wirkung. Die Diskussion der vielfältigen einzelnen postulierten Mechanismen übersteigt den Fokus dieses Kapitels, hier sei auf zwei aktuelle Reviews verwiesen [17,18].

In Zusammenfassung ist nicht klar, ob nur Statine oder auch andere Lipidtherapeutika diabetogene Nebenwirkungen haben. Auch über den molekularen Mechanismus dieser Effekte herrscht Unklarheit.

Literatur

[1] Ridker PM, Danielson E, Fonseca FA, et al. Rosuvastatin to prevent vascular events in men and women with elevated C-reactive protein. N Engl J Med. 2008;359(21):2195–207. DOI: 10.1056/NEJMoa0807646; PMID: 18997196

[2] Preiss D, Seshasai SR, Welsh P, et al. Risk of incident diabetes with intensive-dose compared with moderate-dose statin therapy: a meta-analysis. JAMA. 2011;305(24):2556–64. DOI: 10.1001/jama.2011.860; PMID: 21693744

[3] Sattar N, Preiss D, Murray HM, et al. Statins and risk of incident diabetes: a collaborative meta-analysis of randomised statin trials. Lancet. 2010;375(9716):735–42. DOI: 10.1016/S0140-6736(09)61965-6; PMID: 20167359

[4] Cannon CP, Blazing MA, Giugliano RP, et al. Ezetimibe Added to Statin Therapy after Acute Coronary Syndromes. N Engl J Med. 2015;372(25):2387–97. DOI: 10.1056/NEJMc1509363; PMID: 26039521

[5] Bays HE, Banach M, Catapano AL, et al. Bempedoic acid safety analysis: Pooled data from four phase 3 clinical trials. J Clin Lipidol. 2020;14(5):649–59 e6. DOI: 10.1016/j.jacl.2020.08.009; PMID: 32980290

[6] Sabatine MS, Leiter LA, Wiviott SD, et al. Cardiovascular safety and efficacy of the PCSK9 inhibitor evolocumab in patients with and without diabetes and the effect of evolocumab on glycaemia and risk of new-onset diabetes: a prespecified analysis of the FOURIER randomised controlled trial. Lancet Diabetes Endocrinol. 2017;5(12):941–50. DOI: 10.1016/S2213-8587(17)30313-3; PMID: 28927706

[7] Ray KK, Colhoun HM, Szarek M, et al. Effects of alirocumab on cardiovascular and metabolic outcomes after acute coronary syndrome in patients with or without diabetes: a prespecified analysis of the ODYSSEY OUTCOMES randomised controlled trial. Lancet Diabetes Endocrinol. 2019;7(8):618–28. DOI: 10.1016/S2213-8587(19)30158-5; PMID: 31272931

[8] de Carvalho LSF, Campos AM, Sposito AC. Proprotein Convertase Subtilisin/Kexin Type 9 (PCSK9) Inhibitors and Incident Type 2 Diabetes: A Systematic Review and Meta-analysis With Over 96,000 Patient-Years. Diabetes Care. 2018;41(2):364–7. DOI: 10.2337/dc17-1464; PMID: 29180351

[9] Ray KK, Wright RS, Kallend D, et al. Two Phase 3 Trials of Inclisiran in Patients with Elevated LDL Cholesterol. N Engl J Med. 2020;382(16):1507–19. DOI: 10.1056/NEJMoa1912387; PMID: 32187462

[10] Nerild HH, Christensen MB, Knop FK, et al. Preclinical discovery and development of coleseve-lam for the treatment of type 2 diabetes. Expert Opin Drug Discov. 2018;13(12):1161–7. DOI: 10.1080/17460441.2018.1538206; PMID: 30336707

[11] Cohen JC, Boerwinkle E, Mosley TH Jr., et al. Sequence variations in PCSK9, low LDL, and pro-tection against coronary heart disease. N Engl J Med. 2006;354(12):1264–72. DOI: 354/12/1264 [pii]10.1056/NEJMoa054013; PMID: 16554528

[12] Lotta LA, Sharp SJ, Burgess S, et al. Association Between Low-Density Lipoprotein Cholesterol-Lowering Genetic Variants and Risk of Type 2 Diabetes: A Meta-analysis. JAMA 2016;316 (13):1383–91. DOI: 10.1001/jama.2016.14568; PMID: 27701660

[13] Pinkosky SL, Newton RS, Day EA, et al. Liver-specific ATP-citrate lyase inhibition by bempedoic acid decreases LDL-C and attenuates atherosclerosis. Nat Commun. 2016;7:13457. DOI: 10.1038/ncomms13457; PMID: 27892461

[14] Ference BA, Ray KK, Catapano AL, et al. Mendelian Randomization Study of ACLY and Cardiovas-cular Disease. N Engl J Med. 2019;380(11):1033–42. DOI: 10.1056/NEJMoa1806747; PMID: 30865797

[15] Besseling J, Kastelein JJ, Defesche JC, et al. Association between familial hypercholesterolemia and prevalence of type 2 diabetes mellitus. JAMA. 2015;313(10):1029–36. DOI: 10.1001/ja-ma.2015.1206; PMID: 25756439

[16] Cederberg H, Stancakova A, Yaluri N, et al. Increased risk of diabetes with statin treatment is associated with impaired insulin sensitivity and insulin secretion: a 6 year follow-up study of the METSIM cohort. Diabetologia. 2015;58(5):1109–17. DOI: 10.1007/s00125-015-3528-5; PMID: 25754552

[17] Carmena R, Betteridge DJ. Diabetogenic Action of Statins: Mechanisms. Curr Atheroscler Rep. 2019;21(6):23. DOI: 10.1007/s11883-019-0780-z; PMID: 31037345

[18] Galicia-Garcia U, Jebari S, Larrea-Sebal A, et al. Statin Treatment-Induced Development of Type 2 Diabetes: From Clinical Evidence to Mechanistic Insights. Int J Mol Sci. 2020;21(13). DOI: 10.3390/ijms21134725; PMID: 32630698

9.5 Onkologika und Diabetes und Endokrinopathien

Susanne Reger-Tan

9.5.1 Einleitung

Neben kardiovaskulären Erkrankungen stellen Krebserkrankungen die häufigste Mortalitätsursache dar. Bei 1,6 Millionen Menschen (entsprechend 1,9 % der Bevölkerung) lag in Deutschland 2018 in den letzten 5 Jahren eine Krebsdiagnose vor. Die jährliche Inzidenz liegt etwa knapp bei 500.000 Krebserkrankungen. (Zentrum für Krebsregisterdaten des Robert-Koch-Instituts; Krebs in Deutschland 2017/18; https://www.krebsdaten.de/) Onkologische Therapien können als Nebenwirkung entweder einen als Komorbidität vorliegenden Diabetes aggravieren oder einen neuen Diabetes im Sinne eines Onkologika-induzierten Diabetes hervorrufen. Das Outcome der Krebserkrankung ist in einzelnen Studien mit der Güte der Glukosestoffwechseleinstellung assoziiert [1–3]. Ein zunehmendes Bewusstsein für Diabetes als Komorbidität aber auch als Nebenwirkung einer Krebstherapie und eine strukturierte Aufnahme des Diabetesmanagements in die Krebsbehandlung kann die Versorgungsqualität von Patienten mit Krebserkrankung verbessern. Dieses Kapitel fokussiert sich auf die Klasse der Immuncheckpoint-Inhibitoren (ICI) und ihren endokrinen Nebenwirkungen wie ICI-induzierten Diabetes.

9.5.2 Onkologika der neuen Generation

Entgegen klassischer, allgemein zytotoxischer Chemotherapie sind Onkologika der neuen Generation spezifischer gegen Krebszellen gerichtet und weisen so ein größeres Potenzial für Tumordestruktion mit geringerem Risiko für Kollateralschaden des gesunden Gewebes auf. Da jedoch diese Onkologika Stoffwechselwege blockieren, die physiologisch auch von gesunden Zellen genutzt werden, sind auch diese spezifischen Therapeutika aller Zielrichtung zum Trotz nicht nebenwirkungsfrei. Onkologika induzieren beispielsweise einen Diabetes durch eine Zerstörung pankreatischer Betazellen oder einer Dysregulation der Insulinsignalkaskade und konsekutiver Insulinresistenz. Diese Pathomechanismen führen zu einem klinischen Bild, das vergleichbar mit einem Typ-1- oder Typ-2-Diabetes ist (siehe Tab. 9.3).

Tab. 9.3: Übersicht neuer Onkologika und Diabetes als Nebenwirkung (adaptiert von [4]).

Substanzklasse	Substanzname	Pathomechanismus	Prävalenz
Immuncheckpoint-Inhibitoren (ICI)			
Zytotoxische Lymphozyten-Antigen 4-Inhibitoren (CTLA4)	Ipilimumab Tremelimumab	Autoimmun-Destruktion der pankreatischen Betazellen und konsekutiver Insulinmangel	< 1 %
Programmierter Zelltod 1-Rezeptor-Inhibitoren (PD1)	Nivolumab Pembrolizumab Cemiplimab		
Programmierter Zelltod-Rezeptorligand 1-Inhibitor (PDL1)	Durvalumab Atezolizumab Avelumab		
Tyrosinkinase-Inhibitoren (TKI)			
	Sorafenib Sunitinib Pazopanib Axitinib Vandetanib Lenvatinib Regorafenib	unklar Auftreten von Hypo- und Hyperglykämien	38 %
Phosphoinositid-3-Kinasen-Inhibitoren (PI3KI)			
	Alpelisib Idelalisib Pilaralisib Copanisib	frühe Blockade der Insulinsignalkaskade mit konsekutiver (schwerer) Insulinresistenz	30 %
Akt/Proteinkinase B-Inhibitoren (AktI, PKBI)			
	GSK690693 MK2206	Reduktion hepatischer Glykogensynthese Induktion hepatischer Glykogenolyse Blockade der Insulinsignalkaskade mit konsekutiver Insulinresistenz	unklar
Mammalian target of rapamycin-Inhibitoren (mTorI)			
	Everolimus Sirolimus Temsirolimus	Blockade der Insulinkaskade durch Phosphorylierung des IRS-1-Komplexes in Leber, Fettgewebe und Muskel mit konsekutiver Insulinresistenz Reduktion der pankreatischen Betazellmasse und -proliferation	5–50 %

9.5.3 Immuncheckpoint-Inhibitoren

Die Entdeckung der Bedeutung immuner Checkpoints und ihrer Antikörper-vermittelten Inhibition in der Tumorproliferation und -bekämpfung hat eine neue Ära in der Onkologie eingeläutet. Immune Checkpoint-Inhibitoren (ICI) sind monoklonale Antikörper, die seit der Erstzulassung von Ipilimumab zur Behandlung des metastasierten malignen Melanoms 2011 aufgrund ihres eindrücklich positiven Einflusses auf das Überleben betroffener Patienten mittlerweile einen Grundpfeiler in der Tumortherapie darstellen. Derzeit sind sieben ICI für 17 Krebserkrankungen zugelassen mit einer stetig wachsenden Anzahl erwarteter Zulassungen in den nächsten Jahren und bereits aktuell einem potenziellen Kreis in Frage kommender Patienten von derzeit etwa 50 % aller Patienten mit metastasierter Krebserkrankung. ICI greifen an zwei relevanten Punkten (Checkpoints) des Immunsystems ein, die die Amplitude und Qualität der T-Zellantwort hemmen. Durch Präsentation von Tumorzell-Neoantigen aktivieren dendritische Zellen naive T-Zellen in den Lymphknoten. Dieser Prozess wird durch die Expression und Bindung des Proteins CTLA4 gehemmt. CTLA4-Antikörper führen durch die Unterbindung dieser Interaktion zu einer supraphysiologischen T-Zell-Stimulierung. Die aktivierten T-Zellen greifen im peripheren Gewebe die Tumorzellen an und setzen u. a. dazu Interferon α frei. Dies wird von der Tumorzelle als Angriffssignal erkannt und führt zu einer PDL1-Expression. Die Interaktion von PD1 der T-Zelle und PDL1 der Tumorzelle führt zu einer T-Zell-Inaktivierung. Die Tumorzelle schafft sich so eine immunsupprimierte Mikroumgebung. Antikörper gegen PD1 oder PDL1 unterbinden diese Interaktion, sodass die antitumorale Aktivität der T-Zellen länger als gewöhnlich fortwährt [5]. Die Aufrechterhaltung der T-Zellaktivität bedingt gleichermaßen das Auftreten immunvermittelter unerwünschter Wirkungen (immun-related adverse events; irAE). Die Mehrheit der Patienten erfährt mindestens einmal ein irAE. Prinzipiell kann jedes Organ betroffen sein. Einzelne irAE können selten bis häufig, passager bis permanent und harmlos bis tödlich verlaufen. Die zugrundeliegenden Pathomechanismen sind spezifisch für einige irAE und nehmen auch zu einem gewissen Ausmaß Einfluss auf die Klinik und das Management der resultierenden irAE.

Im Allgemeinen sind pragmatisch folgende Aspekte im irAE-Management zu berücksichtigen:

1. irAE-Schweregrad: Wie bedrohlich ist die aufgetretene irAE? Nach allgemeiner Terminologie unerwünschter Ereignisse (CTCAE, https://ctep.cancer.gov/protocoldevelopment/electronic_applications/ctc.htm):
    – Grad 1: mild, keine Intervention erforderlich
    – Grad 2: moderat, kaum Intervention erforderlich
    – Grad 3: schwer, Hospitalisation erforderlich
    – Grad 4: lebensbedrohlich, Notfallbehandlung erforderlich
    – Grad 5: Tod in Bezug zum AE

2. irAE-Therapie: Erfordert die irAE eine Therapie?
   – In der Regel in Form einer Hochdosis-Steroidtherapie
   – Im Falle endokriner irAE zumeist im Sinne einer Hormonsubstitution
3. irAE-Konsequenz: Muss die ICI-Therapie pausiert oder beendet werden?

Endokrine irAE umfassen ICI-induzierte Hyperglykämie (ICI-Diabetes), Schilddrüsen-dysfunktion (ICI-Thyreoiditis), Hypophyseninsuffizienz/-itis (ICI-Hypophysitis) und primäre Nebenniereninsuffizienz (ICI-Adrenalitis) (Abb. 9.3). Etwa 40 % der ICI-be-handelten Menschen erleiden eine endokrine irAE [6]. Sie gehören damit in ihrer Ge-samtheit zu den häufigsten Nebenwirkungen einer Immuntherapie. Endokrine irAE sind im Gegensatz zu anderen irAE in der Regel nicht passagerer Natur, sondern re-sultieren in einer permanenten endokrinen Dysfunktion und werden zumeist nicht mit einer Hochdosis- Steroidtherapie, sondern durch die Substitution ausgefallener Hormone behandelt. Eine passagere Pause ist nur in der Phase akut schwerer Ereig-nisse und eine Beendigung der ICI-Therapie in der Regel nicht erforderlich [7].

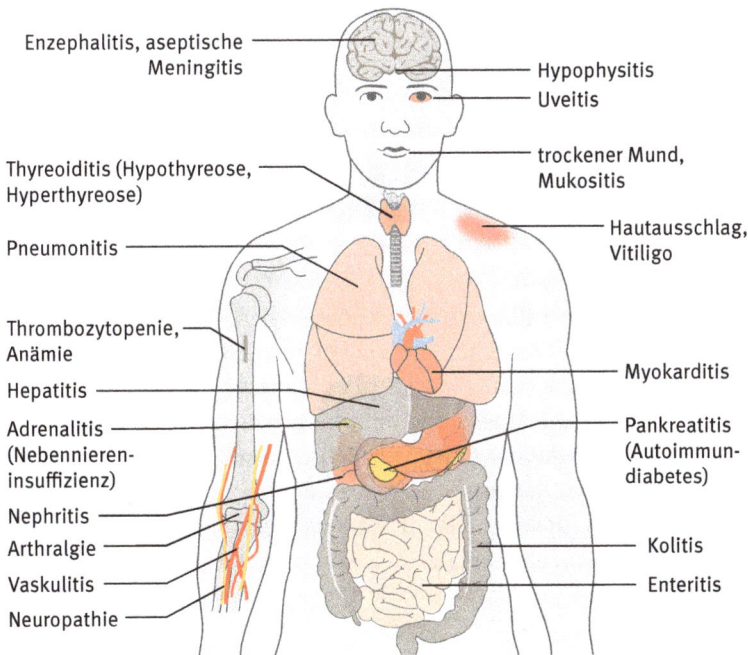

Abb. 9.3: Übersicht immunvermittelter unerwünschter Wirkungen (irAE).

9.5.4 ICI-Diabetes

Häufigkeit und Relevanz: Der ICI-Diabetes stellt mit einer Prävalenz von < 1 % ein seltenes, aber potenziell fatales Ereignis dar [8].

Pathomechanismus: In 97 % berichteter Fälle von ICI-Diabetes waren die Patienten mit PD1/PDL1-Antikörper behandelt worden. Wahrscheinlich führt eine Unterbindung der PD1-/PDL1-Interaktion zwischen pankreatischer Betazelle und T-Zellen durch PD1-/PDL1-Antikörper zu einem Verlust der Immuntoleranz gegenüber den Betazellen und einer T-Zell-vermittelten autoreaktiven raschen und vollständigen Destruktion der Betazellen.

Klinik: Der ICI-Diabetes manifestiert sich als akut eintretende, schwere Hyperglykämie (mittlere Glukose: 650, Bereich: 250–1750 mg/dl) mit Vorliegen einer Ketoazidose in 40–70 % der Fälle. Der Verlust der Betazellmasse tritt rasch ein (C-Peptid unterhalb der Nachweisgrenze in 85 % der betroffenen Patienten). 40–50 % der Patienten weisen T1D-spezifische Antikörper auf. Die Glukagonsekretion scheint nicht beeinträchtigt zu sein. Begleitend ist laborchemisch eine Erhöhung der Amylase ohne klinische Relevanz zu beobachten. Der mittlere Manifestationszeitpunkt beträgt etwa 7–17 Wochen nach ICI-Therapiestart mit deutlicher Varianz (Woche 1–228).

Schlüsselmoment: Entscheidend ist das Bewusstsein um diese neue Form des Insulinmangel-Diabetes und die daraus resultierende Konsequenz der unmittelbaren Zuführung zu einer Insulintherapie.

Herausforderung: Unspezifische Symptome wie Abgeschlagenheit, Nausea und Emesis, sowie Tachypnoe im Grundrauschen der onkologischen Grunderkrankung/-therapie als Zeichen einer diabetischen Ketoazidose zu erkennen.

Management: Die Versorgung des ICI-Diabetes erfolgt aufgrund des absoluten Insulinmangels analog zum Typ-1-Diabetes und umfasst das Notfallmanagement eines hyperglykämen, hyperosmolaren Status und/oder einer diabetischen Ketoazidose in der Akutsituation, aber auch eine lebenslange Fortführung der Insulinsubstitution, Schulung des Patienten und Angehöriger und langfristigem Management entsprechend eines Typ-1-Diabetes im Anschluss. Der tägliche Insulinbedarf des ICI-Diabetes liegt vergleichbar zum T1-Diabetes bzw. etwas höher mit etwa 0,5 IE/kg Körpergewicht, was dem höheren Alter und BMI dieses Patientenkollektivs im Vergleich zum klassischen Typ-1-Diabetes-Patienten geschuldet sein kann [7,8].

Managerbriefing: Insulinmangeldiabetes mit Hyperglykämie CTCAE Grad ≥ 3 und Indikation zur sofortigen Insulinsubstitution. Keine Steroidtherapie. Keine Kontraindikation für die Fortführung der ICI-Therapie.

9.5.5 ICI-Thyreoiditis

Häufigkeit und Relevanz: 25 % der Patienten mit einer ICI-Kombinationstherapie entwickeln eine ICI-Thyreoiditis von zumeist milder Ausprägung. Menschen mit bereits vorliegenden SD-spezifischen Antikörpern weisen ein höheres Risiko auf.

Pathomechanismus: In der Mehrheit der Fälle ist die ICI-Thyreoiditis ein Resultat einer T-Zellvermittelten Destruktion der Thyreozyten und möglicherweise zudem einer humoral vermittelten Konzentrationssteigerung vor ICI-Therapiebeginn bereits präexistenter SD-spezifischer Antikörper. Fokale Autonomien können inzidentell als Komorbidität vorliegen.

Klinik: Eine ICI-Thyreoiditis tritt im Mittel sechs Wochen nach ICI-Therapiestart auf und wird in der Mehrheit laborchemisch detektiert. 2/3 der Betroffenen weisen keine entsprechenden Symptome auf. Initial liegt typischerweise eine Phase der Hyperthyreose vor, die im Mittel sechs Wochen mit hoher Varianz (Bereich 3–40 Wochen) anhält und spontan in eine Euthyreose übergeht. In der Mehrheit dieser Fälle ist 10 Wochen (Bereich: 3–50 Wochen) nach ICI-Therapiestart eine Hypothyreose zu beobachten. In 30–50 % der Fälle manifestiert sich die ICI-Thyreoiditis direkt als Hypothyreose [9]. Selten ist die Hyperthyreose von schwerer Symptomatik oder komplikativem Verlauf begleitet. Einzelfälle einer Thyreotoxikose oder eines Morbus Basedow sind beschrieben [7].

Schlüsselmoment und Herausforderung: Im Falle der Hyperthyreose in der Regel ruhiger bleiben als gewöhnlich, dennoch die seltenen Fälle rechtzeitig detektieren, die kompliziert verlaufen und diese dann zügig einer weiteren Diagnostik und Therapie zuführen.

Management: In der Phase der Hyperthyreose ist zumeist keine bis eine „lokale" symptomatische Therapie mit einer unselektiven Betablockade ausreichend. Schwere Hyperthyreosen oder individuelle Konstellationen können den Einsatz einer Hochdosis-Steroidtherapie und/oder thyreostatischen Therapie je nach im individuellen Fall angenommener dominierend zugrundeliegender Pathologie erfordern. In diesen Phasen ist eine Pausierung der ICI-Therapie empfehlenswert. Bei Vorliegen einer Hypothyreose erfolgt die SD-Hormonsubstitution entsprechend der allgemeinen Empfehlungen mit einer L-Thyroxin-Substitution von 1,6 µg/ kg Körpergewicht und initial vorsichtigerer Titration bei Menschen im höheren Alter und/oder mit koronarer Herzerkrankung.

Managerbriefing: Destruktive Thyreoiditis mit Hyper- und dann Hypothyreose CTCAE Grad 1–2. In Einzelfällen Notwendigkeit einer Hochdosis-Steroidtherapie und passagerer Pausierung der ICI-Therapie bei schwerer Hyperthyreose. Zumeist im Verlauf L-Thyroxinsubstitution notwendig. Keine Kontraindikation für die Fortführung der ICI-Therapie im Verlauf.

9.5.6 ICI-Hypophysitis

Häufigkeit und Relevanz: Eine Hypophysitis stellt mit einer geschätzten Prävalenz von 1:9 Millionen im Jahr eine sehr seltene Erkrankung dar [10]. Die ICI-Hypophysitis ist mit einer Prävalenz von 10 % jedoch ein häufiges Ereignis unter CTLA4-Antikörpertherapie und seltener unter Einsatz von PD1/PDL1-Antikörpern zu beobachten (Prävalenz von 0,5–1 %). Im Falle un- oder zu spät erkannter Addison-Krise ist diese irAE potenziell fatal.

Pathomechanismus: Eine Komplement-vermittelte Inflammation zumeist ausgelöst durch die Interaktion zwischen CTLA4-Antikörpern und CTLA-exprimierenden Hypophysenzellen führt zu einer Destruktion von Hypophysengewebe.

Klinik: Im Gegensatz zur ICI-Thyreoiditis präsentieren die betroffenen Patienten sich mit einer klinisch relevanten Symptomatik und werden seltener rein laborchemisch identifiziert. Die Patienten beklagen in 2/3 der Fälle eine Abgeschlagenheit oder Fatigue mit Hyponatriämie in 50–60 % der Fälle, in 33–87 % der Fälle Kopfschmerzen, jedoch in der Regel ohne Visuseinschränkung. In der Regel beschränkt sich die Insuffizienz auf den Vorderlappen, betrifft aber die corticotrope und damit unmittelbar vital relevanteste Achse zu 50–100 %. Darüber hinaus liegt ein Ausfall der thyreotropen Achse in 60–100 % der Fälle, der gonadotropen Achse in 40–100 % und in der Minderheit der somatotropen Achse vor (17–43 %). Gelegentlich ist eine Begleithyperprolaktinämie nachweisbar (0–11 %). Im Median manifestiert sich die ICI-Hypophysitis 9–12 nach CTLA4- und 26 Wochen nach PD1/PDL1-Therapiestart. Bildmorphologisch ist die Hypophysenvergrößerung ein sensitiver und spezifischer Marker der ICI-Hypophysitis. Die Hypophysenvergrößerung ist meist mild bis moderat. Eine Hypophysenstielverdickung ist oft darstellbar, erfreulicherweise zumeist ohne Affektion des Chiasma opticum. Radiologisch nachweisbar bildet sich der raumfordernde Aspekt im Verlauf von Wochen und Monaten vollständig zurück und es zeigt sich eine Chance für die Erholung der thyreo- und gonadotropen Achse (Erholung in 24–87 bzw. 13–87 %). Die corticotrope Insuffizienz ist jedoch in der Regel permanent (Erholung in 12–18 %) [11,12].

Schlüsselmoment und Herausforderung: Inadäquatheit der Abgeschlagenheit bei Patienten mit aktiver Tumorerkrankung zu erkennen, unspezifische Symptome wie Abgeschlagenheit, Nausea und Emesis, Hypotonie sowie Hyponatriämie im Grundrauschen der Krebserkrankung/-therapie als Zeichen einer Addison-Krise zu identifizieren und die Patienten zügig einer Hydrocortison-Substitution zuzuführen.

Management: Die Hormonsubstitution der ausgefallenen Achsen erfolgt dem üblichen Procedere bei Hypophysitis bzw. Hypophyseninsuffizienz, wobei die zügige Zuführung und Sicherstellung der Cortisolsubstitution die dringlichste Maßnahme darstellt (Hydrocortison 100 mg iv im Bolus und /24 h). Nach Erholung aus der Akutsituation ist eine permanente Cortisolsubstitution und ggf. SD- und Sexualhormonsubstitution erforderlich (Hydrocortison 10–5–0 mg, ggf. L-Thyroxin 1,6 µg/ kg KG, ggf. Testosteron bzw. Östrogen/Progesteron), so dass auch eine entsprechende Schulung des Patienten und der Angehörigen, sowie eine Ausstattung mit der entsprechenden Notfall-Medikation (Bsp. Hydrocortison 100 mg Ampulle inkl. Hilfsmittel und Prednison-Suppositorium 100 mg) und einem Notfallausweis (https://www.endokrinologie.net/files/download/glukokortikoide-notfallausweis.pdf) erforderlich sind. Bei deutlichen, auf eine große selläre Masse deutende Beschwerden wie schwere Kopfschmerzen, Doppelbilder oder Gesichtsfelddefekte ist eine Hochdosis-Steroidtherapie (1–2 mg PÄ/kg KG und Tapering über 1–2 Wochen) und Pausierung der ICI-Therapie indiziert. Eine Wiederaufnahme der ICI-Therapie ist in der Regel nach Erholung schwerer Symptome wieder möglich.

Managerbriefing: Cortisolmangel mit Hypophyseninsuffizienz CTCAE Grad ≥ 3 und dringlicher Indikation einer Cortisolsubstitution. Notwendigkeit von Hochdosis-Steroiden und passagerer Pausierung der ICI-Therapie bei schwerem Kopfschmerz oder Chiasma-Affektion. Fortführung der ICI-Therapie nach Erholung der schweren Symptome.

9.5.7 ICI-Adrenalitis

Häufigkeit und Prävalenz: Die ICI-Adrenalitis ist im Kontext der ICI mit einer Prävalenz < 1 % eine seltene, aber unbehandelt potenziell fatale Nebenwirkung. Dennoch tritt es (wie die ICI-Hypophysitis) als irAE deutlich häufiger auf als die gewöhnliche primäre adrenale Insuffizienz (europäische Jahres-Prävalenz: 4–6:1 Million). Das Ereignis ereilt leicht häufiger Männern als Frauen (Männer:Frauen = 6:4) [13].

Pathomechanismus: Jenseits der ICI-bedingten Aufhebung der Immuntoleranz ist der genaue immunologische Auslöser dieser irAE bisher unbekannt. Der Nachweis spezifischer Autoantikörper gegen die Nebennierenrinde wie 21-Hydroxylase-Antikörper gelang nur im Einzelfall.

Klinik: Die klinischen Symptome einer ICI-Adrenalitis entsprechen einem Cortisolmangel bis zur Addison-Krise. Die ICI-Adrenalitis ist zu 90 % schwer und die Letalität hoch (CTCAE Grad 5 in 7,3 % der Fälle). Der Manifestationszeitpunkt in Bezug zum Start der ICI-Therapie liegt im Median bei 17 Wochen mit hoher Varianz (Bereich: 1–82) [13].

Schlüsselmoment und Herausforderung: Inadäquatheit der Abgeschlagenheit bei Patienten mit aktiver Tumorerkrankung zu erkennen, unspezifische Symptome wie Abgeschlagenheit, Nausea und Emesis, Hypotonie sowie Hyponatriämie im Grundrauschen der Krebserkrankung/-therapie als Zeichen einer Addison-Krise zu identifizieren und die Patienten zügig einer Hydrocortison-Substitution zuzuführen.

Management: Das Notfallmanagement entspricht den Standards zur Behandlung einer Addison-Krise (Hydrocortison 100 mg iv. im Bolus und /24 h). Da auch die ICI-Adrenalitis in einer permanenten Insuffizienz resultiert, ist eine lebenslange Substitution mit Hydro- und Fludrocortison (Hydrocortison 15–10–0 mg, Fludrocortison 0,1–0–0 mg) sowie eine sorgfältige Schulung des Patienten und der Angehörigen, sowie die Ausstattung mit entsprechender Notfallmedikation (Bsp. Hydrocortison 100 mg Ampulle inkl. Hilfsmittel und Prednison-Suppositorium 100 mg) und einem Notfallausweis erforderlich. (https://www.endokrinologie.net/files/download/gluko-kortikoide-notfallausweis.pdf)

Managerbriefing: Addison-Krise mit CTCAE Grad 4–5 und dringlicher Indikation einer Cortisolsubstitution. Keine Notwendigkeit einer Steroidtherapie. Keine Abhaltung gegenüber der weiteren ICI-Therapie nach Erholung der schweren Ereignisse.

9.5.8 Zusammenfassung

Onkologika der neuen Generation gewinnen in der medizinischen Versorgung zunehmend an Bedeutung. Sie bringen über das eindrückliche Therapieansprechen der Grunderkrankung hinaus hormonelle Nebenwirkungen mit sich. Neue Diabetesformen sind entstanden und bis dato seltene, aber potenziell fatale endokrine Erkrankungen treten häufiger auf. Sie manifestieren sich oft akut und bedürfen der zügigen Einleitung einer Hormonsubstitution. Ihre Detektion stellt im Kontext der Tumorerkrankung oft eine Herausforderung dar. Die Kenntnis über diese neuen Endokrinopathien, das Bewusstsein um ihre Bedeutung für das Überleben des betroffenen Patienten und ein konsequentes Management inklusive Aufklärung und Empowerment des Patienten und seiner Angehörigen können die Versorgungsqualität von Patienten mit Tumorerkrankung verbessern.

Literatur

[1]   Hope C, Robertshaw A, Cheung KL, Idris I, English E. Relationship between HbA1c and cancer in people with or without diabetes: a systematic review. Diabet Med. 2016;33(8):1013–25.

[2]   Peila R, Rohan TE. Diabetes, Glycated Hemoglobin, and Risk of Cancer in the UK Biobank Study. Cancer Epidemiol Biomarkers Prev. 2020;29(6):1107–19.

[3]   de Beer JC, Liebenberg L. Does cancer risk increase with HbA1c, independent of diabetes? Br J Cancer. 2014;110(9):2361–8.

[4]   Shariff AI, Syed S, Shelby RA, et al. Novel cancer therapies and their association with diabetes. J Mol Endocrinol. 2019;62(2):R187-R99.

[5]   Pardoll DM. The blockade of immune checkpoints in cancer immunotherapy. Nat Rev Cancer. 2012;12(4):252–64.

[6]   Martins F, Sofiya L, Sykiotis GP, et al. Adverse effects of immune-checkpoint inhibitors: epidemiology, management and surveillance. Nat Rev Clin Oncol. 2019;16(9):563–80.

[7]   Wright JJ, Powers AC, Johnson DB. Endocrine toxicities of immune checkpoint inhibitors. Nat Rev Endocrinol. 2021;17(7):389–99.

[8]   Stamatouli AM, Quandt Z, Perdigoto AL, et al. Collateral Damage: Insulin-Dependent Diabetes Induced With Checkpoint Inhibitors. Diabetes. 2018;67(8):1471–80.

[9]   Iyer PC, Cabanillas ME, Waguespack SG, et al. Immune-Related Thyroiditis with Immune Checkpoint Inhibitors. Thyroid. 2018;28(10):1243–51.

[10] Caturegli P, Newschaffer C, Olivi A, et al. Autoimmune hypophysitis. Endocr Rev. 2005;26 (5):599–614.

[11] Chang LS, Barroso-Sousa R, Tolaney SM, et al. Endocrine Toxicity of Cancer Immunotherapy Targeting Immune Checkpoints. Endocr Rev. 2019;40(1):17–65.

[12] Faje A, Reynolds K, Zubiri L, et al. Hypophysitis secondary to nivolumab and pembrolizumab is a clinical entity distinct from ipilimumab-associated hypophysitis. Eur J Endocrinol. 2019;181 (3):211–9.

[13] Grouthier V, Lebrun-Vignes B, Moey M, et al. Immune Checkpoint Inhibitor-Associated Primary Adrenal Insufficiency: WHO VigiBase Report Analysis. Oncologist. 2020;25(8):696–701.

10 Endokrinopathien als Folge eines Diabetes

10.1 Peri- und postmenopausale Hormontherapie bei metabolischem Syndrom

Christoph Keck

10.1.1 Einleitung

Kardiovaskuläre Ereignisse stellen hierzulande die häufigste Todesursache für Frauen dar. So starben 2017 in Deutschland fast 190.000 Frauen an kardiovaskulären Erkrankungen, im Vergleich dazu gab es knapp 109.000 Malignom-bedingte Todesfälle.

Neben dem Gebrauch von Nikotin gelten als Risikofaktoren für kardiovaskuläre Erkrankungen insbesondere Fettstoffwechselstörungen, Hypertonie sowie Diabetes mellitus. Treten diese Risikofaktoren gemeinsam mit Adipositas auf, so spricht man vom metabolischen Syndrom [1]. Die Prävalenz des metabolischen Syndroms wird in Europa bei Frauen in der fertilen Lebensphase auf 20–25 % geschätzt. In der Gruppe der postmenopausalen Frauen beträgt die Prävalenz geschätzt 31–55 % [2].

Etwa 30 % der Frauen leiden postmenopausal unter relevanten klimakterischen Symptomen – insbesondere Hitzewallungen – mit entsprechender Einschränkung der Lebensqualität. Diese Beschwerden können effektiv durch eine Hormontherapie behandelt werden. In der aktuellen S3-Leitlinie zur peri- und postmenopausalen Hormontherapie wird als starke Empfehlung formuliert: „Frauen mit vasomotorischen Beschwerden soll eine HRT angeboten werden, nachdem sie über die kurz- (bis zu 5 Jahren) und langfristigen Nutzen und Risiken informiert wurden." [3].

Im vorliegenden Beitrag soll die Anwendung der peri- und postmenopausalen Hormontherapie (HRT) bei Frauen mit metabolischem Syndrom diskutiert werden.

10.1.2 HRT und Adipositas

Nach Daten des Statistischen Bundesamtes waren 2010 41,4 % aller Deutschen (60,1 % der Männer und 42,9 % der Frauen) übergewichtig oder adipös. Im Jahr 2013 waren in Deutschland 43 % der Frauen übergewichtig und 14 % adipös. Im Zeitraum 1985–2000 hat die Prävalenz der Adipositas um 13 % zugenommen. Der Anteil von Erwachsenen mit Adipositas per magna (BMI > 40 kg/m2) hat sich in Deutschland zwischen 1999 und 2009 fast verdoppelt (Statistisches Bundesamt (2010).

In der Peri- und Postmenopause kommt es typischerweise zu einer Gewichtszunahme, die im Wesentlichen auf eine Veränderung der Körperfettmasse zurückzuführen ist.

Wie ist das zu erklären?

https://doi.org/10.1515/9783110682083-010

Mit zunehmendem Alter nimmt die Muskelmasse im Verhältnis zum Gesamtkörpergewicht ab, die physische Aktivität sowie der Gesamtenergieverbrauch gehen zurück [4]. Postmenopausal kommt es zur Abnahme der Estradiol-Serumspiegel, ebenso der Wachstumshormonspiegel, bei weitgehend konstanter Cortisolsekretion. Die Androgenkonzentration im Serum bleibt meist unverändert bzw. steigt tendenziell an, da es zu einer Stimulation der ovariellen Stromazellen durch die erhöhten Gonadotropine kommt.

Durch die o. g. hormonellen Veränderungen kommt es zu einer Zunahme der Lipo- und Glukoneogenese und gleichzeitig zu einer Abnahme der Lipolyserate. Die Aufnahme freier Fettsäuren ins Gewebe wird in geringerem Maße gehemmt, die Fettoxidation gedrosselt und der Gesamt-Energieverbrauch nimmt ab. Durch die Abnahme der Östradiolspiegel geht die hepatogene SHBG-Sekretion zurück und der Anteil des freien Testosterons steigt. Dies führt – im Zusammenspiel mit einer Zunahme der Insulinresistenz – zur Entwicklung einer androiden Adipositas (Abb. 10.1).

Der Einfluss der Menopause auf den Gewichtsverlauf wurde in zahlreichen Studien untersucht. In den meisten Arbeiten wird eine postmenopausale Gewichtszunahme von durchschnittlich 0,5 kg pro Jahr beschrieben, wobei unklar bleibt, ob die Gewichtszunahme tatsächlich mit der Menopause oder aber mit dem zunehmenden Alter korreliert [5]. In den Studien, die eine Korrelation zwischen Menopause und Gewichtszunahme beschreiben, wird bei post- im Vergleich zu prämenopausalen Frauen vor allem eine Zunahme der viszeralen Fettmasse beschrieben [6].

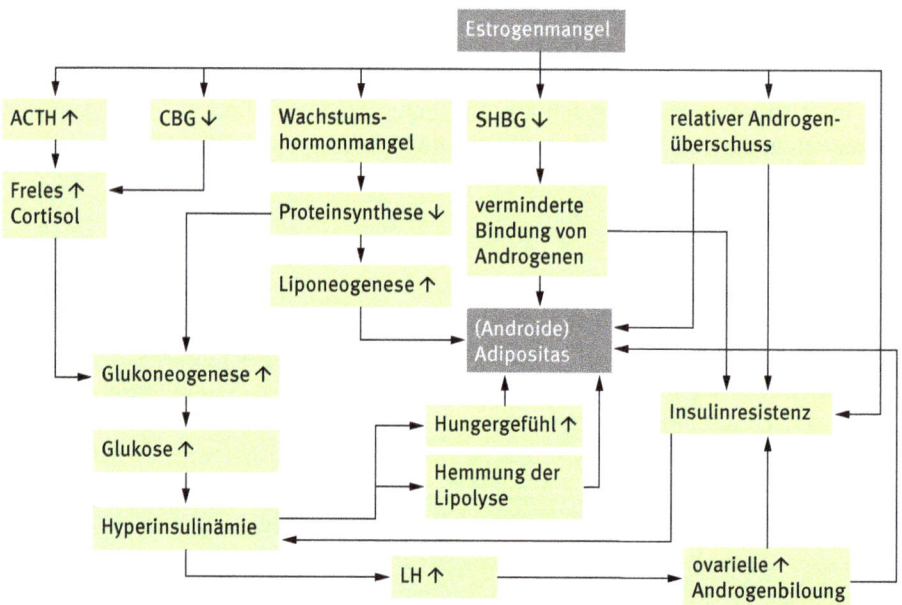

Abb. 10.1: Pathophysiologie der peri- und postmenopausalen Gewichtsveränderung.

10.1.3 Einfluss der HRT auf die peri- und postmenopausale Gewichtsentwicklung

Der Einfluss einer HRT auf die peri- und postmenopausale Gewichtsentwicklung wird sehr kontrovers diskutiert. Dies hängt u. a. damit zusammen, dass in den Studien unterschiedliche Methoden zur Bestimmung der Fettmasse verwendet wurden.

Insbesondere Studien, in denen der Anteil des viszeralen Fettgewebes mittels Ganzkörper-CT oder -MRT untersucht wurde, konnten eine signifikante Reduktion der abdominalen Fettmasse unter dem Einfluss der HRT nachweisen [7,8]. Solche Untersuchungen mittels Ganzkörper-CT oder -MRT sind jedoch aufgrund der Strahlenbelastung sowie der Kosten in der Praxis nicht umsetzbar, sondern bleiben wissenschaftlichen Fragestellungen vorbehalten.

10.1.3.1 Gibt es Grenzwerte für die Adipositas, bei denen eine HRT kontraindiziert ist?

Mit zunehmender Adipositas nimmt das Risiko vor allem thromboembolischer Komplikationen zu. Eine HRT kann dieses Risiko noch weiter steigern, dabei hängt das Ausmaß der Risikoerhöhung von mehreren Faktoren ab – so ist die transdermale Östrogengabe grundsätzlich mit einem geringeren VTE-Risiko verbunden als die orale HRT. Auch die Auswahl des Gestagens spielt für die kombinierte HT eine Rolle, so ist das VTE-Risiko bei Wahl mikronisierten Progesterons als Gestagenbestandteil einer HRT geringer als bei Gestagenen anderer Substanzgruppen.

Daraus folgt, dass selbst bei Adipositas eine HRT ohne relevante Risikoerhöhung für thromboembolische Ereignisse durchgeführt werden kann, solange die transdermale Östradiolgabe gewählt und bei Bedarf mit mikronisiertem Progesteron kombiniert wird.

10.1.4 Lipidstörungen/Dyslipidämie

Postmenopausal kommt es physiologischerweise zu einer Abnahme der High-density-Lipoprotein (HDL)-Cholesterin-Werte, während die Triglyzerid und Lipoprotein(a)-Spiegel ansteigen [9–11].

Lipoprotein(a) ist ein unabhängiger kardiovaskulärer Risikofaktor und in seiner Plasma-Konzentration genetisch determiniert. Therapeutisch ist die Höhe des Lipoproteins(a)-Spiegels nur wenig beeinflussbar [12]. Lipoprotein(a)-Spiegel müssen immer im Zusammenhang mit den typischen kardiovaskulären Risikofaktoren interpretiert werden. Wegen seiner Ähnlichkeit mit Plasminogen wird Lipoprotein(a) zusätzlich eine Assoziation mit venösen Thrombosen nachgesagt [13]. Es gibt keinen Grenzwert für Lipoprotein(a), der als Ausschlusskriterium für eine HRT angesehen wird.

Für die Routine ist vor allem die Bestimmung der Cholesterin-Subgruppen (LDL- und HDL-Cholesterin) relevant. So wird dem HDL-Cholesterin im Allgemeinen ein günstiger Effekt im Hinblick auf das kardiovaskuläre Risiko zugesprochen, während LDL-Cholesterin zu einer Risikoerhöhung führt. Damit wurde in der Vergangenheit der HDL/LDL-Quotient als wesentlicher Marker für das Cholesterin-bedingte kardiovaskuläre Risiko herangezogen. Der HDL/LDL-Quotient wird heute zur Risikobetrachtung nicht mehr verwendet, da ein Schutz vor kardiovaskulären Erkrankungen durch (sehr) hohes HDL-C nicht nachweisbar ist. Vielmehr wird der LDL-Cholesterin-Serumkonzentration als prognostischer Marker eine entscheidende Bedeutung beigemessen [14]. Die Senkung des LDL-Serumspiegels ist eine wirksame Möglichkeit zur Reduktion des kardiovaskulären Gesamtrisikos [15].

Der günstige Einfluss einer HRT auf das Lipidprofil wurde in zahlreichen Studien belegt. HRT-Anwenderinnen („ever users") zeigten im Vergleich zu Nicht-Anwenderinnen („never users") signifikant höhere HDL-Serumspiegel, bei signifikant niedrigeren Triglyzerid- und Gesamt-Cholesterin-Spiegeln [16]. In der Placebo-kontrollierten doppelblind-randomisierten Studie von Gregersen et al. [17] konnte eine signifikante Reduktion des LDL-/HDL-Quotienten sowie der Lipoprotein(a)-Spiegel nachgewiesen werden. Daraus kann ein günstiger Effekt für das Thromboserisiko abgeleitet werden [17].

Zur Beurteilung des Gesamtrisikos müssen neben den HDL- /LDL- und Triglyzeridwerten auch Atherosklerose-assoziierte proinflammatorische Faktoren herangezogen werden. Hierzu zählen das proinflammatorische HDL, CRP sowie Serum-Amyloid-A (SAA). Während diese Risikofaktoren unter einer oralen HRT zum Teil deutlich ansteigen, hat die transdermale Gabe nahezu keinen Effekt auf die Serumspiegel. Dies muss für die „Nutzen-Risiko-Berechnung" beim Vergleich zwischen oraler und transdermaler HRT berücksichtigt werden.

10.1.4.1 Lipid-Grenzwerte

Die oben dargestellte Komplexität bei der Bestimmung und Interpretation des Lipidprofils lässt erkennen, weshalb es keine verbindlichen Grenzwerte für die einzelnen Parameter gibt, die als Ausschlusskriterium für die HRT herangezogen werden können.

Dem trägt die aktuelle S3-Leitlinie mit folgender Formulierung Rechnung:

„Das kardiovaskuläre Basisrisiko peri- und postmenopausaler Frauen variiert sehr stark in Abhängigkeit von den Risikofaktoren. Sie sollten optimal kontrolliert sein, damit sie keine Kontraindikation für eine HRT darstellen. Deshalb sollten die vaskulären Risikofaktoren vor Beginn einer HRT abgeklärt und behandelt werden".

Was heißt das nun konkret für die Verordnung einer HRT bei Frauen mit Dyslipidämie?

1. Mit Beginn der HRT sollte idealerweise das Lipidprofil normalisiert sein.
2. Bei Frauen mit schwerer Dyslipidämie bzw. nicht optimal einstellbarer Dyslipidämie sollte keine orale HRT durchgeführt werden. Eine niedrig dosierte transdermale HRT ist – selbst bei Vorliegen weiterer Risikofaktoren – vertretbar. Die Behandlungsplanung sollte in diesen Fällen ggf. in enger Abstimmung mit einem Kardiologen/Diabetologen erfolgen.

10.1.5 Arterielle Hypertonie

Bluthochdruck ist einer der führenden Risikofaktoren für Herz-Kreislauf-Erkrankungen. Nach Daten des Robert-Koch-Instituts ist ungefähr jeder zweite Erwachsene in Deutschland betroffen (44 % der Frauen und 51 % der Männer im Alter von 18 bis 79 Jahren; www.rki.de/DE/Content/Gesundheitsmonitoring/Gesundheitsberichterstattung/GBEDownloadsT/hypertonie.pdf [18].

In Deutschland ist der Anteil der Männer mit isolierter systolischer Hypertonie im jüngeren Alter größer, als der der Frauen. Ab dem 6. Lebensjahrzehnt wird dagegen eine höhere Prävalenz bei den Frauen beobachtet (Abb. 10.2).

Diese Beobachtung deckt sich mit einer weiteren Untersuchung, die zunächst eine niedrigere Prävalenz von Bluthochdruck bei Frauen im jüngeren Alter im Vergleich zu gleichaltrigen Männern zeigte, jedoch bei älteren Frauen eine höhere Prävalenz nachwies [19]. Der Anstieg des Blutdrucks ist dabei unter anderem verbunden mit einer Verschlechterung der Endothelfunktion, welche bei Frauen später als bei Männern auftritt [20;21].

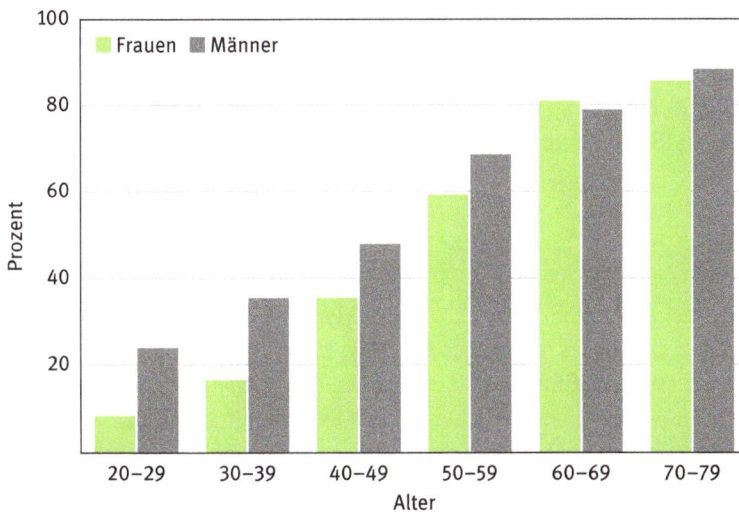

* Hypertonie: SBD ≥ 140 mmHG und/oder DBD ≥ 90 mmHG und/oder Einnahme
antihypertensiver Medikamente und SBD < 140 mmHG und DBD < 90 mmHG

Abb. 10.2: Prävalenz der Hypertonie (in %) nach Altersgruppen und Geschlecht. Modifiziert nach [36].

10.1.5.1 Einfluss der Hormontherapie (HRT) auf die Blutdruckwerte eines bereits bestehenden arteriellen Hypertonus

1. Normotensive Frauen: Der Einfluss einer HRT auf die Blutdruckwerte wird kontrovers diskutiert. Im Rahmen der Women's Health Initiative (WHI) Studie konnte ein Anstieg der systolischen Blutdruckwerte (nicht signifikant) *unter Östrogenmonotherapie* (konjugierte equine Östrogene, CEE) festgestellt werden [22]. In der Mehrzahl der Studien wurde jedoch eine Senkung der Blutdruckwerte bei *transdermaler* Östrogenmonotherapie bei normotensiven Frauen nachgewiesen [23].

In der *Kombinationstherapie (EPT)* sind die Daten ebenfalls widersprüchlich: sowohl positive [24,25] als auch negative Effekte [26] wurden berichtet. Bei *transdermaler* Anwendung des Östrogens wurde bei den Kombinationspräparaten ebenfalls überwiegend positive Effekte auf die Blutdruckwerte festgestellt [23].

2. Hypertensive Frauen: Es liegen insgesamt nur wenige Studien zur Wirkung einer *Östrogenmonotherapie* auf die Blutdruckwerte bereits hypertensiver, postmenopausaler Frauen vor. In den meisten Studien konnte jedoch eine Senkung der Blutdruckwerte (sowohl unter oraler als auch transdermaler Östrogengabe) nachgewiesen werden [23]. Bei Anwendung der *Kombinationstherapie* konnte zumindest in den meisten Studien mit 24 h-Blutdruckmessung eine Senkung der Werte festgestellt werden. Dabei wurde vor allem eine Senkung der Tageswerte bei hypertensiven Frauen beobachtet. Im Gegensatz zu normotensiven Frauen wurde bei hypertensiven Frauen unter Anwendung von Drospirenon bei einer signifikanten Senkung der 24 h systolischen RR Werte festgestellt [27].

10.1.6 Diabetes mellitus

Ein Diabetes mellitus wird durch eine chronische Hyperglykämie definiert, welche auf eine Störung der Insulinsekretion, der Insulinwirkung oder einer Kombination der beiden Faktoren zurückzuführen ist. Laut epidemiologischen Schätzungen werden bis 2030 bis zu 439 Millionen Menschen an Diabetes mellitus erkrankt sein [28]. Diese zunehmende Prävalenz betrifft vor allem den Diabetes mellitus Typ 2 und ist mitbedingt durch die zunehmende Prävalenz der Adipositas.

Mit Nachlassen der ovariellen Aktivität im Zusammenhang mit der Menopause können Veränderungen der Insulinsekretion beobachtet werden: so wurde eine bis zu 50 % verminderte Sekretion von Insulin nachgewiesen [29]. Zudem konnte eine gesteigerte Prävalenz von Diabetes mellitus nach der Menopause festgestellt werden [30]. Dabei ist jedoch nicht auszuschließen, dass diese Effekte durch die Zunahme der zentralen Adipositas mitbedingt sind.

10.1.6.1 Einfluss einer HRT auf die Inzidenz eines Diabetes mellitus

Die WHI-Studie konnte zeigen, dass im Vergleich zu Nicht-Anwenderinnen eine orale HRT mit einem signifikant reduzierten Risiko an einem Diabetes mellitus zu erkranken assoziiert ist (relatives Risiko [RR]: 0,80 95 % Konfidenzintervall [KI] 0,67–0,96). Lag die Anwendung der HRT in der Vergangenheit, konnte kein Effekt mehr nachgewiesen werden [31]. Auch im Rahmen der Heart and Estrogen/progestin Replacement Study (HERS) wurde eine geringere Inzidenz eines neu diagnostizierten Diabetes mellitus unter einer oralen HRT beobachtet (CEE, Medroxyprogesteronacetat, 6,2 % unter HRT und 9,5 % in der Placebogruppe; RR 0,65 [95 % KI, 0,48–0,89]; P = 0,006) [32].

In der großen prospektiven französischen E3N Kohortenstudie von 2009 (63.624 postmenopausale Frauen) konnte dieser Effekt bestätigt werden (RR 0,82 [95 % CI 0,72–0,93] unter HRT im Vergleich zu Nichtanwendung) [33]. Dabei konnte ein stärkerer Effekt unter oraler Therapie im Vergleich zur transdermalen Gabe nachgewiesen werden (RR oral: 0,68 [95 % CI 0,55–0,85] vs. RR transdermal 0,87 [95 % CI 0,75–1,00], p = 0,028).

10.1.6.2 Einfluss einer HRT auf einen bereits bestehenden Diabetes mellitus

Auch bei präexistentem Diabetes mellitus wurden positive Effekte einer HRT in mehreren Studien festgestellt. So wurden in einer großen amerikanischen Kohortenstudie an 15.435 Frauen mit Diabetes mellitus Typ 2 signifikant niedrigere HbA1c-Spiegel unter laufender HRT gezeigt. Die Effekte waren dabei unabhängig davon, ob eine kombinierte HRT (Östrogen und Progesteron: EPT) oder eine Östrogenmonoeinnahme (ET) erfolgte [34]. Auch in einer prospektiven Kohortenstudie (40 postmenopausale Frauen mit Diabetes mellitus Typ 2) konnte im Rahmen der Beobachtungszeit eine signifikante Senkung der Nüchternglukose, des Nüchterninsulins sowie des HOMA-Index unter EPT im Vergleich zu Placebo festgestellt werden [35].

Ist ein präexistenter Diabetes mellitus eine Kontraindikation für eine HRT?

Bislang konnten keine negativen Effekte einer HRT auf einen bereits bestehenden Diabetes mellitus Typ 2 nachgewiesen werden. Somit sieht auch die S3-Leitlinie zur Peri- und Postmenopause, Diagnostik und Intervention keine Kontraindikation in der Verordnung einer HRT bei präexistentem Diabetes mellitus.

10.1.7 Fazit

1. Etwa 30 % der postmenopausalen Frauen leiden unter ausgeprägten klimakterischen Beschwerden.
2. Die Prävalenz des metabolischen Syndroms bei postmenopausalen Frauen wird auf 31–55 % geschätzt.

3. Die HRT wirkt sich auf die Ausprägung des metabolischen Syndroms zum Teil günstig aus; so kommt es tendenziell zu einer Abnahme des Blutdrucks, einer Verbesserung der Fettstoffwechselwerte, sowie zu einer Reduktion des Diabetes-Risikos.

4. Je nach Ausprägung der Symptome des metabolischen Syndroms kann es jedoch auch zu einem Risikoanstieg unter einer HRT kommen. Diese Risiken betreffen vor allem thromboembolische Komplikationen und Malignomerkrankungen.

5. Vor Einleitung einer HRT sollte das metabolische Syndrom entsprechend eingestellt und kontrolliert werden, um das potenzielle Risiko weitgehend zu minimieren.

6. Grenzwerte als Ausschlusskriterien für eine HRT lassen sich für die einzelnen Symptome des metabolischen Syndroms auf Basis der vorliegenden Daten nicht definieren.

Literatur

[1] Expert panel on detection, evaluation and treatment of high blood cholesterol in adults (adult treatment panel III) Executive summary of the third report of the national cholesterol education programm (ncep). 2001: JAMA. 285:2486–2497.

[2] Pu D, et al. Metabolic syndrome in menopause and associated factors. A meta-analysis. Climacteric. 2017:1–9.

[3] Peri- und Postmenopause – Diagnostik und Interventionen. S3-Leitlinie, AWMF-Registernummer 015–062: Januar 2020.

[4] Moser M, et al. Körpergewicht und Köperzusammensetzung. Gynäkologische Endokrinologie. 2014:183–185.

[5] Wowers M, et al. Changes in body composition in women over six years at midlife: ovarian and chronological aging. J Clin Endocrinol Metab. 2007;92:895–901.

[6] Davis SR, et al. Understanding weight gain at menopause. Climcteric. 2012;15:419–429.

[7] Santen RJ, et al. Executive summary: postmenopausal hormone therapy: an Endocrine Society scientific statement. J Clin Endocrinol Metab. 2013;95:1–66.

[8] Sumino H, et al. Effects of hormone replacement therapy on weight, abdominal fat distribution and lipid levels in Japanese postmenopausal women. Int J Obes Relat Metab Disord. 2003;27:1044–1051.

[9] Collins P, et al. Management of cardiovascular risks in the perimenopausal woman: a consensus statement of European cardiologists and gynaecologists. Eur Heart J. 2007;28:2028–2040.

[10] Birkhäuser M. Menopausale Hormontherapie bei internistischen Erkrankungen. Gynäkologische Endokrinologie. 2016:260–269.

[11] Baber RJ, et al. IMS Recommendations on women´s midlife health and menopause hormone therapy. Climacteric. 2016;19:109–150.

[12] Danesh J, et al. Lipoprotein (a) and coronary heart disease. Meta-analysis of prospective studies. Circulation. 2000;102:1082–1085.

[13] Dentali F, et al. Lipoprotein (a) as a Risk Factor for Venous Thromboembolism: A Systematic Review and Meta-analysis of the Literature. Semin Thromb Hemost. 2017;43(6):614–620.

[14] 2019 ESC/EAS Guidelines for the management of dyslipidaemias: lipid modification to reduce cardiovascular risk: https://academic.oup.com/eurheartj/advance-article-abstract/doi/10.1093/eurheartj/ehz455/5556353.

[15] Collins P, et al. Management of cardiovascular risk in the perimenopausal women: a consensus statement of European cardiologists and gynecologists. Climacteric. 2007;10:508–526.

[16] Kim J-E, et al. Associations of postmenopausal hormone therapy with metabolic syndrome among diabetic and non-diabetic women. Maturitas. 2019;121:76–82.

[17] Gregersen I, et al. Effect of hormone replacement therapy on atherogenic lipid profile in post-menopausal women: Thrombosis Research. 2019;184:1–7.

[18] www.rki.de/DE/Content/Gesundheitsmonitoring/Gesundheitsberichterstattung/GBEDown-loadsT/hypertonie.de

[19] Martins D, Nelson K, Pan D et al. The effect of gender on age-related blood pressure changes and the prevalence of isolated systolic hypertension among older adults: data from NHANES III. J Gend Specif Med. 2001;4(3):10–13, 20.

[20] Celermajer DS, Sorensen KE, Spiegelhalter DJ, et al. Aging is associated with endo- thelial dys-function in healthy men years before the age-related decline in women. J Am Coll Cardiol. 1994;24(2):471–476.

[21] Sandberg K, Ji H. Sex differences in primary hypertension. Biol Sex Differ. 2012;3(1):7

[22] Anderson G, Limacher M, Assaf AR, et al. Women's Health Initiative Steering Com- mittee: Effects of conjugated equine estro- gen in postmenopausal women with hyster- ectomy: the Women's Health Initiative randomized controlled trial. JAMA. 2004;291(14):1701–1712.

[23] Cannoletta M, Cagnacci A. Modification of blood pressure in postmenopausal women: role of hormone replacement therapy. Int J Womens Health. 2014;6:745–757.

[24] Scuteri A, Bos AJ, Brant LJ, et al. Hormone replacement therapy and longitudinal changes in blood pressure in postmeno- pausal women. Ann Intern Med. 2001;135(4):229–238.

[25] Windler E, Zyriax BC, Eidenmuller B, et al. Hormone replacement therapy and risk f or coronary heart disease. Data from the CORA-study – a case-control study on women with incident coro- nary heart disease. Maturitas. 2007;57(3):239–246.

[26] Chiu CL, Lujic S, Thornton C, et al. Meno- pausal hormone therapy is associated with having high blood pressure in postmeno- pausal women: observational cohort study. PLoS One. 2012;7 (7):e40260.

[27] White WB, Pitt B, Preston RA, et al. Anti- hypertensive effects of drospirenone with 17beta-est-radiol, a novel hormone treat- ment in postmenopausal women with stage 1 hypertension. Circulation. 2005;112(13):1979–1984.

[28] Shaw JE, Sicree RA, Zimmet PZ. Global estimates of the prevalence of diabetes for 2010 and 2030. Diabetes Res Clin Pract. 2010;87(1):4–14.

[29] Walton C, Godsland IF, Proudler AJ, et al. The effects of the menopause on insulin sensitivity, secretion and elimination in non-obese, healthy women. Eur J Clin Invest. 1993;23(8):466–473.

[30] Harris MI, Hadden WC, Knowler WC, et al. Prevalence of diabetes and impaired glucose toleran- ce and plasma glucose levels in U. S. population aged 20–74 yr. Diabetes. 1987;36(4):523–534.

[31] Manson JE, Rimm EB, Colditz GA, et al. A prospective study of postmenopausal estro- gen thera-py and subsequent incidence of non-insulin-dependent diabetes mellitus. Ann Epidemiol. 1992;2(5):665–673.

[32] Kanaya AM, Herrington D, Vittinghoff E, et al. Heart and Estrogen/progestin Replace- ment Study: Glycemic effects of postmeno- pausal hormone therapy: the Heart and Estrogen/progestin Replacement Study. A randomized, double-blind, placebo-con- trolled trial. Ann Intern Med. 2003;138(1):1–9.

[33] de Lauzon-Guillain B, Fournier A, Fabre A, et al. Menopausal hormone therapy and new- onset diabetes in the French Etude Epide- miologique de Femmes de la Mutuelle Gene-rale de l'Educa-tion Nationale (E3N) cohort. Diabetologia. 2009;52(10):2092–2100.

[34] Ferrara A, Karter AJ, Ackerson LM, et al. Northern California Kaiser Permanente Diabetes Registry: Hormone replacement therapy is associated with better glycemic control in women with type 2 diabetes: The Northern California Kaiser Permanente Diabetes Registry. Diabetes Care. 2001;24(7):1144–1150.

[35] Bitoska I, Krstevska B, Milenkovic T, et al. Effects of hormone replacement therapy on insulin resistance in postmenopausal dia- betic women. Open Access Maced J Med Sci. 2016;4(1):83–88.

[36] Segerer S, Keck C. Peri- und postmenopausale Hormontherapie bei metabolischem Syndrom. Frauenarzt. 2020;61:498–501.

10.2 Sexualfunktionsstörungen des Mannes

Sven Diederich, Dirk Fahlenkamp

Als Folge eines Diabetes mellitus treten beim Mann sowohl ein Hypogonadismus als auch eine erektile Dysfunktion gehäuft auf. Ein nicht behandelter Hypogonadismus kann dabei auch eine erektile Dysfunktion negativ beeinflussen.

10.2.1 Hypogonadismus bei Diabetes mellitus Typ 2

10.2.1.1 Definition/Epidemiologie

Ein Hypogonadismus (ICD 10: E29.1) bedeutet ein Defizit der Hodenfunktion, also eine mangelhafte Testosteron-Sekretion oder/und eine gestörte Spermienproduktion. Ein erniedrigter Testosteronwert im Blut ist beim Diabetes mellitus Typ 2/Metabolischem Syndrom sehr häufig (bis zu 50 %) zu messen. Metabolisches Syndrom und Adipositas haben auch negativen Einfluss auf die männliche Fertilität. Testosteronmangel und Metabolisches Syndrom verstärken sich gegenseitig. So ist gut belegt, dass Männer mit einer iatrogenen Testosteronabsenkung in der Therapie des Prostata-Karzinoms ein signifikant erhöhtes Risiko für ein metabolisches Syndrom haben.

10.2.1.2 Klassifikation/Pathophysiologie

Bei den ursächlichen Krankheitsbildern unterscheiden wir zwischen primären Hypogonadismus (= hypergonadotroper Hypogonadismus, Abb. 10.3a, Tab. 10.1), sekundären Hypogonadismus (= hypogonadotroper Hypogonadismus, Abb. 10.3b, Tab. 10.1) und funktionellem Hypogonadismus (= normogonadotroper Hypogonadismus Abb. 10.3c, Tab. 10.1) [1,2].

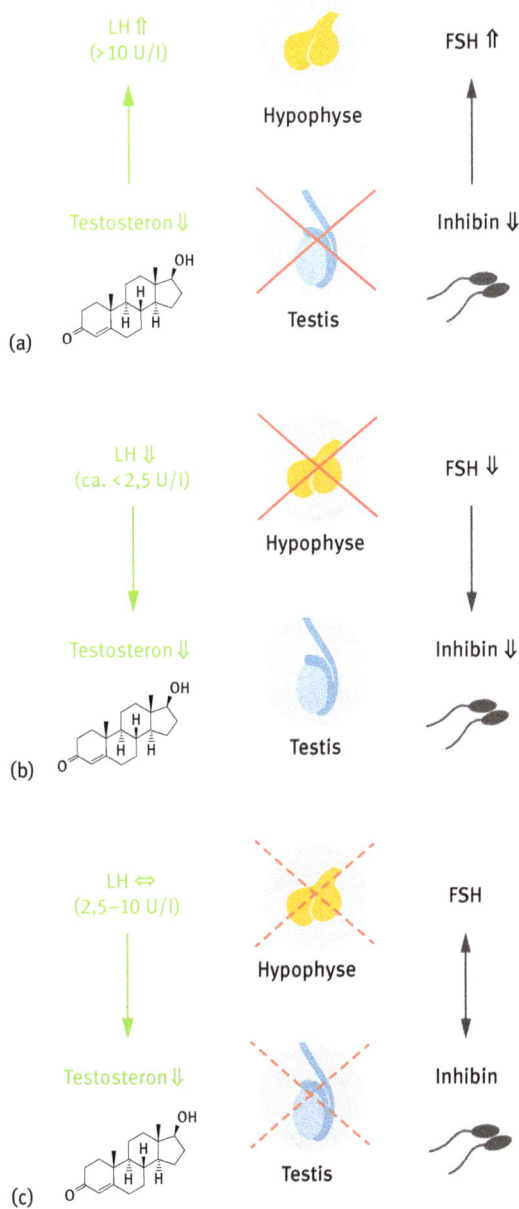

Abb. 10.3: Hormonelle Konstellation beim (a) Primären Hypogonadismus, (b) Sekundären Hypogonadismus, (c) Funktionellen Hypogonadismus, z. B. Altershypogonadismus. Zur Beurteilung der ursächlichen Störung ist die Betrachtung der zugehörigen Hormonpaare wichtig, z. B. zeigt eine FSH-Erhöhung mit niedrigem Inhibin (Marker für Spermatogenese im Blut) bei normalem LH/Testosteron eine isolierte Störung der Fruchtbarkeit wie z. B. nach Chemotherapie an.

Tab. 10.1: Häufige Ursachen der verschiedenen Hypogonadismus-Formen.

Primärer Hypogonadismus	Sekundärer Hypogonadismus	Funktioneller Hypogonadismus
Klinefelter-Syndrom	(Z. n.) Hypophysentumor	Metabolisches Syndrom Adiposi-
Z. n. Hodentrauma	Zerebrales Trauma	tas
(Z. n.) Hodentumor	Zerebrale Radiatio	Alter
Z. n. Orchitis	Empty sella Syndrom	chronische Entzündung Depressi-
Z. n. Chemotherapie	Hypophysitis	on
Z. n. Radiatio	Hyperprolaktinämie	exzessiver Sport
Maldescensus testis	Kallmann-Syndrom	Unterernährung
Anorchie	Hämochromatose	Niereninsuffizienz
		Opiattherapie

In der alltäglichen andrologischen Abklärung entsprechender klinischer und labor-chemischer Befunde finden wir die „klassischen" Hypogonadismus-Ursachen (pri-märer und sekundärer) in maximal 5 % der Fälle. Im Großteil der Fälle sind wir heu-te klinisch mit der Konstellation eines funktionellen Hypogonadismus konfrontiert. In vielen dieser Fälle ist die Testosteronerniedrigung Folge der entsprechenden Er-krankung bzw. des entsprechenden Einflussfaktors, so dass zunächst überlegt wer-den soll, ob der endogene Testosteronwert nicht durch Behandlung der entsprechen-den Erkrankung bzw. Veränderung des Einflussfaktors normalisiert werden kann. In den meisten Fällen ist die Bestimmung des Gesamt-Testosterons ausreichend, um die laborchemische Diagnose des Hypogonadismus zu stellen. Da es klinische Situa-tionen mit erheblichen Beeinflussungen des Sexual-Hormon-bindenden Globulins (SHBG) gibt (Tab. 10.2), ist in manchen Situationen die zusätzliche Betrachtung des freien bzw. bioverfügbaren Testosterons sinnvoll.

Tab. 10.2: Testosteron-Bindung im Blut und Regulation des Sexual-Hormon-bindenden Globulins (SHBG).

Testosteron-Bindung	Stimulation des SHBG	Hemmung des SHBG
SHBG: 50–70 %	Alter	Adipositas Diabetes mellitus, Insulin-
Albumin: 20–30 %*	Androgenmangel	resistenz
andere Proteine: 4 %*	Wachstumshormonmangel	Androgentherapie
frei: 1–3 %*	Hyperthyreose	Akromegalie
	Anorexia nervosa	Hypothyreose
	Hepatitis, Leberzirrhose	Nephrotisches Syndrom
	Phenytoin	Glucocorticoide
	HIV-Erkrankung	Gestagene

* = bioverfügbares Testosteron

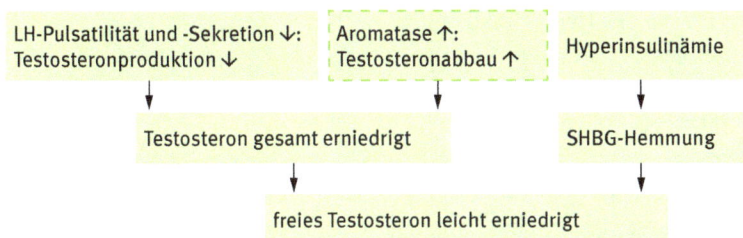

Abb. 10.4: Pathophysiologie des Hypogonadismus bei Adipositas bzw. Metabolischem Syndrom.

In der Pathophysiologie des funktionellen Hypogonadismus bei Adipositas/Metabolischen Syndrom (Abb. 10.4) spielt neben einer Störung der hypophysären/gonadalen Funktion in gewissen Maße auch ein vermehrter Abbau von Testosteron in Östradiol durch die Aromatase im Fettgewebe eine Rolle [3].

10.2.1.3 Klinisches Bild/Differenzialdiagnose

Symptome eines Hypogonadismus sind mannigfaltig, aber auch unspezifisch. Häufig kommen die Patienten über im Internet gefundene Symptom-Scores (z. B. „AMS [Aging Male Scala]-Bogen nach Heinemann") mit der selbst gestellten Verdachtsdiagnose Testosteronmangel zu uns. Nicht selten werden auch niedrig gemessene Testosteronwerte mitgebracht, so dass der Patient mit hohen Erwartungshaltungen bezgl. des Rettungsanker Testosteron zu uns kommt.

Hier müssen wir uns (und dem Patienten) klarmachen, dass ein Patient mit Adipositas per se auch zahlreiche unspezifische Symptome berichtet und daher auch einen entsprechend hohen Symptomscore abliefern kann.

Der bei diesen Patienten (funktioneller Hypogonadismus, Abb. 10.3c) dann häufig niedrig gemessene Testosteronwert ist oft nur ein Biomarker dieser Erkrankungen, so dass die alleinige pharmakologische Anhebung des Testosterons für diese Patienten auch nur selten eine nachhaltige klinische Besserung bewirkt.

Bei diesen Patienten ist das initiale Gespräch mit Aufklärung und auch Zuweisung des Patienten zu anderen Therapiemaßnahmen (medikamentöse Unterstützung bezgl. Gewichtsabnahme, Ernährungs- und Bewegungstherapie) aufwendig, aber dringlich und nachhaltig.

Durch die körperliche Untersuchung (Hodengröße etc.) und die laborchemische Diagnostik (Prolaktin, LH, Testosteron; unklare Anämie) sind die Fälle mit primären und sekundärem Hypogonadismus (Abb. 10.2a, b, Tab. 10.1), bei denen bei Fehlen von Kontraindikationen eine klare Indikation zur Substitution mit Testosteron besteht, klar zu differenzieren.

Mögliche Symptome des Hypogonadismus:
- Sexuelle Symptome: Abnahme
  - des sexuellen Interesses/der Libido
  - der Anzahl morgendlicher Erektionen
  - der Potenz
  - des Bartwachstums
- Psychische Symptome:
  - Reizbarkeit
  - Nervosität
  - Ängstlichkeit
  - Depressive Verstimmung
  - Gedächtnisschwäche
  - chronische Müdigkeit
  - Konzentrationsprobleme
- Körperliche Symptome:
  - übermäßiges Schwitzen
  - Schlaflosigkeit
  - Abnahme der Muskelkraft
  - Hitzewallungen
  - Gewichtszunahme
  - Zunahme des Fettgewebes
  - Insulinresistenz
  - Osteopenie
  - Gelenk- und Muskelbeschwerden
  - Anämie

10.2.1.4 Laborchemische Diagnostik

In der initialen Diagnostik ist die morgendliche Bestimmung des Gesamt-Testosterons (Abb. 10.5) ausreichend. Liegt dieser Wert über 12 nmol/l (3,5 ng/ml), ist meistens eine weitere Diagnostik nicht notwendig. Besteht allerdings klinisch ein Verdacht auf eine komplexere endokrinologische Erkrankung (Tab. 10.1), so sind hier selten dennoch zusätzliche andrologische Parameter (Inhibin, LH, FSH, SHBG; Abb. 10.3a, b) und andere endokrinologische Parameter (Cortisol; TSH, fT3, fT4; IGF-1; Prolaktin; Abb. 10.3b) zu bestimmen.

Ein morgendlicher Gesamt-Testosteron-Wert kleiner 12 nmol/l (3,5 ng/ml) sollte kontrolliert werden, zusätzliche Bestimmung von LH, Prolaktin, SHBG. Bei 2-maliger morgendlicher Bestimmung eines Gesamt-Testosterons < 8 nmol/l (2,3 ng/ml) ist die Diagnose Hypogonadismus belegt, im Graubereich 8–12 nmol/l (2,3–3,5 ng/ml) soll der freie Testosteron-Wert mitberücksichtigt werden. Hierbei ist das freie berechnete Testosteron (http://www.issam.ch/freetesto.htm) die einzige valide Methode, Assays

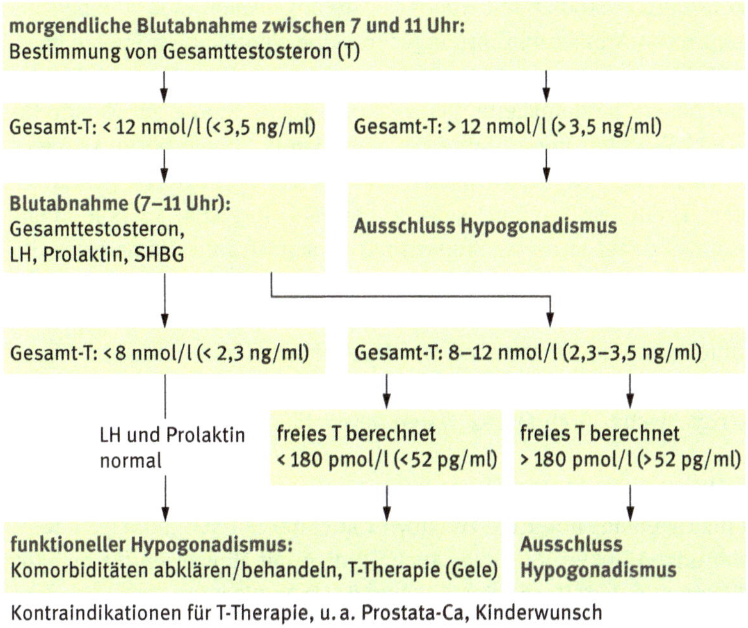

morgendliche Blutabnahme zwischen 7 und 11 Uhr: Bestimmung von Gesamttestosteron (T)	
Gesamt-T: < 12 nmol/l (< 3,5 ng/ml)	Gesamt-T: > 12 nmol/l (> 3,5 ng/ml)
Blutabnahme (7–11 Uhr): Gesamttestosteron, LH, Prolaktin, SHBG	Ausschluss Hypogonadismus
Gesamt-T: < 8 nmol/l (< 2,3 ng/ml)	Gesamt-T: 8–12 nmol/l (2,3–3,5 ng/ml)

LH und Prolaktin normal   freies T berechnet < 180 pmol/l (< 52 pg/ml)   freies T berechnet > 180 pmol/l (> 52 pg/ml)

funktioneller Hypogonadismus: Komorbiditäten abklären/behandeln, T-Therapie (Gele)	Ausschluss Hypogonadismus

Kontraindikationen für T-Therapie, u. a. Prostata-Ca, Kinderwunsch

Abb. 10.5: Algorithmus zur Diagnostik des funktionellen Hypogonadismus, z. B. beim Metabolischen Syndrom. Eine entsprechende Diagnostik soll natürlich nur bei signifikanter Symptomatik initiiert werden.

zur Bestimmung des freien Testosterons und auch der freie Androgenindex (FAI) sind diesbezüglich obsolet.

Auch für das freie Testosteron wird ein Graubereich zwischen 180–220 pmol/l (52–64 pg/ml) angegeben. Wir haben uns bewusst für den niedrigeren cut-off entschieden, um bei einer ohnehin hohen Prävalenz im Kollektiv des Metabolischen Syndrom möglichst den zu therapierenden Kreis auf den mit einer relativ großen Erfolgsaussicht zu reduzieren.

10.2.1.5 Therapie

Ist die laborchemische Diagnose eines funktionellen Hypogonadismus (Abb. 10.5) bei einem signifikanten Symptomscore gestellt, besteht grundsätzlich nach Ausschluss von Kontraindikationen (Tab. 10.3) die Indikation zur Testosteronsubstitution.

Beim funktionellen Hypogonadismus bei Metabolischem Syndrom/Diabetes mellitus 2/Adipositas sollte der Patient auf folgende Zusammenhänge hingewiesen werden:

1) Jede Gewichtsabnahme, ob durch Diät, Medikamente oder bariatrische Chirurgie, führt zu einem Anstieg des endogenen Testosterons und auch meist zu einer Verbesserung der diesbezüglichen Klinik.

2) Placebokontrollierte Studien mit einer Testosterongel-Gabe, was zu einer physiologischen Testosteron-Anhebung führt, ergeben keine signifikanten Effekte bezgl. HbA1c, Gewicht, Taillenumfang oder BMI, lediglich leichte Verbesserung der Insulinresistenz [4]. Eine neuere randomisierte, placebokontrollierte Studie mit Nebido (Injektionen alle 10–14 Wochen) über 2 Jahre hat signifikante Effekte bezgl. Diabetes-Prävention, Gewicht, Bauchfett, Muskelmasse, aber nicht für den HbA1c gezeigt [5]. Da intramuskuläre Therapien durchaus gewisse pharmakologische, anabole Effekte haben können und es daher in dieser Studie auch zu signifikanter Hämatokriterhöhung kam, sollte man bezgl. der Bedeutung auch unter Berücksichtigung möglicher Risiken dieser Studie kritisch sein.

3) Signifikante klinische Effekte sind in placebokontrollierten Studien hauptsächlich bezgl. Libido/verbessertem Sexualleben gezeigt worden. Andere Effekte auf physische oder psychische Vitalität etc. waren vernachlässigbar gering bzw. nicht nachweisbar.

4) Bezgl. der kardiovaskulären Sicherheit der Testosterongabe in diesem Indikationsbereich ist die Datenlage aufgrund zu kurzer Dauer der Studien und vielen retrospektiven Auswertungen unklar [6]. Da es auch Studien mit Hinweisen für negative Effekte gibt, sollte man in dem Hochrisikokollektiv der Diabetiker vor Testosterontherapie ein besonderes Augenmerk auf eine entsprechende Risikobewertung legen (z. B. negatives Belastungs-EKG im letzten Jahr).

Tab. 10.3: Kontraindikationen für eine Testosterontherapie.

absolute Kontraindikationen	relative Kontraindikationen
(Verdacht auf) Prostata-Carcinom	Teilnahme an Sportarten mit Dopingkontrolle
(Verdacht auf) Mamma-Carcinom	Herzinsuffizienz NYHA IV
Kinderwunsch	Ausgeprägte Akne
Kriminelles Sexualverhalten	Gynäkomastie
Polyglobulie (Hämatokrit > 50 %)	Benigne Prostatahyperplasie

Sollte man sich nach diesem Arzt-Patientengespräch zu einer Testosteron-Therapie entscheiden, beginnt man vorzugsweise mit den Gelen (Tab. 10.4). Wichtig ist, bei jeder Vorstellung des Patienten klar die Effektivität der Therapie zu überprüfen. Neben dem ärztlichen Gespräch ist hierzu der sogenannte „AMS (Aging Male Scala)-Bogen nach Heinemann" hilfreich. Wegen geringer Spezifität ist dieser Bogen zur Indikationsstellung nicht sehr valide und abzulehnen. Zur Therapieüberprüfung (vorher/nach) hat er sich im Praxisalltag aber doch als hilfreich erwiesen.

Sollte bei dem Patienten nach 6- bzw. 12-monatiger Therapie keine klinische Besserung unter der Testosteronsubstitution auftreten, sollte diese unbedingt wieder abgesetzt werden und der Patient auf andere therapeutische Möglichkeiten (z. B. Psychosomatik) hingewiesen werden.

Da intramuskuläre Testosteronapplikationen (Testosteronenantat, Testosteronundecanoat) meist zu einer LH-Suppression und damit bei Absetzen zu einem passageren iatrogenen Hypogonadismus führen, sollte ein Therapieversuch beim funktionellen Hypogonadismus immer besser mit Gelen durchgeführt werden.

Wenn sich zur dauerhaften Testosteronsubstitution entschlossen wird, sind intramuskuläre Applikationsweisen auch möglich.

Tab. 10.4: In Deutschland verfügbare Testosteronpräparate.

Applikation	Substanz	Handelsname	Dosis
oral	Testosteronundecanoat	Andriol®	2–3mal 2 Kapseln pro Tag
transdermal	Testosterongele	Tostran®	1–10 Hübe (10 mg) pro Tag
		Testogel®	1–4 Hübe (20 mg) pro Tag
			1 Beutel (50 mg) pro Tag
		Testotop®	1 Beutel (62,5 oder 125 mg) pro Tag
		Testavan®	1–3 Hübe pro Tag
intramuskulär	Testosteronenantat 250 mg	verschiedene Firmen	1 Ampulle alle 2 – 3Wochen
	Testosteronundecanoat 1000 mg	Nebido®	1Ampulle alle 10–14 Wochen

Zur Risikoüberwachung der Therapie werden nach Leitlinie regelmäßige (alle 3 Monate) rektale Untersuchungen und Bestimmungen von PSA und Blutbild empfohlen. Eine urologische Konsultation soll erfolgen bei PSA > 4 ng/ml, PSA-Anstieg > 1,4 in 1 Jahr, PSA-Anstieg > 0,4 ng/ml/Jahr, auffälligem Tastbefund und signifikanter Obstruktion bei Benigner Prostatahypertrophie. Ein Therapieabbruch soll bei einem Hämatokrit > 54 % erfolgen.

Im Gegensatz zu den Patienten mit funktionellem Hypogonadismus dürfen wir Patienten mit einem eindeutig belegtem, irreversiblen Hypogonadismus (z. B. Klinefelter-Syndrom, Hypophyseninsuffizienz, HIV-Infektion) auf keinem Fall eine Testosteronsubstitution vorenthalten, da hier positive Effekte auf Morbidität und Mortalität gut belegt sind. Hier sind sowohl transdermale als auch intramuskuläre Testosteronpräparate gleichwertig einsetzbar.

10.2.2 Erektile Dysfunktion bei Diabetes mellitus 2

10.2.2.1 Epidemiologie/Pathophysiologie

Bei 35–75 % der Patienten mit Diabetes mellitus tritt eine Erektionsstörung verschiedener Grade auf. Die Pathomechanismen sind durch die diabetesassoziierten vaskulären und neurologischen Komplikationen bedingt und abhängig vom Schweregrad des Diabetes. Ein optimal eingestellter Diabetes mellitus ist somit die beste Voraussetzung auch der Erhaltung der erektilen Funktion [7].

10.2.2.2 Diagnostik
Diagnostisches Vorgehen
Anamnese und körperliche Untersuchung, ergänzt durch einen validierten Fragebogen (IEEF: International Index of erectile Function) sind die wichtigsten diagnostischen Maßnahmen. Da derartige Gesundheitsstörungen für viele Männer als heikel bis unangenehm empfunden werden, ist eine geeignete vertrauensvolle Atmosphäre (besser keine Schwester bei der Untersuchung anwesend) wichtig.

Anamnese
Es ist insbesondere zu klären, ob die Störung evtl. schon vor Manifestierung des Diabetes mellitus vorhanden war und wie lange sie schon besteht. Vorerkrankungen, Einnahme von Medikamenten, Drogen (Alkohol, Nikotin!) und auch evtl. vorhandene Partnerschaftsprobleme sollten erörtert werden.

Körperliche Untersuchung
Die Untersuchung von Herz, Lunge mit Puls- und Blutdruckmessung, die äußeren Genitalorgane mit rektaler digitaler Untersuchung (Größe und Beschaffenheit der Prostata), das Körpergewicht (BMI) sind eine conditio sine qua non. Der Penis wird sorgfältig entlang der Corpora cavernosa abgetastet, um evtl. vorhandene fibrotische Plaques zu erkennen.

Ein vermindertes Hodenvolumen oder der Verlust der sekundären Geschlechtsmerkmale sind Anhalt für einen primären oder sekundären Hypogonadismus.

Labor
Neben der Evaluation der diabetischen Stoffwechsellage sollen Blutglukose und HbA1c und das Serumtestosteron bestimmt werden.

Sonographie
Eine farbcodierte Duplexsonographie in Verbindung mit einer Prostaglandin-E1-Schwellkörpüerstimalation ist nur dann notwendig, wenn durch orale Medikation keine befriedigende Erektion erreicht werden kann.

10.2.2.3 Therapie
Derzeit übliche Ansätze zur Therapie der erektilen Dysfunktion sind:
1. orale Phosphodiesterase-5-Inhibitoren (PDE-5-Inhibitoren); seit 1998 mit der Einführung von Sildenafil am häufigsten angewandt

2. lokale Applikation vasoaktiver Substanzen
3. Testosteronpräparate
4. mechanische Erektionshilfen inkl. operativer Therapie

Orale Pharmakotherapie

Mit den oralen Pharmaka Sildenafil, Tadalafil, Vardenafil und Avanafil stehen effektive Wirkstoffe zur Verfügung, die das Vorgehen der Therapie (und auch der Diagnostik!) der erektilen Dysfunktion nachhaltig verbessert und vereinfacht haben. Zudem ist mit Auslaufen des Patentschutzes die Mehrzahl der zunächst relativ teuren Medikamente relativ preiswert. Bei den oralen Phosphodiesterase-5-Inhibitoren handelt es sich um selektive potente Inhibitoren des in den Schwellkörpern vorherrschenden Phosphodiesterase-Isoenzyms. Die Wirkung setzt ca. 30 bis 120 Minuten nach Einnahme der Medikamente ein (siehe Tab. 10.5).

Bei älteren Patienten oder Patienten mit einer Nierenfunktionsstörung ist oft eine reduzierte Dosierung notwendig. Da die Medikamente Vasodilatatoren sind, die trotz ihrer penilen Selektivität auch andernorts, wenn auch eingeschränkt, wirken können (Cave: Orthostatische Hypotonie) sollte die Einnahme kreislaufwirksamer Medikamente – insbesondere Alphablocker – erfragt werden.

Trotzdem besteht nur in Ausnahmefällen eine Kontraindikation (Beipackzettel beachten!), wenn der Blutdruck stabil eingestellt ist.

Tab. 10.5: Merkmale der PDE-5-Inhibitoren.

Substanz	Pharmakokinetik	Halbwertszeit	Dosis	Nebenwirkungen	Kontraindikationen
Sildenafil	T_{max} 30–120 min, reduzierte Resorption durch fettreiche Mahlzeiten, Wirkungseinschränkung durch Alkohol	2–5 h	25–100 mg, Anfangsdosis 50 mg	Kopfschmerzen, Flush, Dyspepsie, Nasenverstopfung, Farbsehstörung	Nitrate, Hypotonie, kardiovaskuläre Risikofaktoren, Renitis pigmentosa, Dosisanpassung bei manchen antiretroviralen Substanzen, stabile Dosis von Alphablockern erforderlich
Vardenafil	T_{max} 30–120 min Dauer 4 – 5 h Reduzierte Resorption durch fettreiche Mahlzeiten Wirkungseinschränkung durch Alkohol möglich	4,5 h	5 – 20 mg	Kopfschmerzen, Flush, Rhinitis, Dyspepsie	s. Sildenafil geringfügige Verlängerung der QT-Zeit möglich gleichzeitige Einnahme von Klasse-1-Antiarrhythmika

Tab. 10.5: (fortgesetzt)

Sub-stanz	Pharmakokinetik	Halb-werts-zeit	Dosis	Nebenwirkungen	Kontraindikationen
Tadalafil	T_{max} 30–60 min Dauer 12–36 h Plasmakonzentra-tion wird nicht durch Alkohol beeinflusst	17,5 h	10 mg, 20 mg; 2,5 mg oder 5 mg zur tägli-chen Gabe	Kopfschmerzen, Dyspepsie, Rü-ckenschmerzen, Nasenverstop-fung, Myalgie	s. Sildenafil
Avanafil	T_{max} 30 min Dauer 2 h Plasmakonzentra-tion wird nicht durch Alkohol beeinflusst	3 – 5 h	50 mg, 100 mg und 200 mg	Kopfschmerzen, Flush, Nasenver-stopfung, Naso-pharyngitis, Rü-ckenschmerzen	s. Sildenafil

Androgentherapie

Eine Androgentherapie ist bei normalen Serumtestosteronwerten nicht indiziert (siehe Abb. 10.5 und Tab. 10.4)

Interventionelle Therapie

Vakuumerektionshilfen

– Vakuumerektionshilfen sind schon lange vor Verfügbarkeit medikamentöser Therapie eine fest etablierte, wenn auch gewöhnungsbedürftige, letztlich aber nicht invasive Therapieoption, und können eine sinnvolle Ergänzung oder auch eine Alternative für Patienten sein, die PDE-5-Inhibitoren nicht oder nur reduziert einnehmen dürfen und/oder andere Maßnahmen ablehnen.
– Sie bewirken durch den manuell erzeugten Unterdruck eine passive Blutfüllung der Schwellkörper, wobei dann ein an der Peniswurzel angebrachten Gummiring (kein Metallring!) einen Blutabfluss und den damit verbundenen Erektionsabfall verhindert.

Lokale Alprostadil-Applikation

– Zeigt die orale Medikation keine ausreichende Wirkung oder ist sie kontraindiziert, bietet sich als nächste Option die lokale intraurethrale oder intrakavernöse Applikation vasoaktiver Substanzen an. Eine weitere Möglichkeit ist das Auftragen vasoaktiver Gele oder Cremes direkt auf die Glanz penis.
– Die intraurethrale Instillation von Prostaglandinen E1 (Alprostadil) erfolgt als halbfestes Pellet in einer Dosierung von 125–1.000 µg über einen spritzenähnlichen Applikator.

- Ungefähr 65 Prozent der Männer reagieren bei der Testung in der Praxis mit einer Erektion.
- Die intraurethrale Applikation kleiner zäpfchenähnlicher Pellets weist gegenüber der intrakavernösen Applikation eine deutlich niedrigere Rate an prolongierten Erektionen auf.

Intrakavernöse Selbstinjektion
- Die Injektion des synthetischen Alprostadils (PGE 1) in die Corpora cavernosa (Schwellkörper-Autoinjektionstherapie: SKAT) ist bei ca. 80 Prozent der Patienten mit erektiler Dysfunktion erfolgreich. Sie sollte dem Patienten demonstriert werden, um mit genauer Lokalisation der Injektion Schäden des nervalen Bündels auf der Dorsalseite des Penis vorzubeugen. Bei langfristiger Anwendung können lokale Reizungen, prolongierte Erektionen sowie lokale Fibrosierung der Schwellkörper auftreten.
- Die Dosierung beträgt in der Regel 5 – 20 µg PGE 1.
- Kontraindikationen: Unverträglichkeitsreaktionen gegen Alprostadil, Blutgerinnungsstörungen sowie eine bekannte hyperkoagulative Gerinnungsstörung, Sichelzellanämie, die als erhöhtes Risiko für einen Priapismus gilt.

Operative Therapie
- Der operative „Einbau" semirigider oder hydraulischer Penisimplantate – gewöhnlich als „Penisprothese" bezeichnet – ist die invasivste der therapeutischen Möglichkeiten, die nur dann angewandt werden sollte, wenn alle zuvor aufgezählten Behandlungen keinen Erfolg gezeigt haben.
- Vor der Implantation sollte man dem Patienten das Implantat eingehend zeigen und die Funktionsweise erklären, da die Bedienung der Hydraulik eine nicht geringe Fingerfertigkeit voraussetzt (cave: Rechts- oder Linkshändigkeit).
- Da es sich um ein endgültiges Verfahren handelt, sollte dem Patienten die irreversible Zerstörung der Schwellkörper durch die Implantation der Penisprothesen ausführlich erläutert werden (Dokumentation!).
- Die in früheren Zeiten nicht selten geübten operativen Eingriffe an penilen Gefäßen, z. B. die sogenannte arterielle Revaskularisierung oder venöse Ligatur sind heute seltenst inzidiert, da ihre Ergebnisse insgesamt ernüchternd sind.

Literatur
[1] Zitzmann M. Testosterontherapie im Alter bei Hypogonadismus und Komorbiditäten. Internist. 2020;61:549–57.
[2] Diederich S. Altershypogonadismus (Andrologie) in Diederich S, Feldkamp J, Grußendorf M, Reincke M, Referenz Endokrinologie und Diabetologie, Thieme Stuttgart 2020, 335–40.
[3] Kelly DM, Jones TH. Testosterone and obesity. Obesity reviews. 2015;16:581–606.
[4] Mohler ER, Ellenberg SS, Lewis CE, et al. The effect of testosterone on cardiovascular biomarkers in the testosterone trials. J Clin Endocrinol Metab. 2018;103:681–688.

[5] Wittert G, Bracken K, Robledo KP, et al. Testosterone treatment to prevent or revert type 2 diabetes in men enrolled in a lifestyle programme (T4DM): a randomised, double-blind, placebo-controlled, 2-year, phase 3b trial. Lancet Diabetes Endocrinol. 2021;9:32–45.

[6] Snyder PJ, Bhasin S, Cunningham GR, et al. Lessons from the testosterone trials. Endocrine Reviews. 2018;39:369–86.

[7] Fahlenkamp D. Störungen der Erektion und Ejakulation (Andrologie) in Diederich S, Feldkamp J, Grußendorf M, Reincke M, Referenz Endokrinologie und Diabetologie, Thieme Stuttgart 2020, 344–349.

11 Endokrine und andere Erkrankungen mit Assoziation zum Typ-1-Diabetes

11.1 Polyglanduläre Autoimmunsyndrome (PAS)

Martin Merkel

11.1.1 Einleitung

Polyglanduläre Autoimmunsyndrome (PAS; Synonyme: Autoimmun(es) polyendokrines bzw. polyglanduläres Syndrom, APS; pluriglanduläre Insuffizienz, Autoimmun-Polyendokrinopathie) sind multifaktorielle Erkrankungen, die durch das gleichzeitige oder sequenzielle Auftreten von mindestens zwei Autoimmunendokrinopathien gekennzeichnet sind. Die Erkrankungsgruppe ist ausgesprochen heterogen, und es kann zu langen Intervallen zwischen den Manifestationen einzelner Organbeteiligungen kommen. Gleichzeitig besteht häufig eine Assoziation zu nichtendokrinen Autoimmunerkrankungen. Im Endstadium findet man einen irreversiblen Funktionsverlust der betroffenen Organe.

> **Merke:** Polyglanduläre Autoimmunsyndrome sind durch gleichzeitiges oder sequenzielles Auftreten von zwei oder mehr autoimmunen Endokrinopathien definiert.

Es existieren mindestens zwei unterschiedliche Formen der polyglandulären Autoimmunsyndrome: Das seltene, monogene und juvenile polyglanduläre Autoimmunsyndrom Typ I (PAS I) und das häufigere, multifaktorielle und adulte polyglanduläre Autoimmunsyndrom Typ II (PAS II). Hiervon abzugrenzen sind das extrem seltene IPEX-Syndrom (**I**mmundysregulation-**P**olyendokrinopathie-**E**nteropathie-**X**-chromosomal), das sich in den ersten Lebensmonaten durch autoimmune Enteropathie und Autoimmunendokrinopathien manifestiert sowie das POEMS-Syndrom (**P**olyneuropathie, **O**rganomegalie, **E**ndokrinopathie, **m**onoklonale Gammopathie und Hautveränderungen [**S**kin]).

Für Patienten mit autoimmunen Diabetesformen ist insbesondere das PAS II von hoher Bedeutung. Die Assoziation von Typ-1-Diabetes mit Zöliakie (s. Kap. 11.2) ist weithin bekannt; aber auch andere Autoimmunendokrinopathien treten gehäuft auf. Dies ist vor allem der Fall, wenn bereits ein Diabetes mellitus Typ 1 gemeinsam mit einer Autoimmunthyreoiditis vom Typ Hashimoto oder einer anderen Autoimmunerkrankung vorliegt.

> **Merke:** Bei Typ-1-Diabetes besteht ein hohes Risiko anderer endokriner und nicht endokriner Autoimmunerkrankungen.

https://doi.org/10.1515/9783110682083-011

11.1.2 Historie, Einteilung und Epidemiologie

Eine Autoimmunerkrankung unterschiedlicher endokriner Organe wurde erstmalig von Schmidt 1926 bei einem Patienten mit Schilddrüsenunterfunktion und Nebenniereninsuffizienz beschrieben [1]. Von dieser adulten, multifaktoriellen Form (PAS II) ist das PAS I mit seiner monogenetischen Entstehung und der Kombination mit Candidiasis und Hautmanifestationen eindeutig abgrenzbar [2]. Abhängig von den unterschiedlichen Kombinationen autoimmuner Endokrinopathien unterteilen einige Autoren das PAS II in weitere Subtypen, wobei die Leiterkrankung von PAS II die Nebennierenrindeninsuffizienz (M. Addison) mit mindestens einer weiteren autoimmunen Endokrinopathie ist. Ein PAS III manifestiert sich durch Diabetes mellitus Typ 1 in Verbindung mit einer autoimmunen Thyreoiditis (meistens Hashimoto-Thyreoiditis, seltener Morbus Basedow). PAS IV ist weniger klar definiert und umfasst andere Kombinationen autoimmuner Endokrinopathien, beispielsweise Typ-1-Diabetes bzw. Autoimmunthyreoiditis mit Hypophyseninsuffizienz, hypergonadotropem Hypogonadismus oder Hypoparathyreoidismus [3]. Die verschiedenen Subtypen des adulten PAS unterscheiden sich in Prävalenz und genetischer Assoziation, allerdings wird diese Subtypisierung nicht durchgängig verwendet.

PAS I eine seltene Erkrankung; seine Häufigkeit wird mit 1:100.000 angegeben. Es tritt häufiger in Populationen mit geringerer genetischer Diversität (z. B. persische Juden 1:9.000) und am seltensten in der japanischen Bevölkerung ($1:10^7$) auf.

Die Häufigkeit des PAS II ist schwierig zu bestimmen. Dies liegt einerseits an der uneinheitlichen Typisierung, andererseits an subklinischen, inkompletten Formen und erst im Lebensverlauf auftretenden weiteren Organbeteiligungen. Subklinische Verläufe werden mit einer Prävalenz von bis zu 1:666 angegeben; klinisch manifeste PAS-Typ II–IV mit 1:20.000 und einer jährlichen Inzidenz von $1–2:10^5$ [3]. Eine Übersicht über die PAS-Entitäten bietet Tab. 11.1.

Tab. 11.1: Einteilung der polyglandulären Autoimmunsyndrome. Nach Husebye 2018 [4], ergänzt durch [3].

	PAS-1	IPEX	PAS-2
Synonyme	Autoimmune poly-endokrine-Candidia-sis-ektodermale Dystrophie (APECED)	Immundysregulation-Polyendokrinopathie-Enteropathie-X-chromosomal	Polyglanduläres Autoimmun-Syndrom, Autoimmun polyendokrines Syndrom (APS), Schmidt-Syndrom
Prävalenz	1:100.000 (1:9.000–$1:10^7$)	$1:10^6$	1:666 – 1:20.000
M:F	3:4	nur M	1:3
OMIM	240300	304790	–
Manifestation	Kindheit, Jugend	Säuglingsalter	Jugend, Erwachsenenalter

Tab. 11.1: (fortgesetzt)

	PAS-1	IPEX	PAS-2
Genetik	21q22.3, AIRE rezessiv, z. T. dominant	Xp11.23, FOXP3	polygenetisch, HLA-Assoziation
Immunologie	AK gegen IFN-ω, -α Organspezifische AK	GAD65, Lymphozytose, Eosinophilie, hohes IgE	Organspezifische AK: 21-Hydroxylase, GAD65, IA-2, TRAK, TPO etc.
Hauptmanifestationen	M. Addison, Hypoparathyreoidismus, mukokutane Candidiasis	Autoimmune Enteropathie, neonataler Typ-1-Diabetes; Ekzem	M. Addison, autoimmune Thyreoiditis, Typ-1-Diabetes
weitere	multiple	Autoimmune Thyreopathie, Hämolyse Thrombopenie	Atrophische Gastritis, Alopezie, Vitiligo, Zöliakie, primärer Hypogonadismus
Therapie	Hormonersatz, antifungoid	Hormonersatz, Knochenmarktransplantation	Hormonersatz
Komplikationen	Addison-Krise, Hypokalziämie, gastrointestinale Tumoren	Infektionen	Addison-Krise, Diabetes

OMIM: Online Mendelian Inheritance in Man; M:F: Geschlechtsverteilung; IFN: Interferon, AK: Antikörper

11.1.3 Pathogenese

PAS I entsteht durch Mutationen im Autoimmun-Regulatorgen (AIRE) auf Chromosom 21q22.3 [5]. Hierdurch wird die Entwicklung der Selbsttoleranz in medullären Thymozyten und damit die Elimination autoreaktiver T-Zellklone beeinträchtigt. Der individuelle Phänotyp hängt nicht nur von der ursächlichen Mutation ab, sondern auch von der HLA (human leucocyte antigene) I/II-Konstellation in Verbindung mit externen Einflüssen. Das IPEX-Syndrom entsteht durch Mutationen in FOXP3 (Forkhead-Box-Protein P3), einem X-chromosomalen Transkriptionsfaktor, der an der Regulation der Selbsttoleranz peripherer T-Lymphozyten beteiligt ist.

Merke: PAS I und IPEX sind monogene Erkrankungen.

Bei PAS II findet sich im Sinne einer multifaktoriellen Erkrankung eine polygenetische Assoziation insbesondere mit den HLA Klassen I und II in Kombination mit eventuellen Umweltfaktoren wie Nikotin, Infektionen und hormonellen Einflüssen. Beteiligt sind Polymorphismen in den Genen von Schlüsselproteinen des angeborenen und erworbenen Immunsystems. Beispielhaft steigt das Risiko einer Nebennierenrindeninsuffizienz bei Vorliegen von HLA-DR3 oder 4 auf das 4–6-fache; wenn beide Allele DR3 oder 4 tragen, sogar auf das 26-fache. Bei 30 % der Patienten mit Nebennierenrindeninsuffizienz finden sich HLA-DR3/4, DQ2/DQ8 mit DRB1*0404 im Vergleich zu 0,5 % bei der nicht betroffenen Bevölkerung [6]. Patienten mit Typ-1-Diabetes und Autoimmunthyreopathie haben häufiger HLA-DRB1*03,*04, -DQA1*03 und -DQB1*02 im Vergleich zu Patienten mit isolierter Autoimmunthyreopathie [7]. Durch solche unterschiedlichen Assoziationen wird die eingangs erwähnte Subklassifikationen des PAS II begründet [3]. Andere Varianten in HLA DR3-DQ2 und DR4-DQ8 prädisponieren sowohl zu einem PAS II mit Zöliakie als auch zu monoglandulärem Auftreten von Typ-1-Diabetes, Autoimmunthyreopathie und primärer Nebennierenrindeninsuffizienz. Weitere Gene mit Assoziation zu PAS II sind CTLA-4, PTPN22, BACH2 und der CD25-Interleukin-2-Rezeptor [4].

Merke: PAS II ist eine multifaktorielle Erkrankung mit Assoziation zu bestimmten Varianten der HLA Klasse I und II.

11.1.4 Klinik

11.1.4.1 PAS I

PAS I ist definiert durch Manifestation von zwei der drei Kardinalkomponenten, chronische mukokutane Candidiasis (95–100 %), Hypoparathyreoidismus (75–90 %) und primäre Nebennierenrindeninsuffizienz (65–80 %) in der Kindheit. Etwa die Hälfte der Patienten entwickelt alle drei Komponenten. Andere typische klinische Zeichen sind Zahnschmelzanomalien und eine Enteropathie mit Diarrhoen und Obstipationen. 60 % der Frauen mit PAS I erleiden eine primäre Ovarialinsuffizienz vor dem 30. Lebensjahr. Weitere Organbeteiligungen treten mit hoher Variabilität auf, z. B. beidseitige Keratitis, periodisches Fieber mit Hautausschlag, Alopezie, Autoimmunhepatitis, Pneumonitis, Nephritis und Pankreatitis. Die chronische mukokutane Candidiasis prädisponiert zur Entwicklung von Plattenepithelkarzinomen in Oropharynx und Ösophagus, die gemeinsam mit Hypokalziämie und Addison-Krisen zu einer erhöhten Mortalität führen [4]. Die Therapie erfolgt durch Hormonersatz und durch Antimykotika in Spezialambulanzen.

11.1.4.2 IPEX-Syndrom

Das äußerst seltene IPEX-Syndrom ist gekennzeichnet durch einen frühkindlich einsetzenden Typ-1-Diabetes, eine autoimmune Enteropathie (Durchfall, Ileus, Malabsorption) sowie eine Dermatitis unterschiedlichen Erscheinungsbildes, oft in Verbindung mit Eosinophilie und erhöhten IgE-Spiegeln [8]. Weitere autoimmunologische Manifestationen sind Glomerulonephritiden, interstitielle Nephritiden, Autoimmunerkrankung der Schilddrüse, Alopezie, autoimmune Zytopenien, Hepatitis und exokrine Pankreatitis. Die Merkmale überschneiden sich mit PAS I, entwickeln sich aber früher im Leben. Ohne Therapie verläuft das IPEX-Syndrom tödlich. Neben Immunsuppression erfolgt eine Therapie durch allogene Knochenmarktransplantation [4].

11.1.4.3 PAS II

PAS II ist definiert durch Manifestation von zwei der drei Kardinalkomponenten, Typ-1-Diabetes, Autoimmunthyreopathie (meist Hashimoto-Thyreoiditis, seltener M. Basedow) und primäre Nebennierenrindeninsuffizienz. Wie oben aufgeführt, hat sich eine weitere Unterteilung gemäß der primären Organmanifestationen des PAS II in der Praxis bisher nicht durchgesetzt. Die betroffenen Patienten leiden häufig an anderen autoimmunen Manifestationen, beispielsweise Zöliakie, Alopezie, Vitiligo, primärer Ovarialinsuffizienz, Hypoparathyreoidismus, Myasthenia gravis, testikulärer Insuffizienz, Hypophysitis und/oder perniziöser Anämie (Abb. 11.1). Ein Auftreten dieser Komplikationen ist am häufigsten, wenn als primäre Manifestation ein Morbus Addison vorliegt [9].

Die Manifestation des PAS II ist später als beim PAS I, typischerweise im frühen bis mittleren Erwachsenenalter. Allerdings kann zwischen den einzelnen Organbeteiligungen eine erhebliche Zeit liegen. Wie bei vielen autoimmunen Erkrankungen findet sich bei Frauen eine höhere Prävalenz als bei Männern.

Die genetische Assoziation des PAS II mit bestimmten HLA-Typen bedingt eine familiäre Häufung. Beispielsweise haben 10 % der Patienten mit PAS II mit Nebennierenrindeninsuffizienz mindestens einen Verwandten, der ebenfalls eine Nebennierenrindeninsuffizienz hat [10]. Gleichzeitig findet sich bei Patienten mit PAS II und Typ-1-Diabetes eine Häufung von Geschwistern mit derselben Erkrankung oder mit einer Autoimmunthyreoiditis [11].

Anders als bei den monogenen polyglandulären Autoimmunsyndromen gibt es keine einfache diagnostische Methode zur Identifikation betroffener Patienten. Dies macht es im Einzelfall schwierig, beispielsweise bei Patienten mit isoliertem Typ-1-Diabetes, das individuelle Risiko weiterer autoimmunologischer Manifestationen zu bestimmen. Bei positiver Familienanamnese kann die Bestimmung von Autoantikörpern hilfreich sein, deren Auftreten der jeweiligen Organmanifestation mehrere Jahre vorausgehen kann. Beispielhaft seien Antikörper gegen die 21-Hydroxylase der Ne-

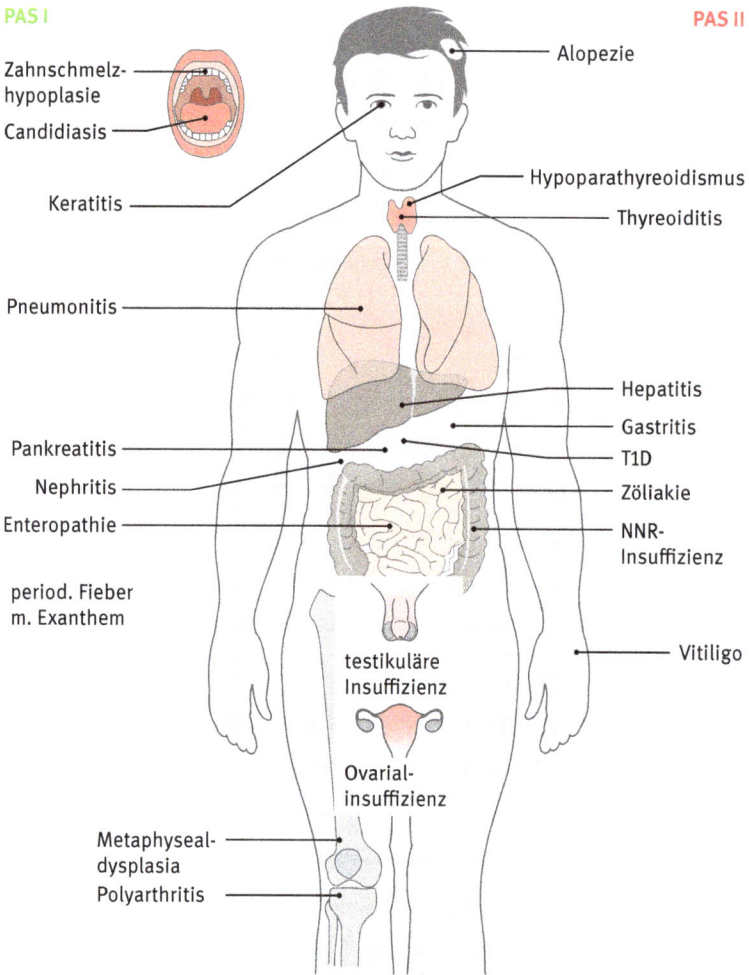

Abb. 11.1: Klinische Manifestationen von PAS I und II. M. Addison, Candidiasis und Hypopara-thyreoidismus definieren PAS I; M. Addison, autoimmune Hypothyreose und Typ-1-Diabetes PAS II (jeweils 2 von 3 Manifestationen). Andere Manifestationen (in weiß) sind variabel (modifiziert nach [4]).

bennierenrinde, gegen GAD65 zur Abschätzung des Risikos für einen Typ-1-Diabetes und gegen TPO zur Diagnostik thyreoidaler Manifestationen genannt.

Merke: Durch Bestimmung organspezifischer Antikörper kann das Risiko weiterer autoimmunolo-gischer endokriner Manifestationen eingegrenzt werden.

Die Therapie von Patienten mit PAS II erfolgt durch Ersatz der fehlenden Hormone, eine spezialisierte endokrinologische Betreuung ist sinnvoll. Eine Übersicht über immunologische Parameter und therapeutische Maßnahmen gibt Tab. 11.2.

Tab. 11.2: Immunologische Charakteristika und therapeutische Prinzipien bei PAS II.

	Antikörper gegen	Therapieprinzip
Autoimmune Hypothyreose	TPO (TG)	Substitution mit L-Thyroxin
Autoimmune Hyperthyreose	TSH-Rezeptor	Thyreostase (Thiamazol), Radioiodtherapie, Thyreoidektomie
Typ-1-Diabetes	GAD65, IA2, ZnT8, (Inselzellen, Insulin)	Insulin (intensiviert oder Pumpentherapie)
M. Addison	21-Hydroxylase	Hydrocortison, ggf. Fludrocortison Anpassung bei Krankheiten oder Operationen
Zöliakie	TG2 (IgA) DGP (IgG)	glutenfreie Diät
Atrophische Gastritis	Parietalzellen Intrinsic-Factor	Vit. B12 parenteral

11.1.5 Häufigkeit von PAS II bei Vorliegen einer monoglandulären Autoimmunerkrankung

Für die klinische Betreuung von Patienten mit einer monoglandulären Autoimmunerkrankung ist es von entscheidender Bedeutung zu wissen, wie hoch das Manifestationsrisiko einer zweiten oder gegebenenfalls weiteren Entität ist. Durch Antikörperscreening kann das Risiko solcher weiteren Erkrankungen eingegrenzt und eine weitere Autoimmunerkrankung bei entsprechender Klinik rasch diagnostiziert werden. Dies ist insbesondere bei der Gefahr einer Nebennierenrindeninsuffizienz wichtig, da die Symptome dieser Erkrankung häufig unspezifisch sind und die korrekte Diagnose oft erst nach längerer Latenz gestellt wird.

Grundsätzlich scheint die Wahrscheinlichkeit einer weiteren Autoimmunerkrankung im umgekehrten Verhältnis zur Häufigkeit der Primärmanifestation zu stehen. Dementsprechend liegen zusätzliche autoimmune logische Entitäten am häufigsten bei Morbus Addison vor; es folgt der Typ-1-Diabetes. Am seltensten sind solche Begleiterkrankungen bei autoimmuner Hypothyreose Typ Hashimoto.

Zwei aktuelle Untersuchungen befassen sich spezifisch mit dem Risiko autoimmunologischer Manifestationen bei Typ-1-Diabetes. In einem deutschen Kollektiv von 665 Diabetes-Patienten der Johannes Gutenberg Universität Mainz fand sich bei 57 % der Patienten eine Hashimoto-Thyreoiditis, bei 44 % ein Morbus Basedow und bei 2,6 % eine Nebennierenrindeninsuffizienz [12]. In einem deutlich größeren finnischen Kollektiv mit 4.758 Diabetes-Patienten fand sich bei 23 % mindestens eine weitere Autoimmunerkrankung; in 18 % eine Hashimoto-Thyreoiditis, bei 2,4 % ein Morbus Basedow und bei 0,4 % einen Nebennierenrindeninsuffizienz [13]. Wahrscheinlich widerspiegeln die finnischen Daten eher die Situation in unselektierten Patientenkollektiven; im universitären Kollektiv häufen sich schwerere Manifestationen. Vergleich und Übersicht finden sich in Tab. 11.3.

Tab. 11.3: Häufigkeit weiterer autoimmunologischer Manifestationen bei Typ-1-Diabetes. Zusammengestellt aus [12,13].

	Häufigkeit in der nichtdiabetischen Bevölkerung*	Finnish Diabetic Nephropathy (FinnDiane) Study	Kollektiv der Johannes Gutenberg Universität Mainz
Patientenzahl	12.710	4.758	665
Autoimmune Hypothyreose	6 %	18,1 %	57 %
Autoimmune Hyperthyreose	0,8 %	2,4 %	44 %
M. Addison	0,016 %	0,4 %	2,6 %
Zöliakie	0,99 %	4,4 %	16 %
Atrophische Gastritis	0,2 %	1 %	42 %

*Die Daten wurden dem finnischen Kontrollkollektiv [13] entnommen und entsprechen im Grundsatz den Verhältnissen in Deutschland.

Beiden Kollektiven ist gemeinsam, dass Frauen ein zwei bis dreifach erhöhtes Risiko weiterer autoimmunologischer Manifestationen haben. Ein M. Addison hat zwar bei weitem die niedrigste Häufigkeit, allerdings ist bei Vorliegen eines Typ-1-Diabetes das relative Risiko für diese Erkrankung 26-fach erhöht. Weitere autoimmunologische Manifestationen waren Hypogonadismus, Hypoparathyreoidismus, Vitiligo, Alopezie, Psoriasis, Urtikaria, Kollagenosen, rheumatoide Arthritis, Autoimmunhepatitis und M. Crohn [12]. Die Autoimmunerkrankungen clusterten sich weiter: Bei 7 % der Patienten mit Typ-1-Diabetes und Schilddrüsenunterfunktion (n = 859) lag eine Zöliakie vor, bei 6 % eine Hyperthyreose, bei 3 % eine atrophische Gastritis und bei 1,6 % ein M. Addison [13].

Merke: Bei über 20 % der Patienten mit Typ-1-Diabetes liegen weitere Autoimmunerkrankungen vor, am häufigsten ist eine autoimmune Schilddrüsenunterfunktion i. S. eines PAS II. In diesen Fällen erreicht das Risiko einer zusätzlichen Nebennierenrindeninsuffizienz mit 1,6 % das 100-fache der Normalbevölkerung.

11.1.6 Aktuelle Entwicklungen

Ein wichtiger Bestandteil der aktuellen Entwicklungen in der Krebstherapie sind monoklonale Antikörper zur Aktivierung des Immunsystems. Zielstrukturen dieser Therapeutika sind u. a. Schlüsselproteine der peripheren Immuntoleranz, z. B. CTLA-4 und PD-1 [14]. Hierdurch treten einige früher sehr seltene Autoimmunendokrinopathien wie beispielsweise eine Hypophysitis deutlich häufiger auf und müssen frühzeitig diagnostiziert werden. Ähnliches gilt für Typ-1-Diabetes und M. Addison. Eine autoimmune Thyreoiditis wurde in bis zu 10 % der behandelten Patienten beschrieben. Einzelheiten hierzu sind in Kap. 9.5.

Literatur

[1] Schmidt MB. Eine biglandulare Erkrankung (Nebennieren und Schilddrüse) bei Morbus Addisonii. Verh Dtsch Ges Pathol. 1926;21:212–21.

[2] Finnish-German APECED Consortium. An autoimmune disease, APECED, caused by mutations in a novel gene featuring two PHD-type zinc-finger domains. Nat Genet. 1997;17(4):399–403.

[3] Kahaly GJ, Frommer L. Polyglandular autoimmune syndromes. J Endocrinol Invest. 2018;41 (1):91–8.

[4] Husebye ES, Anderson MS, Kampe O. Autoimmune Polyendocrine Syndromes. N Engl J Med. 2018;378(26):2543–4.

[5] Nagamine K, Peterson P, Scott HS, et al. Positional cloning of the APECED gene. Nat Genet. 1997;17(4):393–8.

[6] Robles DT, Fain PR, Gottlieb PA, et al. The genetics of autoimmune polyendocrine syndrome type II. Endocrinol Metab Clin North Am. 2002;31(2):353–68, vi-vii.

[7] Flesch BK, Matheis N, Alt T, et al. HLA class II haplotypes differentiate between the adult autoimmune polyglandular syndrome types II and III. J Clin Endocrinol Metab. 2014;99(1):E177-82.

[8] Wildin RS, Smyk-Pearson S, Filipovich AH. Clinical and molecular features of the immunodysregulation, polyendocrinopathy, enteropathy, X linked (IPEX) syndrome. J Med Genet. 2002;39 (8):537–45.

[9] Dalin F, Nordling Eriksson G, Dahlqvist P, et al. Clinical and Immunological Characteristics of Autoimmune Addison Disease: A Nationwide Swedish Multicenter Study. J Clin Endocrinol Metab. 2017;102(2):379–89.

[10] Erichsen MM, Lovas K, Skinningsrud B, et al. Clinical, immunological, and genetic features of autoimmune primary adrenal insufficiency: observations from a Norwegian registry. J Clin Endocrinol Metab. 2009;94(12):4882–90.

[11] Boelaert K, Newby PR, Simmonds MJ, et al. Prevalence and relative risk of other autoimmune diseases in subjects with autoimmune thyroid disease. Am J Med. 2010;123(2):183 e1-9.

[12] Frommer L, Kahaly GJ. Type 1 diabetes and associated autoimmune diseases. World J Diabetes. 2020;11(11):527–39.

[13] Makimattila S, Harjutsalo V, Forsblom C, et al. Every Fifth Individual With Type 1 Diabetes Suffers From an Additional Autoimmune Disease: A Finnish Nationwide Study. Diabetes Care. 2020;43(5):1041–7.

[14] Postow MA, Sidlow R, Hellmann MD. Immune-Related Adverse Events Associated with Immune Checkpoint Blockade. N Engl J Med. 2018;378(2):158–68.

11.2 Zöliakie

Jörg Bojunga

Das Wichtigste in Kürze

Die Zöliakie ist eine lebenslange immunologisch vermittelte chronisch-entzündliche Darmerkrankung, die sich bei Personen mit genetisch determiniertem Risiko manifestiert. Sie ist die Folge einer fehlgerichteten Immunantwort auf Gluten und verwandte Proteine, die in Weizen, Roggen, Gerste und anderen Getreidesorten vorkommen. Die Prävalenz der Zöliakie liegt in Deutschland bei ca. 1 %, bei pädiatrischen und adulten Typ-1-Diabetikern jedoch zwischen 4,4 und 11 % und damit deutlich höher als in der Normalbevölkerung. Da bei weniger als 10 % der Menschen mit Typ-1-Diabetes und Zöliakie gastrointestinale Beschwerden bestehen, ist ein Screening auf Zöliakie ratsam. Bei Menschen mit Typ-2-Diabetes kann eine unabhängig davon bestehende Zöliakie zur nichtalkoholischen Fettleber beitragen. Die Diagnostik der Zöliakie beruht insb. auf Nachweis von Transglutaminase-Antikörpern sowie dem bioptischen Nachweis zöliakietypischer Veränderungen im Duodenum. Die Therapie der Zöliakie besteht in einer lebenslangen glutenfreien Ernährung.

11.2.1 Einführung

Sowohl der Typ-1-Diabetes als auch die Zöliakie sind autoimmune Erkrankungen, die bei genetisch prädisponierten Menschen auftreten können. Die Inzidenz des Typ-1-Diabetes hat in den letzten Jahrzehnten aus nicht vollständig geklärten Ursachen deutlich zugenommen. Bei 10–30 % der Menschen mit Typ-1-Diabetes liegt zusätzlich eine weitere autoimmune Erkrankung vor, die meist nach der Erstdiagnose des Diabetes auftritt. Dabei reicht das Spektrum vom positiven Antikörpernachweis bis hin zur klinisch manifesten Erkrankung. Assoziiert ist der Typ-1-Diabetes insb. mit Schilddrüsenerkrankungen, Vitiligo, gastraler Autoimmunität, M. Addison sowie der Zöliakie. Die Erstbeschreibung der Ko-Existenz von Typ-1-Diabetes und Zöliakie stammt von Walker-Smith aus dem Jahr 1969 [1].

Bei Auftreten von zwei oder mehr endokrinen Autoimmunendokrinopathien wird von einem polyglandulären Autoimmunsyndrom, APS, gesprochen.

Kein direkter pathogenetischer Zusammenhang besteht zwischen der *Zöliakie* und dem *Typ-2-Diabetes*. Beide Erkrankungen können jedoch zeitgleich vorliegen und unabhängig voneinander zu einer Steatosis hepatis mit ggf. laborchemisch erhöhten Leberwerten führen. Bei Menschen mit Typ-2-Diabetes findet sich in bis zu 70 % eine Steatosis hepatis, in bis zu 50 % eine fortgeschrittene Leberfibrose [4]. Meist handelt es sich dabei um eine nichtalkoholische Fettlebererkrankung, *NAFLD*. Eine unabhängig davon vorliegende Zöliakie erhöht jedoch ebenfalls das Risiko einer NAFLD. Dabei ist das Risiko der Diagnose einer NAFLD bei Zöliakie mit einer hazard ratio HR von 2,8 erhöht, insbesondere im ersten Jahr nach Diagnose der Zöliakie mit einer von HR von 13,3. Dieses Risiko bleibt jedoch bis 15 Jahre nach der Zöliakiediagnose erhöht [5]. Bei Typ-2-Diabetes und NAFLD sollte daher auch immer eine Zöliakie differentialdiagnostisch erwogen werden.

11.2.2 Epidemiologie

Die Zöliakie betrifft 0,6–1 % der Bevölkerung mit erheblichen geographischen Unterschieden. Bei Menschen mit Typ-1-Diabetes ist die Prävalenz der Zöliakie 4 bis 9-fach höher. Auch hier finden sich geographische Unterschiede mit niedriger Prävalenz von ca. 4 % in Großbritannien und Ägypten bis hin zu 11 % in Indien und Saudi-Arabien. Für Deutschland wird eine Prävalenz von 6,4 % angegeben. Frauen sind dabei zwei- bis dreimal häufiger betroffen als Männer. Grundsätzlich ist ein Ausbruch der Erkrankung in jedem Lebensalter möglich. Man beobachtet allerdings zwei Häufigkeitsgipfel: Der erste liegt zwischen dem 1. und dem 8. Lebensjahr, der zweite zwischen dem 20. und 50. Lebensjahr.

11.2.3 Genetik und Pathophysiologie

Sowohl der Typ-1-Diabetes als auch die Zöliakie sind polygene Erkrankungen. Mehr als 30 unterschiedliche Genloci sind als prädisponierende Faktoren beschrieben. Ein Typ-1-Diabetes findet sich in bis zu 6 % bei Geschwistern und bis zu 50 % bei monozygoten Zwillingen. Eine Zöliakie findet sich in 8–18 % bei erstgradigen Familienangehörigen und 70–80 % bei monozygoten Zwillingen.

Das Humane Leukozytenantigen (HLA)-Klasse-II-System spielt eine wichtige Rolle in der genetischen Prädisposition angesichts der starken Assoziation zwischen HLA-DQ2 als auch HLA-DQ8 und der Zöliakie. Hingegen ist die Zöliakie äußerst selten bei Menschen, die weder das DQ2- noch das DQ8-Allel tragen. Über 90 % der Typ-1-Diabetes-Patienten mit Zöliakie exprimieren den HLA-DR3/DQ2-Haplotyp, ebenso wie 55 % derjenigen mit Typ-1-Diabetes verglichen mit weniger als 25 % der Allgemeinbevölkerung. 33 % der Menschen mit Typ-1-Diabetes, die den HLA-DR3/DQ2-Haplotyp exprimieren, weisen anti-Transglutaminase-Antikörper auf.

Pathophysiologisch sind sowohl der Typ-1-Diabetes als auch die Zöliakie durch eine immunologisch vermittelte Zellzerstörung gekennzeichnet. Bei Typ-1-Diabetes kommt es hierbei zur Destruktion der β-Zellen in den Langerhans'schen Zellen des Pankreas, bei der Zöliakie zur Zerstörung von Enterozyten im Dünndarm. Dabei spielen komplexe sowohl antikörper- als auch zellvermittelte Mechanismen eine Rolle. Bei der Zöliakie ist mit dem Gluten der auslösende Faktor dabei im Gegensatz zum Typ-1-Diabetes genau bekannt und kann damit eliminiert werden.

11.2.4 Klinik

Bei 90 % der Menschen mit diesem Subtyp des APS manifestiert sich der Typ-1-Diabetes vor der Zöliakie. Nur in 10 % der Menschen findet sich eine andere Manifestationsfolge. Die Ursache dieses Phänomens ist nicht genau geklärt.

Die klinischen Symptome der Zöliakie und der entsprechende Schweregrad des Krankheitsbildes können sehr unterschiedlich sein. Nur bei 10 bis 20 % der Betroffenen liegt das Vollbild der Zöliakie vor. 80 bis 90 % haben untypische oder keine Symptome und wissen daher oft nichts von ihrer Erkrankung. Letztlich ist es daher nicht möglich, allein aufgrund klinischer Parameter eine Zöliakie auszuschließen. Aufgrund der unterschiedlichen Erscheinungsbilder wird in diesem Zusammenhang wird auch vom „Chamäleon der Gastroenterologie" gesprochen.

Die typische bzw. klassische Zöliakie als gluteninduzierte Enteropathie manifestiert sich mit den Krankheitszeichen der Malabsorption wie Gewichtsverlust, Steatorrhö und Eiweißmangelödemen. Die volle Ausprägung des Krankheitsbilds beim Kleinkind umfasst ein aufgetriebenes Abdomen, voluminöse übelriechende dyspeptische Diarrhöen, Muskelhypotrophie, Anorexie und eine Veränderung des Verhaltens. Heute hat sich das Erscheinungsbild der Zöliakie jedoch so verändert, dass diese typische Form des Kleinkindes nicht mehr die ist, die am häufigsten beobachtet wird. Die meisten Betroffenen mit symptomatischer Zöliakie leiden unter abdominellen Beschwerden wie Dyspepsie, Flatulenz oder Wechsel der Stuhlgewohnheiten. Auch Schlaflosigkeit, Müdigkeit, Depressionen oder eine Obstipation können Symptome sein. Gelegentlich sind aber auch laborchemische Veränderungen, z. B. eine Transaminasenerhöhung oder eine Schilddrüsenfunktionsstörung die einzigen Indikatoren. Es gibt letztlich kein klinisches Bild, auch keine Adipositas oder Obstipation, das per se eine Zöliakie ausschließt. Untenstehende Tab. 11.4 zeigt die OSLO-Klassifikation mit den unterschiedlichen Erscheinungsformen der Zöliakie.

Tab. 11.4: OSLO-Klassifikation der Zöliakie (aus [6]).

	Malabsorptionssyndrom	unspezifische Symptome	Zöliakie spezif. AK	HLA	Marsh 2/3
			tTG-AK	DQ2	
				DQ8	
klassische	+	±	+	+	+
symptomatische	–	+	+	+	+
subklinische	–	–	+	+	+
refraktäre (nur Erwachsene)	+	±	+	+	+
potenzielle	–	–	+	+	–

Die *langfristigen Komplikationen* einer unzureichend behandelten Zöliakie umfassen die Osteoporose, geburtshilfliche Komplikationen, neurologische Erkrankungen sowie das Enteropathie-assoziierte T-Zell-Lymphom und das Adenokarzinom des Jejunums. Im langjährigen Verlauf geht das gemeinsame Auftreten von Typ-1-Diabetes und Zöliakie mit einem erhöhten Risiko für mikro- und makrovaskuläre Erkrankungen sowie einer gesteigerten Mortalität einher.

Von der Zöliakie abzugrenzen sind die *Weizenallergie* sowie die *Nichtzöliakie-Nichtweizenallergie-Weizensensitivität*. Wie die Zöliakie ist die Weizenallergie eine immunologische Reaktion gegen Weizenproteine; im Unterschied zur Zöliakie treten hier IgE-vermittelte und/oder T-Zell-vermittelte Reaktionen gegen verschiedene Weizenproteine auf. Die Nichtzöliakie-Nichtweizenallergie-Weizensensitivität ist eine *Intoleranz* gegenüber Weizenbestandteilen. Das klinische Bild kann der Zöliakie ähnlich sein.

11.2.5 Diagnostik

Die Diagnostik bzgl. einer Zöliakie beinhaltet ein mehrstufiges Vorgehen mit serologischen Untersuchungen, einer ÖGD mit Biopsien im Duodenum sowie dem Effekt einer glutenfreien Ernährung.

> **Merke:** Bei klinischem Verdacht auf Zöliakie sollen primär die Gewebs-Transglutaminase-IgA-Antikörper (tTG-IgA-Ak) oder die Endomysium-IgA-Antikörper (EmA-IgA-Ak), sowie das Gesamt-IgA im Serum untersucht werden. Es genügt in der Regel ein spezifischer Antikörpertest. Bei erniedrigtem Serum-Gesamt-IgA sollen zusätzlich IgG-Antikörper gegen Gewebs-Transglutaminase (tTG) oder IgG-Antikörper gegen deamidierte Gliadinpeptide (dGP) bestimmt werden.

Die Bestimmung der spezifischen Antikörper soll eine glutenreiche Ernährung für mindestens 4 Wochen, besser 3 Monate vorausgehen. Bei positivem Nachweis von Antikörpern ist eine Biopsie im Duodenum indiziert. Typische histologische Zeichen sind die Vermehrung der intraepithelialen Lymphozyten, Elongation der Krypten sowie eine Zottenatrophie. Die histologische Einteilung und Klassifizierung erfolgen nach MARSH. Im Gegensatz zu früher werden heute mind. 6 Biopsien aus dem Duodenum inkl. des Bulbus gefordert.

Die Diagnose Zöliakie kann sicher gestellt werden bei:
- positiver Serologie *und*
- positiver Histologie (d. h. MARSH 2 oder 3) *und*
- serologischer Besserung unter glutenfreier Diät.

Die meisten Fälle einer Zöliakie werden in den ersten 5 Jahren nach der Erstdiagnose eines Typ-1-Diabetes detektiert [7]. Ein *serologisches Screening*, d. h. eine Früherkennung der Zöliakie durch die Bestimmung von spezifischen Autoantikörpern, ist daher bei Typ-1-Diabetikern in regelmäßigen (z. B. ein- bis zweijährigen) Intervallen zumindest in den ersten 5 Jahren nach Diagnose sinnvoll und ist die beste Möglichkeit, potenzielle und subklinische Formen der Zöliakie bei Menschen mit Typ-1-Diabetes zu entdecken.

In Deutschland wird zurzeit empfohlen, bei Kindern und Jugendlichen mit Diabetes mellitus Typ 1 bei Diagnosestellung des Diabetes und dann alle 1–2 Jahre bis zum 18. Lebensjahr die zöliakiespezifischen Antikörper zu untersuchen. Erwachsene mit Diabetes mellitus Typ 1 sollten mind. einmal serologisch auf Zöliakie untersucht werden, falls dies in Kindes- und Jugendalter nicht erfolgt ist [6]. Auch außerhalb dieser Zeitfenster sollte jedoch aufgrund der häufigen Assoziation der Erkrankungen ebenfalls immer an eine Zöliakie gedacht werden [8]. Die Deutsche Diabetes Gesellschaft DDG empfiehlt, dass Kinder und Jugendliche mit Diabetes bei Diabetesmanifestation und im weiteren Verlauf im Abstand von 1–2 Jahren sowie bei entsprechenden Symptomen auf Zöliakie untersucht werden sollen [9].

Die Duodenalbiopsie ist der diagnostische Standard zur Diagnose einer Zöliakie. In besonderen Fällen, insb. bei Kindern, kann nach individueller Einschätzung des Arztes auch auf eine Biopsie verzichtet werden [10], insb. dann, wenn die spez. Antikörper (Transglutaminase- *und* Endomysium IgA-AK) oberhalb des 10-fachen des oberen Referenzbereiches liegen [11].

Eine *HLA-Testung* kann nützlich sein, um eine Zöliakie auszuschließen, z. B. in folgenden Situationen:
- Patienten mit diskordanter zöliakiespezifischer Serologie und Histologie
- Patienten, die eine ÖGD ablehnen
- Evaluation von Patienten mit einer bestehenden glutenfreien Diät und negativen Basisserologien
- Patienten mit Verdacht auf eine refraktäre Zöliakie, bei denen die ursprüngliche Diagnose einer Zöliakie weiterhin in Frage steht
- Die HLA-Typisierung wird gelegentlich auch bei Patienten mit hohem Zöliakie-Risiko durchgeführt (z. B. Familienanamnese einer Zöliakie). Ein negatives Ergebnis schließt eine Zöliakie aus. Dieser Ansatz wird am häufigsten bei Kindern mit Risikofaktoren angewendet, um die Notwendigkeit regelmäßiger serologischer Tests zu vermeiden.

11.2.6 Therapie

Die Therapie der Zöliakie besteht in einer lebenslangen glutenfreien Ernährung (GFD). *Asymptomatische* Kinder und Jugendliche mit gesicherter Zöliakie sollen unabhängig von möglichen Begleiterkrankungen (z. B. Typ-1-Diabetes) mit einer GFD behandelt werden. Erwachsene mit gesicherter, aber *subklinischer* Zöliakie sollen unabhängig von möglichen Begleiterkrankungen (z. B. Typ-1-Diabetes, Schilddrüsenerkrankung) über die Möglichkeit einer GFD informiert werden. Die Vor- und Nachteile sollen mit dem Betroffenen diskutiert werden. Weitere Informationen unter www.dzg-online.de.

Menschen mit Diabetes und Zöliakie müssen dabei neben der Glutenfreiheit auch auf den Kohlenhydratgehalt der Nahrungsmittel achten. Manche glutenfreien Produkte wirken anders auf den Blutzucker, etwa durch einen höheren Stärkegehalt als die vorher gewohnten glutenhaltigen Produkte. Die Daten zur *Blutglukosekontrolle* bei Patienten mit Typ-1-Diabetes und Zöliakie sind uneinheitlich. Das Risiko für symptomatische Hypoglykämien scheint in den sechs Monaten vor und nach der Zöliakie-Diagnose erhöht zu sein, nicht jedoch im langjährigen Verlauf und unter GFD. Ebenfalls ist das Risiko für eine diabetische Ketoazidose bei Menschen mit Typ-1-Diabetes und Zöliakie nicht gesteigert. Auch wenn nicht in allen Studien gezeigt, kann der Insulinbedarf bei Patienten mit Typ-1-Diabetes und Zöliakie reduziert sein. Infolge einer GFD kann der Insulinbedarf jedoch auch wieder ansteigen.

Glutenhaltige Getreidesorten sind Weizen, Roggen, Gerste, Kamut, Einkorn, Urkorn, Emmer, Triticale, Dinkel, Grünkern. Hafer und Buchweizen können in Deutschland aufgrund der möglichen Kontamination mit anderen Getreidesorten nicht primär als glutenfrei eingeordnet werden. Tab. 11.5 gibt einen Überblick über glutenfreie Nahrungsmittel.

Tab. 11.5: Überblick über glutenfreie Nahrungsmittel.

	glutenfrei	glutenhaltig bzw. Glutenzusätze möglich
Getreide	Mais, Reis, Quinoa, Amaranth, Hirse, Teff, Kastanienmehl, Nussmehle, Kichererbsen, Kochbananenmehl, Soja, Canihua, Traubenkernmehl, Hanf	Weizen, Roggen, Gerste, Kamut, Einkorn, Urkorn, Emmer, Triticale, Dinkel, Grünkern. Bei Hafer/Buchweizen besteht ein zu hohes Kontaminationsrisiko.
Getreideprodukte	Diätlebensmittel für Zöliakie, die durch eine durchgestrichene Ähre auf der Verpackung erkennbar sind. Glasnudeln, Reisnudeln	Alle Getreideprodukte, die aus glutenhaltigem Getreide hergestellt sind. Bei Cornflakes und Popcorn, die aus Mais bestehen, können Zutaten glutenhaltig sein. So wird bspw. Gerstenmalz zum Süßen verwendet.
Brotaufstriche	Marmelade, Konfitüre, Honig, Ahornsirup	Nuss-Nougat-Cremes
Kartoffeln, Kartoffelerzeugnisse	Kartoffeln in unverarbeitetem Zustand	Kartoffelerzeugnissen dürfen sowohl Getreidemehle als auch glutenhaltige Stärke zugesetzt werden. Hiervon betroffen sind bspw. Pommes, Kartoffelpüree, Kroketten, Schupfnudeln, Knabberartikel (Sticks, Chips etc.)

Literatur

[1]   Walker-Smith JA, Grigor W. Coeliac disease in a diabetic child. Lancet [Internet]. 1969 May 17 [cited 2020 Dec 11];1(7603):1021. Available from: https://pubmed.ncbi.nlm.nih.gov/4181178/

[2]   Nederstigt C, Uitbeijerse BS, Janssen LGM, et al. Associated auto-immune disease in type 1 diabetes patients: A systematic review and meta-analysis. Eur J Endocrinol [Internet]. 2019 [cited 2020 Dec 1];180(2):135–44. Available from: https://pubmed.ncbi.nlm.nih.gov/30508413/

[3]   Frommer L, Kahaly GJ. Autoimmune Polyendocrinopathy [Internet]. Vol. 104, Journal of Clinical Endocrinology and Metabolism. Endocrine Society; 2019 [cited 2020 Dec 11]. p. 4769–82. Available from: https://pubmed.ncbi.nlm.nih.gov/31127843/

[4]   Lonardo A, Nascimbeni F, Mantovani A, Targher G. Hypertension, diabetes, atherosclerosis and NASH: Cause or consequence? J Hepatol [Internet]. 2018 Feb 1 [cited 2018 Jan 25];68(2):335–52. Available from: https://www.sciencedirect.com/science/article/pii/S0168827817323358

[5]   Reilly NR, Lebwohl B, Hultcrantz R, Green PHR, Ludvigsson JF. Increased risk of non-alcoholic fatty liver disease after diagnosis of celiac disease. J Hepatol. 2015;62(6):1405–11.

[6]   Felber J, Aust D, Baas S, et al. Ergebnisse einer S2k-Konsensuskonferenz der Deutschen Gesellschaft für Gastroenterologie, Verdauungs- und Stoffwechselerkrankungen (DGVS) gemeinsam mit der Deutschen Zöliakie-Gesellschaft (DZG) zur Zöliakie, Weizenallergie und Weizensensitivität. In: Zeitschrift fur Gastroenterologie. Georg Thieme Verlag; 2014. p. 711–43.

[7]   Pham-Short A, Donaghue KC, Ambler G, et al. Screening for celiac disease in type 1 diabetes: A systematic review. Pediatrics [Internet]. 2015 Jul 1 [cited 2020 Dec 1];136(1):e170–6. Available from: https://pubmed.ncbi.nlm.nih.gov/26077482/

[8]   Mäkimattila S, Harjutsalo V, Forsblom C, Groop PH. Every fifth individual with type 1 diabetes suffers from an additional autoimmune disease: A Finnish nationwide study. Diabetes Care [Internet]. 2020 May 1 [cited 2020 Dec 11];43(5):1041–7. Available from: https://pubmed.ncbi.nlm.nih.gov/32139386/

[9]   Neu A, Bürger-Büsing J, Danne T. Diagnostik, Therapie und Verlaufskontrolle des Diabetes mellitus im Kindes- und Jugendalter. Diabetol und Stoffwechsel. 2020;15(1):51–64.

[10] Mills JR, Murray JA. Contemporary celiac disease diagnosis: Is a biopsy avoidable? [Internet]. Vol. 32, Current Opinion in Gastroenterology. Lippincott Williams and Wilkins; 2016 [cited 2020 Dec 7]. p. 80–5. Available from: https://pubmed.ncbi.nlm.nih.gov/26784474/

[11] Husby S, Koletzko S, Korponay-Szabó IR, et al. European society for pediatric gastroenterology, hepatology, and nutrition guidelines for the diagnosis of coeliac disease [Internet]. Vol. 54, Journal of Pediatric Gastroenterology and Nutrition. J Pediatr Gastroenterol Nutr; 2012 [cited 2020 Dec 7]. p. 136–60. Available from: https://pubmed.ncbi.nlm.nih.gov/22197856/

12 Endokrine und metabolische Folgen von Adipositas und Typ-2-Diabetes

12.1 Polyzystisches Ovarsyndrom (PCOS)

Susanne Reger-Tan

12.1.1 Einleitung

Das Polyzystische Ovarsyndrom (PCOS) stellt mit einer Prävalenz von 15 % eine der häufigsten Endokrinopathien von Frauen fertilen Alters dar. PCOS ist aufgrund der äußerlich sichtbaren Stigmata und der Subfertilität für die betroffenen Frauen mit einem hohen Leidensdruck und eingeschränkten Lebensqualität verbunden. Die Behandlung des PCOS stellt aufgrund fehlender Zulassung einer Pharmakotherapie eine Herausforderung für die betroffene Patientin und als auch das behandelnde medizinische Team dar. PCOS ist mit einem erhöhten Risiko für Folgeerkrankungen wie Diabetes mellitus, Endometriumkarzinom und ggf. atherosklerotische kardiovaskuläre Ereignisse assoziiert, so dass bereits bei Erstvorstellung trotz des jungen Alters eine entsprechende Diagnostik eingeleitet, Komorbiditäten konsequent behandelt und die Chance primärpräventiver Maßnahmen optimal genutzt werden sollte. Ein Bewusstsein für PCOS als gender-spezifischer Risikofaktor für metabolische Krankheiten und eine lebenslange Fürsorge von Frauen mit PCOS ist wünschenswert.

12.1.2 Diagnostik, Definition und resultierende Phänotypen

PCOS ist durch einen Hyperandrogenismus (HA), eine ovarielle Dysfunktion (OD) und eine polyzystische Ovarmorphologie (PCOM) charakterisiert. Die Diagnose des PCOS erfolgt nach den Rotterdam-Kriterien [1]. Die Kriterien wurden in aktuellen Leitlinien präzisiert [2]. Die Diagnose erfolgt nach sorgfältiger Anamnese und körperlicher Untersuchung, wenn zwei der drei definitionsgebenden Kriterien erfüllt sind und Differentialdiagnosen ausgeschlossen wurden (Tab. 12.1). Unter den Differentialdiagnosen stellt mit dem Fokus auf Hyperandrogenismus die nicht-klassische kongenitale adrenale Hyperplasie nach PCOS die zweithäufigste Ursache eines Hirsutismus und das Prolaktinom die häufigste Differentialdiagnose einer ovariellen Dysfunktion dar. Am relevantesten ist der Ausschluss einer seltenen, aber potenziell lebensbedrohlichen adrenalen oder ovariellen androgen-sezernierenden Neoplasie. Der Verdacht sollte insbesondere bei Symptombeginn jenseits der Pubertät, ausgeprägter Klinik, Präsenz von Virilisierungszeichen, deutlicher Hyperandrogenämie oder raschem Progress gestellt und mittels Bildgebung und ggf. selektivem Nebennierenvenenkatheter abgeklärt werden.

https://doi.org/10.1515/9783110682083-012

Tab. 12.1: PCOS-Definition nach Rotterdam-Kriterien.

1 Hyperandrogenismus (HA)	2 Ovarielle Dysfunktion (OD)	3 Polyzystische Ovarmorphologie (PCOM)
Definiert als 1 der folgenden Kriterien vorliegend	Definiert als 1 der folgenden Kriterien vorliegend	Definiert als 1 der folgenden Kriterien vorliegend
Klinisch Nachweis von – Hirsutismus (Ferriman/ Gallwey-Score mit ≥ 4 Punkten) – Androgenetische Alopezie (auffälliger Ludwig-Score) – Akne (Präsenz)	Klinisch – Zyklusdauer < 21 Tage – Zyklusdauer > 35 Tage (Oligomenorrhoe) – < 8 Zyklen pro Jahr (Oligomenorrhoe) – Zyklusdauer > 90 Tage (Amenorrhoe) – Menstruationsbeginn nach Vollendung des 15. Lebensjahres (primäre Amenorrhoe)	Endovaginaler Zugangsweg mit 8 MHz-Sonde – mindestens 1 Ovar mit ≥ 20 antralen Follikeln (2–9 mm Größe) – mindestens 1 Ovar ≥ 10 ml Ovarvolumen ohne Corpus luteum, Ovarzysten oder dominante Follikel
Laborchemisch – ↑ kalkuliertes freies Testosteron – ↑ freier Androgenindex – ↑ Androstendion – ↑ DHEAS	Laborchemisch – inadäquat niedriges Progesteron in der Lutealphase	Transabdomineller Zugangsweg oder ältere Ultraschall-Sonde – mindestens 1 Ovar ≥ 10 ml Ovarvolumen ohne Corpus luteum, Ovarzysten oder dominante Follikel

4 Ausschluss Differentialdiagnosen

Fokus auf HA	Fokus auf OD	Minimaldiagnostik
1. nicht klassische kongenitale adrenale Hyperplasie 2. Cushing-Syndrom 3. adrenale oder ovarielle Androgen-sezernierende Neoplasie	1. Schwangerschaft 2. Prolaktinom 3. schwere Hypothyreose 4. primäre Ovarialinsuffizienz 5. Hypogonadotroper Hypogonadismus (v. a. bei Abwesenheit eines Hyperandrogenismus, niedrigem BMI oder exzessiv sportlicher Aktivität)	– TSH: SD-Dysfunktion – FSH: primäre Ovarialinsuffizienz – Prolaktin: Prolaktinom – 17OH-Progesteron (morgens, frühe Follikelphase): nicht klassische kongenitale adrenale Hyperplasie – ggf. Cushing-Screening bei klinischem Verdacht (Plethora, Facies lunata, Striae rubrae, Stammfettsucht, Muskelatrophie) – Testosteron (frühe Follikelphase): androgensezernierende Neoplasie – ggf. weiterführende Abklärung androgensezernierender Neoplasie bei Hirsutismus-Score ≥ 15, schwerer Hyperandrogenämie, Progredienz unter Therapie

Die Diagnose PCOS liegt vor, wenn mindestens 2 von 3 der definitionsgebenden Kriterien (1–3) vorliegen und entsprechende Differentialdiagnosen ausgeschlossen wurden [4].

Innerhalb der Rotterdam-Definition variiert der Phänotyp stark. Die einzelnen Phäno-typen unterscheiden sich nicht nur in der Klinik, sondern auch in ihrem metabo-lischen Risiko. Bei Vorliegen eines Hyperandrogenismus liegt auch eher eine Insulin-resistenz (IR) vor. Sowohl in der klinischen Versorgung als auch der Interpretation von Ergebnissen wissenschaftlicher Studien ist daher eine Berücksichtigung des vor-liegenden Phänotyps empfehlenswert (Tab. 12.2).

Tab. 12.2: PCOS-Phänotypen.

	A full-blown	B classic	C ovulatory	D normoandrogenic
HA	+	+	+	
OD	+	+		+
PCOM	+		+	+

PCOS ist mit viszeraler Adipositas und Insulinresistenz assoziiert. Die aktuellen Leit-linien betonen die Bedeutung der Insulinresistenz als Schlüsselmechanismus. Clamp-Studien zeigen eine IR bei 95 % der übergewichtigen und 75 % der normalge-wichtigen Frauen mit PCOS [3]. Eine Bestimmung von Insulinresistenz-Parametern wird jedoch aufgrund methodischer Unsicherheiten nicht empfohlen. Das Vorliegen einer IR beeinflusst nicht die Therapie-Entscheidungen hinsichtlich der akuten PCOS-Symptomatik. Aufgrund des langfristigen Risikos von Folgeerkrankungen soll-te jedoch frühzeitig ein Screening erfolgen und frühzeitig primärpräventive oder the-rapeutische Konsequenzen eingeleitet werden (Tab. 12.3).

Tab. 12.3: Screening auf Komorbiditäten/Folgerisiken.

Komorbidität/Folgerisiko	Screening-Tool
Typ 2 Diabetes mellitus	OGTT bei Erstvorstellung Wiederholung alle 2–3 Jahre nach individuellem Risiko nach Gestationsdiabetes jährliches Screening
Gestationsdiabetes	Frühschwangerschaftsscreening Gestationsdiabetesscreening
Atherosklerotische kardiovaskuläre Erkrankung	Blutdruck, Taillenumfang, BMI, Lipidstatus, Nikotinkonsum
Endometriumkarzinom-Risiko	Anamnese Zyklusdauer Sonographische Beurteilung des Endometriums
Obstruktive Schlafapnoe	Polysomnographie bei entsprechendem Verdacht

Tab. 12.3: (fortgesetzt)

Komorbidität/Folgerisiko	Screening-Tool
Angst/Depression	Bsp. Ultrashort-Screening analog PHQ-4 – Fühlten Sie sich in der letzten Zeit häufig niedergeschlagen, traurig bedrückt oder hoffnungslos? – Hatten Sie in der letzten Zeit deutlich weniger Lust und Freude an Dingen, die Sie sonst gerne tun? – Sind Sie nervös, ängstlich oder angespannt? – Sind Sie nicht in der Lage, Sorgen zu stoppen oder zu kontrollieren?

12.1.3 Ätiologie und Pathophysiologie

PCOS ist eine komplexe multigenetische Erkrankung, bei der prädisponierende und protektive Genvarianten eng mit Umweltfaktoren interagieren und in unterschiedlichen PCOS-Phänotypen resultieren. Ernährungsgewohnheiten und Lifestyle-Faktoren, welche wiederum eng mit der Ethnie zusammenhängen, gelten als signifikante Umweltfaktoren, die die Entstehung und den Verlauf eines PCOS beeinflussen. Trotz intensiver zielgerichteter und genomweiter Assoziationsstudien wurden nur wenige genetische Varianten und Mutationen identifiziert, die zum PCOS-Phänotyp beitragen. Varianten des fat mass and obesity Gens beispielsweise sind mit einem BMI-Effekt von 1 kg/m² pro Risikoallel und damit doppelt so großem Effekt bei Frauen mit PCOS im Vergleich zur weiblichen Bevölkerung assoziiert [4]. Insgesamt tragen die bisher bekannten genetischen Einflüsse zu 10 % der Vererblichkeit des PCOS bei. PCOS ist primär eine androgenetische Erkrankung. Sowohl hypophysär über eine gesteigerte LH-Sekretion vermittelt als auch ovariell und adrenal intrinsisch bedingt resultiert eine erhöhte ovarielle und adrenale Androgensynthese in einer Hyperandrogenämie. Insulin agiert adrenal und hypophysär als Co-Gonadotropin, so dass Insulinresistenz und die kompensatorische Hyperinsulinämie als Triggerfaktor des Hyperandrogenismus agieren. Der Androgenexzess wiederum befördert in einem Circulus vitiosum Insulinresistenz und Anlage ektopen Fettgewebes [5,6].

12.1.4 Klinik

Hyperandrogenismus: Der Androgenexzess ist gelegentlich nur laborchemisch nachweisbar, manifestiert sich aber in den meisten Fällen kutan in Form von Hirsutismus, seltener als androgenetische Alopezie oder unspezifischer in Form von Akne. Die äußeren Veränderungen treten meist mit der Pubertät auf und entwickeln sich langsam im Laufe von Jahren. Beim Hirsutismus wandeln sich weiche, pigmentlose Vellushaare unter Androgeneinfluss zu festen, pigmentierten Terminalhaaren an androgensensitiven Hautarealen. Der modifizierte Ferriman-Gallwey-Score hat sich zur Quantifizierung des Hirsutismus etabliert (Abb. 12.1) und gilt je nach zugrundeliegender Ethnie ab 4–6 Punkten als pathologisch. Neben Adipositas ist Hirsutismus das PCOS-Symptom mit dem deutlichsten Einfluss auf Lebensqualität und sexuelle Zufriedenheit [7]. Die androgenetische Alopezie beschreibt einen Ausfall der Haare auf der behaarten Kopfhaut entsprechend des männlichen Verteilungsmusters am Scheitel oder frontal beginnend und sich nach lateral oder dorsal allmählich ausbreitend. Die Klassifikation erfolgt nach Ludwig (Abb. 12.1). Postpubertär persistierende Akne ist ein zusätzliches, allerdings wenig spezifisches Symptom des Hyperandrogenismus. Das Vorliegen von Akne allein ist nicht mit ovarieller Dysfunktion oder Fertilitätseinschränkung in der Bevölkerung assoziiert. Die Quantifizierung Akne kann zur Verlaufsbeurteilung nach Plewig und Klingmann erfolgen (Abb. 12.1).

Ovarielle Dysfunktion: Am Ovar resultiert der Androgenexzess in einer reduzierten bis ausbleibenden Ovulationsrate, die sich klinisch in der Regel bereits nach der Menarche durch eine Oligo- oder Amenorrhoe manifestiert. Seltener kann eine Oligoovulation sich in Form einer Polymenorrhoe mit einer Zyklusdauer unter 21 Tagen manifestieren. In Einzelfällen kann eine Oligoovulation auch bei regelhafter Zyklusdauer vorliegen. Das Ausbleiben der Ovulation kann in diesen Fällen laborchemisch durch einen unzureichenden Progesteron-Anstieg in der Lutealphase nachgewiesen werden. Populationsbasierte Daten weisen auf eine Subfertilität PCOS-betroffener Frauen hin. Die erste spontane Schwangerschaft tritt bei Frauen mit PCOS im Vergleich zu Frauen ohne PCOS weniger wahrscheinlich (55,0 % vs. 73,8 %) und 2,3 Jahre später auf. Medizinisch assistierte Schwangerschaften mit berücksichtigt ist die Wahrscheinlichkeit schwanger zu werden jedoch mit 80 % für Frauen mit und ohne PCOS vergleichbar [8]. Jenseits eines Kinderwunsches kann ein unregelmäßiger oder ausbleibender Menstruationszyklus das Wohlbefinden der Patientin einschränken. Darüber hinaus ist PCOS mit einem 3–4-fachen Risiko für ein Endometrium-Karzinom assoziiert [9], so dass die betroffenen Frauen sowohl kurz- als auch möglicherweise langfristig von einer Zyklusregulierung profitieren können.

PCOM: Der namensgebende Begriff der polyzystischen Ovarien ist terminologisch inkorrekt und beschreibt die Akkumulation von Ovarfollikeln in unterschiedlichen, vornehmlich frühen Reifungsstadien. Eine polyzystische Ovarmorphologie ist allein für sich wenig spezifisch und häufig ohne weiteren Krankheitswert nachweisbar. Um eine unnötige Belastung der betroffenen Frau zu vermeiden, sollten konsequent die empfohlenen Grenzwerte zur Festlegung eines PCOM und eine oberflächliche blickdiagnostische Einschätzung vermieden werden.

Lebensqualität: Unter Frauen mit PCOS finden sich häufiger Angststörungen oder eine Depression, die spezifischen PCOS-Symptomen zugeordnet werden kann und die Lebensqualität signifikant beeinträchtigen [7,10]. Die symptomatische Therapie des PCOS richtet sich zudem auch wesentlich nach dem Leidensdruck der betroffenen Patientin. Betroffene Frauen sollten daher explizit auf ihren individuellen Leidensdruck angesprochen und auf Anzeichen einer psychischen Störung konsequent gescreent und im Verdachtsfall einer weiterführenden Diagnostik zugeführt werden.

(a)

(b)

(c)

Schweregrad	Läsionen pro Gesichtshälfte
1	1–10
2	11–20
3	21–30
4	> 30

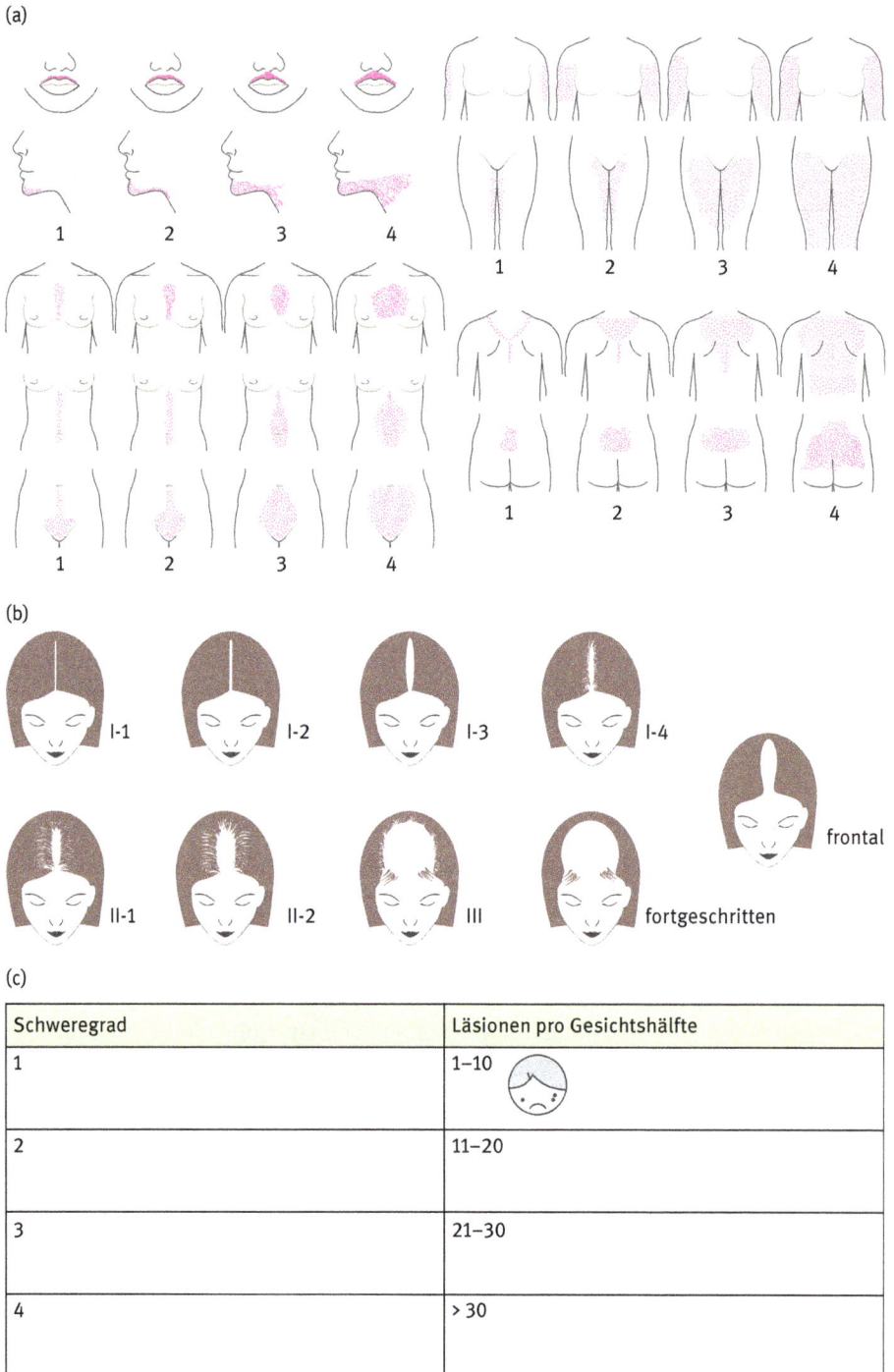

Abb. 12.1: Hyperandrogenismus-Scores. (a) Hirsutismus-Score nach Ferriman/Gallwey (modifiziert), (b) Androgenetische Alopezie-Score nach Ludwig, (c) Akne-Score nach Plewig und Klingmann.

Adipositas: Je nach Ethnie der untersuchten PCOS-Population liegt die Adipositas-Rate bei 50–80 %. Das Risiko für Adipositas im Vergleich zu gesunden Kontrollen war bei kaukasischen Frauen mit PCOS 4-fach erhöht im Vergleich zu asiatischen Frauen mit PCOS [11].

Gestationsdiabetes und andere Schwangerschaftskomplikationen: Das Risiko für die Entwicklung für Gestations-induzierte Hypertonie und Präeklampsie ist bei Frauen mit PCOS um 30–50 % und die Rate Gestationsdiabetes um das Zweifache erhöht [12]. Leitlinien empfehlen bei PCOS präkonzeptionell die Evaluation des glykämischen Status oder spätestens als Frühscreening im ersten Trimenon [2]. (https://www.awmf.org/leitlinien/detail/ll/057-008.html).

Typ 2 Diabetes mellitus (T2D): Das T2D-Risiko ist entsprechend Daten der Australian Longitudinal Study on Women's Health unabhängig vom BMI bei PCOS-Betroffenen 8-fach höher als bei Frauen ohne PCOS. Die Prävalenz beträgt bei normal-, übergewichtigen und adipösen Frauen mit PCOS 4, 5 und 7 % im Vgl. zu 0,2–0–0,8 % der weiblichen Normalbevölkerung [13].

ASCVD: Über Adipositas und T2D hinaus ist Dyslipidämie die am häufigsten bei PCOS vorliegende metabolische Auffälligkeit. Frauen mit PCOS weisen 2-mal häufiger ein metabolisches Syndrom auf [14]. Populationsbasierte Daten deuten darauf hin, dass PCOS auch mit einem 1,4-fach erhöhten Risiko für das Auftreten von Myokardinfarkten assoziiert ist [9].

12.1.5 Therapie

Das Management des PCOS erfolgt symptomatisch entsprechend des individuellen Leidensdruckes, aber auch unter Berücksichtigung der möglichen Komorbiditäten und Folgerisiken (Tab. 12.4) [2]. Es steht keine zugelassene systemische Pharmakotherapie für PCOS zur Verfügung, so dass die Behandlung in der Regel im off label use oder innerhalb klinischer Studien erfolgt. Darüber hinaus wird aufgrund der häufig vorliegenden Adipositas eine Optimierung der Lebensgewohnheiten als Basismaßnahme empfohlen. Diese entsprechen den Empfehlungen für die Allgemeinbevölkerung und sind nicht PCOS-spezifisch.

12.1.5.1 Hyperandrogenismus

Der Nutzen einer systemischen Therapie ist am besten für Hirsutismus und weniger gut für die androgenetische Alopezie oder Akne belegt. Der Einsatz oraler Kontrazeptiva (OCP) stellt die Standardtherapie des Hirsutismus dar. Die Wirkung der OCP ist hauptsächlich estrogenvermittelt. Es gibt keine spezifische Empfehlung für bestimmte Gestagene. In der Wahl des Präparates spielt vielmehr das Nebenwirkungsprofil eine Rolle. Additiv oder alternativ können Antiandrogene wie Spironolacton, Finasterid oder Flutamid eingesetzt werden. Generell sollte in Berücksichtigung der Haarzyklusdauer eine Beurteilung des Therapieansprechens erst nach sechs Monaten Therapiedauer erfolgen. Ergänzend stehen Eflornithin für den Hirsutismus im Gesichtsbereich und Minoxidil für die androgenetische Alopezie zur Verfügung.

12.1.5.2 Ovulatorische Dysfunktion

Zur Zyklusregulierung kann eine OCP oder Metformin eingesetzt werden. Die Wahl erfolgt nach Notwendigkeit einer Kontrazeption (pro OCP), individuellem und medikamentösem Risiko für tiefe Beinvenenthrombosen (pro Metformin) und zusätzlichem Therapienutzen (pro OCP: Hirsutismus, androgenetische Alopezie, pro Metformin: Adipositas). Zur Ovulationsinduktion wird in erster Linie Letrozol empfohlen. Als alternative Erstlinientherapien mit geringerem Ansprechen können Clomifen bei eher übergewichtigen und Metformin bei eher normalgewichtigen Frauen eingesetzt werden. Sofern eine reproduktionsmedizinische Assistenz erforderlich ist, wird eine Therapie mit GnRh-Analoga in Kombination mit Metformin empfohlen. Letzteres reduziert in diesem Kontext die Komplikationsrate. Hinsichtlich der Risikoreduktion für ein Endometrium-Karzinom ist die optimale und damit anzustrebende Zyklusdauer unklar. Ab einer Zyklusdauer von mehr als 90 Tagen sollte eine medikamentöse Zyklusregulierung in Betracht gezogen werden.

12.1.5.3 Neue Antidiabetika bei PCOS

Der Einsatz von GLP1-Rezeptorantagonisten und Sodium-Glukose-Transporter-Inhibitoren hat in einzelnen klinischen Studien einen positiven Effekt auf Körpergewicht, Hyperinsulinämie, Androgene und Ovulationsrate bei Frauen mit PCOS gezeigt. In der klinischen Routine werden diese Substanzen auch unter Berücksichtigung der Therapiekosten bisher nur und im off label use vereinzelt eingesetzt [15–18].

Tab. 12.4: Pharmakotherapie des PCOS.

Substanz	Standarddosis	Nutzen	Besonderheiten
Letrozol	2,5 mg Tag 1–5	Ovulation	off label use
Clomiphen	50 mg Tag 1–5	Ovulation	Zulassung für Anovulation Zwillings-/Drillingsrate 5–7 % und 0,3 % Risiko für Ovartumore ab 12 Zyklen
Metformin	850–1000 mg 1–0–1	Zyklusregulierung Ovulation Insulinresistenz Gewicht (diskret) Akne	off label use

Tab. 12.4: (fortgesetzt)

Substanz	Standarddosis	Nutzen	Besonderheiten
OCP	Ethinylestradiol 20 µg/Progesteron Tag 1–21 1–0–0	Zyklusregulierung und Kontrazeption Hirsutismus (Androgenetische Alopezie) Akne	off label use OCP vs. no OCP: OR (TVT). 3 Thromboserisiko steigt mit Gestagengeneration (Cyproteronacetat vs. Levornorgestrel; OR (TVT): 2)
Spironolacton	50–100 mg 1–0–1	Hirsutismus (Androgenetische Alopezie) Akne	off label use Teratogen – sichere Kontrazeption erforderlich Risiko Hyperkaliämie
Finasterid	5–7,5 mg 1–0–0	Hirsutismus (Androgenetische Alopezie) Akne	off label use Teratogen – sichere Kontrazeption erforderlich
Flutamid	250–500 mg 1–0–0 (hochdosiert) 62,5 – < 250 mg (niedrigdosiert)	Hirsutismus (Androgenetische Alopezie) Akne	off label use Teratogen – sichere Kontrazeption erforderlich Risiko akutes Leberversagen
Eflornithin	1–0–1 lokal im Gesichtsbereich	Hirsutismus im Gesichtsbereich	Zulassung für Hirsutismus im Gesichtsbereich
Minoxidil	Minoxidil 2 oder 5 % Lösung 1 ml 1–0–1 Minoxidil 5 % Schaum 1 mg (= 1 Schutzkappe) 1/2–0–0	Androgenetische Alopezie	Zulassung für androgenetische Alopezie

Literatur

[1]   Rotterdam ESHRE/ASRM-Sponsored PCOS consensus workshop group. Revised 2003 consensus on diagnostic criteria and long-term health risks related to polycystic ovary syndrome (PCOS). Hum Reprod. 2004;19(1):41–7.

[2]   Teede HJ, Misso ML, Costello MF, et al. Recommendations from the international evidence-based guideline for the assessment and management of polycystic ovary syndrome. Fertil Steril. 2018;110(3):364–79.

[3]   Stepto NK, Cassar S, Joham AE, et al. Women with polycystic ovary syndrome have intrinsic insulin resistance on euglycaemic-hyperinsulaemic clamp. Hum Reprod. 2013;28(3):777–84.

[4]   Tan S, Scherag A, Janssen OE, et al. Large effects on body mass index and insulin resistance of fat mass and obesity associated gene (FTO) variants in patients with polycystic ovary syndrome (PCOS). BMC Med Genet. 2010;11:12.

[5] Rosenfield RL, Ehrmann DA. The Pathogenesis of Polycystic Ovary Syndrome (PCOS): The Hypothesis of PCOS as Functional Ovarian Hyperandrogenism Revisited. Endocr Rev. 2016;37 (5):467–520.

[6] Escobar-Morreale HF. Polycystic ovary syndrome: definition, aetiology, diagnosis and treatment. Nat Rev Endocrinol. 2018;14(5):270–84.

[7] Hahn S, Janssen OE, Tan S, et al. Clinical and psychological correlates of quality-of-life in polycystic ovary syndrome. Eur J Endocrinol. 2005;153(6):853–60.

[8] Persson S, Elenis E, Turkmen S, et al. Fecundity among women with polycystic ovary syndrome (PCOS)-a population-based study. Hum Reprod. 2019;34(10):2052–60.

[9] Barry JA, Azizia MM, Hardiman PJ. Risk of endometrial, ovarian and breast cancer in women with polycystic ovary syndrome: a systematic review and meta-analysis. Hum Reprod Update. 2014;20(5):748–58.

[10] Benson S, Hahn S, Tan S, et al. Prevalence and implications of anxiety in polycystic ovary syndrome: results of an internet-based survey in Germany. Hum Reprod. 2009;24(6):1446–51.

[11] Lim SS, Davies MJ, Norman RJ, Moran LJ. Overweight, obesity and central obesity in women with polycystic ovary syndrome: a systematic review and meta-analysis. Hum Reprod Update. 2012;18(6):618–37.

[12] Mills G, Badeghiesh A, Suarthana E, Baghlaf H, Dahan MH. Polycystic ovary syndrome as an independent risk factor for gestational diabetes and hypertensive disorders of pregnancy: a population-based study on 9.1 million pregnancies. Hum Reprod. 2020;35(7):1666–74.

[13] Joham AE, Ranasinha S, Zoungas S, Moran L, Teede HJ. Gestational diabetes and type 2 diabetes in reproductive-aged women with polycystic ovary syndrome. J Clin Endocrinol Metab. 2014;99(3):E447-52.

[14] Hoeger KM, Dokras A, Piltonen T. Update on PCOS: Consequences, Challenges, and Guiding Treatment. J Clin Endocrinol Metab. 2021;106(3):e1071-e83.

[15] Jensterle M, Kravos NA, Goricar K, Janez A. Short-term effectiveness of low dose liraglutide in combination with metformin versus high dose liraglutide alone in treatment of obese PCOS: randomized trial. BMC Endocr Disord. 2017;17(1):5.

[16] Frossing S, Nylander M, Chabanova E, et al. Effect of liraglutide on ectopic fat in polycystic ovary syndrome: A randomized clinical trial. Diabetes Obes Metab. 2018;20(1):215–8.

[17] Javed Z, Papageorgiou M, Deshmukh H, et al. Effects of empagliflozin on metabolic parameters in polycystic ovary syndrome: A randomized controlled study. Clin Endocrinol (Oxf). 2019;90 (6):805–13.

[18] Tan S, Ignatenko S, Wagner F, et al. Licogliflozin versus placebo in women with polycystic ovary syndrome: A randomized, double-blind, phase 2 trial. Diabetes Obes Metab. 2021;23(11):2595–9.

12.2 Fettstoffwechselstörungen

Ulrike Schatz, Martin Merkel

12.2.1 Einleitung

Fettstoffwechselstörungen sind mit einer Prävalenz von 30 % in Deutschland häufig. Klinisch bedeutsam sind sie durch das durch sie verursache erhöhte kardiovaskuläre Risiko insbesondere bei Hypercholesterinämie, Lipoprotein(a)-Erhöhung und milder Hypertriglyzeridämie sowie durch die Gefahr des Auftretens einer akuten Pankreatitis bei stark erhöhten Triglyzeriden. Neben seltenen monogenen und multifaktoriellen Formen können auch endokrine Störungen (z. B. Insulinresistenz, Diabetes, Schilddrüsenerkrankungen) Dyslipidämien verursachen. In diesem Kapitel wird zunächst die Einteilung der Fettstoffwechselstörungen kurz erläutert, dann Diabetes als Ursache der diabetischen Dyslipidämie sowie als kardiovaskulärer Risikofaktor charakterisiert und zuletzt die Therapie von Fettstoffwechselstörungen bei Diabetes dargelegt.

12.2.2 Einteilung der Fettstoffwechselstörungen

Fettstoffwechselstörungen entstehen auf der Grundlage einer genetischen Prädisposition, modifiziert durch Diät, Lebensstil und andere Erkrankungen bzw. Konditionen. Generell zu unterscheiden sind primäre (genetische) von sekundären (eine andere Erkrankung liegt zu Grunde) Ursachen. Sekundäre Hyperlipoproteinämien sind durch die Therapie der Grunderkrankung häufig reversibel. Polygene Erkrankungen sind eher durch Lebensstil modifizierbar als monogene. Die Klassifikation der Fettstoffwechselstörungen nach Fredrickson wurde zu Gunsten einer praktisch orientierten Einteilung nach Phänotypen (Lipidprofil) verlassen (Tab. 12.5).

Bei Patienten mit Diabetes sind Hypertriglyzeridämien von besonderer Bedeutung. Für isolierte Hypercholesterinämien, isolierte HDL-Erniedrigung und die Erhöhung des Lipoprotein(a) sei auf andere Literatur verwiesen. Die Chylomikronämie spielt im Rahmen dieses Kapitels unter differentialdiagnostischen Aspekten eine wichtige Rolle.

Tab. 12.5: Klassifikation von wichtigen Fettstoffwechselstörungen.

Einteilung	primär	sekundär	Klinische Chemie
Hypercholes-terinämie	heterozygot – autosomal dominant: Mutationen in LDL-Rezeptor, ApoB, PCSK9 homozygot – autosomal rezessiv: LDLRAP1 Mutationen – schwerer Verlauf bei Mutationen in LDL-Rezeptor, ApoB, PCSK9 polygen	– Hypothyreose – Hypercortisolismus – nephrotisches Syndrom – Anorexia nervosa – Hepatische Porphyrien (AIP) – Cholestase	– LDL-C erhöht – HDL-C normal – TG normal
Hypertriglyze-ridämie (HTG)	meist polygen oder heterozygot – Lipoproteinlipase – Apoproteine C2, C3, A5, E – glycosyl-phosphatidyli-nositol anchored HDL binding protein 1 (GPIHBP1) – Lipase maturation factor 1 (LMF-1) – Peroxisom-Proliferator-aktivierte Rezeptoren (PPAR) – Glukokinase-Rezeptor – Angiopoietin-like Proteine (ANGPTL)	– Diabetes mellitus Typ 2 – entgleister Diabetes mellitus Typ 1 – Metabolisches Syndrom – Viszerale Adipositas – Hypercortisolismus – Leber- oder Niereninsuffizienz – Schwangerschaft – AIDS – Alkoholabusus – Medikamente (Östrogene, Thiazide, Betablocker, Retinoide, Glukokortikoide, anabole Steroide)	– TG erhöht – HDL-C oft erniedrigt – LDL-C normal
familiäres Chylomikron-ämie-syndrom (FCS) als Sonderform der HTG	schwere homozygote oder compound heterozygote Mutationen der unter HTG aufgeführten Gene	dekompensierter Diabetes mellitus, Alkoholabusus	– TG stark erhöht – LDL-C normal oder erniedrigt – HDL-C erniedrigt – in Lipidelektrophorese Chylomikronen
gemischte (kombinierte) HLP	Kombinationen von TG- und LDL-C erhöhenden Mutationen	– Diabetes mellitus Typ 2 – Metabolisches Syndrom – Viszerale Adipositas – Hypercortisolismus – Leber- oder Niereninsuffizienz – Schwangerschaft – AIDS	– TG erhöht – LDL-C erhöht – HDL-C oft erniedrigt

Tab. 12.5: (fortgesetzt)

Einteilung	primär	sekundär	Klinische Chemie
		– Medikamente (Östrogene, Thiazide, Betablocker, Retinoide, Glucocorticoide, anabole Steroide	
Lipoprotein(a)-Erhöhung	Genetisch polygen veranlagt, unabhängig von anderen Fettstoffwechselstörungen	– Niereninsuffizienz – Östrogenmangel	– Lp(a) erhöht
isolierte HDL-Erniedrigung	Mutationen in den Genen von ApoA1, Lecithin-Cholesterin-Acyltransferase (LCAT), ABC-Transportern u. a.	– Rauchen – Hepatopathien	– HDL-C erniedrigt – TG und LDL-C normal
Dyslipoprotein-ämie Typ III (Dysbetalipoproteinämie)	familiäre Dyslipoproteinämie durch Vorliegen von Apoprotein E-2	sekundäre Faktoren (Insulinresistenz oder Diabetes) sind Voraussetzung für Manifestation	– TG stark erhöht – Gesamtcholesterin erhöht – IDL werden als erhöhtes LDL-C gemessen

TG: Triglyzeride; HLP: Hyperlipoproteinämie; VLDL: Lipoproteine sehr geringer Dichte; LDL: Lipoproteine niedriger Dichte, IDL: Lipoproteine intermediärer Dichte; HDL: Lipoproteine hoher Dichte; LDL-C: LDL-Cholesterin, HDL-C: HDL-Cholesterin; Apo: Apoprotein; PCSK9: Proproteinkonvertase Subtilisin Kexin Typ 9; LDLRAP1: low density lipoprotein receptor adaptor protein 1.

12.2.3 Fettstoffwechselstörungen bei Diabetes

12.2.3.1 Fettstoffwechselstörungen bei Typ-1-Diabetes

Bei Entgleisung eines Typ-1-Diabetes kann eine schwere Hypertriglyzeridämie entstehen. Vereinfacht dargestellt ist die Pathophysiologie wie folgt:

- verstärkte Triglyzeridhydrolyse im Fettgewebe durch fehlende, Insulin vermittelte Inhibition der hormonsensitiven Lipase (HSL)
- hepatische Aufnahme der freien Fettsäuren, die eine VLDL-Produktion triggern
- fehlende Insulin-Stimulation der Lipoproteinlipase (LPL) führt zu einem verlangsamten Abbau Triglyzerid-reicher Lipoproteine (VLDL und Chylomikronen)

Die Folgen der Hypertriglyzeridämie (Remnants, kleine dichte LDL – small dense (sd)LDL, erniedrigte HDL; s. unter Typ-2-Diabetes) sind nachweisbar, aber wegen der fehlenden Insulinresistenz weniger ausgeprägt. Die VLDL-Produktion ist bei ketoazidotischer Stoffwechsellage besonders stark. Modulierend wirken Triglyzerid erhöhende genetische Polymorphismen.

Anders als beim Typ-2-Diabetes ist die Hypertriglyzeridämie beim Typ-1-Diabetes durch normnahe Blutzuckerführung vollständig reversibel, eine spezifische Therapie meist nicht erforderlich. Durch subkutane Insulingabe kann sogar eine „Supernormalisierung" erfolgen [1].

Merke: Eine Hypertriglyzeridämie bei Typ-1-Diabetes lässt sich durch gute Blutzuckerführung vollständig normalisieren.

12.2.3.2 Fettstoffwechselstörungen bei Typ-2-Diabetes

Die charakteristische Fettstoffwechselstörung bei Typ-2-Diabetes ist die diabetische Dyslipidämie mit führender Hypertriglyzeridämie. Das LDL-Cholesterin ist bei Diabetes oft nicht deutlich erhöht. Patienten mit einer familiären Hypercholesterinämie (FH) scheinen sogar einen gewissen Schutz vor Adipositas und Typ-2-Diabetes zu haben [2].

Auslöser der diabetischen Dyslipidämie ist neben einer Hyperglykämie vor allem die Insulinresistenz. Gleichzeitig besteht durch eine viszerale Adipositas ein erhöhtes Angebot an freien Fettsäuren. Die Hypertriglyzeridämie als initialer Schritt der diabetischen Dyslipidämie entsteht wie folgt:

- Im viszeralen Fettgewebe: Steigerung der lipolytischen Aktivität der HSL durch Insulinresistenz oder absoluten Insulinmangel, Freisetzung von Fettsäuren proportional zur Fettgewebsmasse. Weiterhin Freisetzung von Adipokinen (Mediatoren aus dem Fettgewebe).
- In der Leber: Erhöhte Fettsäuresynthese durch Adipokinwirkung und durch verminderte Insulinwirkung; hierdurch und als Resultat des vermehrten Einstroms freier Fettsäuren aus dem Fettgewebe Entwicklung einer Steatosis hepatis und Steigerung der hepatischen VLDL-Produktion.
- Verlangsamte periphere Hydrolyse in den Kapillaren von Muskel- und Fettgewebe durch Verminderung der LPL-Aktivität (verminderte Insulin-vermittelte Expression und Translokation, Hemmung durch Adipokine)

Merke: Bei Typ-2-Diabetes entsteht eine Hypertriglyzeridämie sowohl nüchtern als auch postprandial durch vermehrte hepatische VLDL-Synthese und verminderten plasmatischen Abbau von VLDL und Chylomikronen.

Modifizierende Faktoren sind:
- genetische Polymorphismen z. B. in den Genen der Lipoproteinlipase, Angiopoietin-like Proteine (ANGLPTL), Lipase maturation factor 1, Apoproteine C2, C3, A5, E, Glukokinase-Rezeptor

- externe Faktoren: diätetisch (Alkohol, rasch resorbierbare Kohlenhydrate, Fruktose, gesättigte Fettsäuren, Überernährung), Medikamente (z. B. Östrogene, Steroide, Neuroleptika)
- Komorbiditäten: Leber- oder Niereninsuffizienz, hormonelle Veränderungen wie Hypercortisolismus, Hypothyreose, Akromegalie
- Schwangerschaft

Die Ausprägung der Triglyzeriderhöhung ist sehr unterschiedlich und hängt nicht zuletzt von der individuellen Akkumulation genetischer, Triglyzerid-erhöhender Polymorphismen ab [3].

Ausschlaggebend für die Pathogenität der diabetischen Dyslipidämie sind weniger die Hypertriglyzeridämie selbst, sondern ihre Folgen, Cholesterin reiche Restpartikel (remnants), kleine dichte LDL (sdLDL) und eine Erniedrigung des HDL. Die Restpartikel entstehen durch Hydrolyse von VLDL und Chylomikronen; sdLDL und niedrige HDL durch Cholesterylester-Transferprotein (CETP) vermittelten Lipidtransfer und Hydrolyse durch die hepatische Lipase (HL) [4]. Alle genannten Lipidveränderungen erhöhen unabhängig von anderen Risikofaktoren das kardiovaskuläre Risiko. Gemeinsam mit den Diabetes-typischen inflammatorischen und prokoagulatorischen Faktoren, freien Fettsäuren, Adipokine und direkten glukosevermittelte Veränderungen am Endothel durch advanced glycation end-products (AGE) entsteht die von einigen Autoren als „vaskuläres Inferno" bezeichnete Risikokonstellation.

Merke: Die Diabetische Dyslipidämie ist geprägt von der atherogenen Trias: 1. erhöhte TG, 2. erhöhte small dense LDL-C und 3. erniedrigtes HDL-C. Sie ist stark atherogen und führt zu einem mindestens 2-fach erhöhten kardiovaskulären Risiko und 1,5-facher Mortalität.

12.2.4 Chylomikronämie als wichtige Differentialdiagnose bei schweren Hypertriglyzeridämien

Das Familiäre Chylomikronämiesyndrom (FCS) ist eine sehr seltene Erkrankung, bei der (meist) homozygote Mutationen in den Genen von Lipoproteinlipase, Apoprotein C2, Apoprotein A5, Glycosylphosphatidylinositol anchored HDL binding protein 1 (GPIHBP1) oder Lipase maturation factor 1 (LMF-1) zu einer defekten endothelialen Triglyzeridhydrolyse führen. Als Folge entstehen ausgeprägte Hypertriglyzeridämien, die nur schwer therapeutisch beeinflussbar sind. Die Behandlung erfolgt in Stoffwechselzentren durch strenge Diät einschließlich mittellanger Fettsäuren (MCT-Fette) und ggf. Volanesorsen. Dieses Antisense-Oligonukleotid gegen ApoC III ist nur für Patienten mit genetisch gesichertem Familiären Chylomikronämiesyndrom mit hohem Risiko für eine akute Pankreatitis, bei denen die maximale diätetische und bisherige medikamentöse Therapie nicht ausreichend wirksam sind, zugelassen. Es bewirkt eine TG-Senkung um bis zu 70 % [5].

Durch alleinige Messung der Triglyzeride lässt sich das FCS nicht von einer anderen z. B. diabetisch schweren Hypertriglyzeridämie abgrenzen, auch eine klare genetische Differenzierung ist mitunter schwierig. Gegen ein FCS und für eine multifaktorielle Hypertriglyzeridämie sprechen z. B. [6]:
– Manifestation im Erwachsenenalter
– Sekundärfaktoren wie Diabetes
– Nachweis intermittierend niedriger Triglyzeride 177 mg/dl/ < 2 mmol/l
– Schlechtes Ansprechen auf hypolipidämische Behandlung

12.2.5 Diagnostische Aspekte

Anders als zur Diagnostik einer Hypercholesterinämie ist bei Hypertriglyzeridämie ein Lipidpanel nach 8-stündiger Nahrungskarenz sinnvoll (Gesamtcholesterin, HDL-C; LDL-C, TG). Von besonderer Bedeutung ist bei Patienten mit erhöhten Triglyzeriden die Berechnung des non-HDL-Cholesterins (Gesamtcholesterin minus HDL-C), da hier weitere atherogene Lipoproteine subsummiert sind (Restpartikel, small dense LDL, IDL, VLDL). Dieser Wert korreliert bei erhöhten Triglyzeriden besser als das LDL-Cholesterin mit dem kardiovaskulären Risiko [7] und ist auch als therapeutisches Ziel definiert [8]. Die direkte ApoB Bestimmung ist ebenso ein valides Maß für die Atherogenität.

Merke: Non-HDL-C = Gesamtcholesterin minus HDL-Cholesterin ist ein valides Maß zur Abschätzung des kardiovaskulären Risikos und als therapeutisches Target bei Hypertriglyzeridämien.

Der LDL/HDL-Quotient ist obsolet, da HDL-C nicht in dem Ausmaß vor Atherosklerose zu schützen vermag, wie LDL-C das Risiko erhöht. Interventionsstudien zur HDL-C Erhöhung waren ohne Erfolg. HDL-C ist zwar ein Risikomarker, aber kein Therapietarget.

Chylomikronen können durch Kühlschranktest oder – sicherer – durch Lipidelektrophorese nachgewiesen werden. Eine genetische Untersuchung ist nur bei hochgradigem Verdacht auf FCS notwendig; die genetische Einordnung multifaktorielle Hypertriglyzeridämien ist derzeit noch nicht von therapeutischer Relevanz. Allenfalls bei V. a. Dysbetalipoproteinämie, die sich durch einen Diabetes manifestieren kann, ist eine ApoE-Typisierung empfehlenswert.

Bei Hypertriglyzeridämien ist die Fahndung nach sekundären Ursachen obligat (s. Tab. 12.5).

12.2.6 Akute Pankreatitis als Folge schwerster Hypertriglyzeridämien

Gering bis moderat erhöhte Triglyzeride (TG) gelten als kardiovaskulärer Risikofaktor, während ausgeprägte TG-Erhöhungen (> 800 mg/dl, > 10 mmol/l) das Risiko einer Pankreatitis im Rahmen eines Hyperviskositätssyndroms erhöhen. TG-induzierte Pankreatitiden gehen mit einer hohen Morbidität und Mortalität einher und sind bei FSC häufiger als bei multifaktoriellen Hypertriglyzeridämien [9].

Bei akuter Pankreatitis werden mehrere Fastentage durchgeführt – die TG fallen im Schnitt 50 % pro Fastentag. Einige Zentren geben einen Heparin-Bolus, ggf. gemeinsam mit Insulin, zur kurzfristigen Senkung der Triglyzeride [10]. Bei therapierefraktärer schwerer, TG-induzierter Pankreatitis ist ein Plasmaaustausch zu erwägen.

12.2.7 Therapie der diabetischen Dyslipidämie

Der kausale Zusammenhang zwischen einer LDL-Erhöhung (bzw. Non-HDL-Erhöhung) und Atherosklerose besteht unabhängig von der Ursache der Dyslipidämie, also auch bei endokrin verursachten Störungen. Therapeutisch steht zunächst die Korrektur der endokrinen Störung im Vordergrund, erst, wenn das nicht möglich oder ausreichend ist, werden Lipidsenker eingesetzt. Dabei sollte das gesamte Risikoprofil der Patienten betrachtet und therapiert werden und niemals isoliert eine Hyperlipoproteinämie behandelt werden.

Der Diabetes mellitus gilt als Risikoäquivalent für kardiovaskuläre Erkrankungen, d. h. Pat. mit Diabetes weisen ein vergleichbar hohes kardiovaskuläres Risiko auf wie Patienten manifester kardiovaskulärer Erkrankung [11,12]. Die diabetische Dyslipidämie trägt wesentlich zu diesem hohen kardiovaskulären Risiko bei.

Die wichtigste Maßnahme der Lipidtherapie zur Senkung der Triglyzeride bei Patienten mit Diabetes ist eine Optimierung des Glukosestoffwechsels. Sehr häufig liegt ein dekompensierter Diabetes mellitus einer hypertriglyzeridämischen Entgleisung zugrunde, so dass die konsequente Zuckereinstellung essenziell ist. Bei Typ-1-Diabetes lässt sich eine Hypertriglyzeridämie in der Regel vollständig normalisieren, bei Typ-2-Diabetes bleiben in der Regel auch bei optimaler Glukosekontrolle eine Dyslipidämie und ein hierdurch erhöhtes kardiovaskuläres Risiko bestehen.

Merke: Jede Senkung der Triglyzeride und der Insulinresistenz bessert die diabetische Dyslipidämie.

Im Gegensatz zur Therapie des LDL-C spielen bei erhöhten TG-Spiegeln Lebensstilmaßnahmen und Diät eine herausragende Rolle. Als erste Maßnahme erfolgt eine Diätberatung mit möglichst Verzicht auf alkoholhaltige Getränke, rasch resorbierbare Kohlenhydrate, Fructose und eine fettreduzierte und -modifizierte Diät.

Diätetische Maßnahmen zur Senkung der Triglyzeride:
- **Grundlage:** Alkoholkarenz, Gewichtsreduktion/Normgewicht anstreben, Lebensstilmaßnahmen
- **Ohne Chylomikronämie:**
  - Fettreduktion auf ca. 30 Kal%.
  - Fettmodifikation: gesättigte mit ungesättigten Fettsäuren austauschen (Seefisch, Omega-3-Fetsäuren etc.)
  - Mono- und Disaccharide vermeiden und durch komplexe Kohlenhydrate ersetzen
  - kalorienreiche Mahlzeiten meiden
- **Mit Chylomikronämie:**
  - Alkoholkarenz ist obligat
  - auf rasch resorbierbare Kohlenhydrate und Fructose in jeder Form verzichten (insbes. auch keine Fruchtsäfte oder Limonaden)
  - Fettzufuhr auf 10–15 kcal% der Gesamtenergie reduzieren, pflanzliche Fette
  - evtl. mittelkettige Fettsäuren einsetzen (MCT-Fette).

Die klassischen Triglyzerid senkenden Therapeutika sind Fibrate und Omega-3-Fettsäuren. Bei beiden Substanzgruppen fehlt jedoch ein klarer Nachweis der kardiovaskulären Risikoreduktion [13,14], so dass sie nur eine untergeordnete Rolle spielen (z. B. Statinintoleranz, Begrenzung eines potenziell dramatischen TG-Anstieges beim Schutz vor Pankreatitis). Eine Ausnahme scheint hochkonzentrierter Eicosapentaensäure-Ethylester zu sein, der in einer Endpunktstudie wahrscheinlich lipidunabhängig eine kardiovaskuläre Risikoreduktion zeigte [15]. Erfahrungen beim praktischen Einsatz dieses Therapeutikums bleiben abzuwarten.

Nach aktuellen Leitlinien [8] erfolgt die medikamentöse Therapie der diabetischen Dyslipidämie zur kardiovaskulären Risikoreduktion genauso wie bei nichtdiabetischen Patienten, aber mit krankheitsspezifischen Zielwerten insbesondere für Non-HDL-Cholesterin (s. Tab. 12.6). Die Mehrzahl der Diabetespatienten sind also der kardiovaskulären Hoch- und Höchstrisikokategorie zuzuordnen. Sie profitieren stark von der Therapie mit Statinen, sowohl in Primärprävention (CARDS Studie) als auch in Sekundärprävention.

Je höher das Gesamtrisiko, desto niedriger sind die LDL-C- bzw. non-HDL-C-Zielwerte. Basis der Therapie sind Lebensstilmaßnahmen (fettreduzierte, fettmodifizierte, ballaststoffreiche Diät und körperliche Aktivität), wobei die hierdurch erreichte LDL-C/non-HDL-C-Reduktion in der Regel nicht ausreichend ist. Es schließt sich die Stufentherapie an: 1. Statine (Goldstandard), 2. der Cholesterinresorptionshemmer Ezetimib, 3. Bempedoinsäure (ein neuer, leberspezifischer Hemmer der Cholesterinsynthese) [17] und PCSK9-Inhibitoren. Die Effektivität der einzelnen Substanzgruppen ergib sich aus Tab. 12.7. Ultima Ratio ist eine Lipoproteinapherese.

Tab. 12.6: Zielwerte zur lipidologischen kardiovaskulären Risikoreduktion (ESC/EAS Dyslipidemia Guidelines 2019) [8].

Patienten mit sehr hohem Risiko	Zielwerte
– Dokumentierte manifeste CVD (KHK, pAVK, ischämischer Schlaganfall, TIA) – **Diabetes mellitus mit Organschäden oder mit > 3 Hauptrisikofaktoren oder Typ 1 DM > 20 Jahre Dauer** – Familiäre Hypercholesterinämie mit CVD oder plus weitere CVRF – Niereninsuffizienz (GFR < 30 ml/min/1,73 m2) – SCORE-Risiko* ≥ 10 %	**LDL-C < 55 mg/dl/ < 1,4 mmol/l** und ≥ 50 % LDL-C-Reduktion Non-HDL-C < 85 mg/dl/ < 2,2 mmol/l ApoB < 65 mg/dl
Patienten mit hohem Risiko	**Zielwerte**
– prominente einzelne Risikofaktoren (z. B. LDL-C > 4,9 mmol/l oder ausgeprägte Hypertonie > 180/110 mmHg) – **Diabetes mellitus ohne Organschaden mit Diabetes-Dauer > 10 Jahre oder mind. 1 weiteren kardiovaskulären Risikofaktor** – Niereninsuffizienz mit GFR > 30 ml/min/1,73 m2 – SCORE-Risiko* ≥ 5 % bis < 10 %	**>LDL-C < 70 mg/dl / < 1,8 mmol/l** und ≥ 50 % LDL-C- Reduktion Non-HDL-C < 100 mg/dl / < 2,6 mmol/l ApoB < 80 mg/dl
Patienten mit moderatem Risiko	**Zielwerte**
– junge Diabetes-Pat. (Typ 2 < 50, Typ 1 < 35 Jahre) mit Diabetes-Dauer < 10 Jahren und ohne weitere CVRF – SCORE-Risiko* ≥ 1 % und < 5 % für 10 J. Risiko einer tödlichen CVD	**LDL-C < 2,6 mmol/l / < 100 mg/dl)** Non-HDL-C. < 130 mg/dl / < 3,4 mmol/l ApoB Ziel < 100 mg/dl
Patienten mit niedrigem Risiko	**Zielwerte**
– SCORE-Risiko* < 1 % für 10 J. Risiko einer tödlichen CVD	LDL-C Ziel < 116 mg/dl / < 3 mmol/l ApoB oder Non-HDL Ziele nicht definiert
Sonderfall: Pat. mit akuter CVD, die innerhalb von 2 Jahren ein 2. vaskuläres Ereignis trotz maximaler Therapie erleiden	Ziel LDL-C < 40 mg/dl (< 1 mmol/l) *erwägen*
Triglyzeride	Kein Zielwert, aber TG < 150 mg/dl/ < 1,7 mmol/l deuten auf ein niedrigeres Risiko hin. Bei TG > 1,7 mmol/l sollen weitere Risikofaktoren überprüft werden

CVD: Kardiovaskuläre Erkrankungen, CVRF: Kardiovaskuläre Risikofaktoren.
* Ermittlung des 10-Jahrerisikos für tödliche kardiovaskuläre Ereignisse mit Hilfe des Risikokalkulators SCORE (Systemic Coronary Risk Evaluation); seit 2021 gibt es hier eine Aktualisierung auf SCORE2, der auch nicht tödliche Ereignisse berücksichtigt [16].

Tab. 12.7: Potenz der LDL-C-Senkung durch verschiedene *Medikamente* (modifiziert nach den ESC/ EAS Guidelines [8] und dem Studienprogramm zur Bempedoinsäure [17]).

Lipidsenker	LDL-C Senkung in Prozent
niedrigwirksames Statin (Simvastatin 10 mg, Pravastatin 10– 20 mg, Lovastatin 20 mg, Fluvastatin 20–40 mg, Pitavastatin 1 mg)	< 30 %
hochwirksames Statin (Atorvastatin [40–]80 mg, Rosuvastatin 20–40 mg)	> 50 %
hochwirksames Statin + Ezetimib	65 % (Ezetimib allein 15–20 %)
PCSK9-Inhibitor (Evolocumab 140 mg aller 2 Wochen s. c. oder 420 mg 1 ×/Monat s. c., Alirocumab 75 mg oder 150 mg alle 2 Wochen s. c. oder 300 mg 1 × pro Monat) siRNA (Inclisiran) 280 mg s. c. 0–3 Mo-6 Mo	50–60 %
PCSK9-Inhibitor + hochwirksames Statin	75 %
Bempedoinsäure*	15–20 % (in Kombination mit Ezetimib bis zu 40 %)
PCSK9-Inhibitor + hochwirksames Statin + Ezetimib	85 %
Lipoproteinapherese	60–80 % pro Therapie-Sitzung

*Noch keine Endpunktdaten. Non-HDL-C wird jeweils ähnlich stark abgesenkt

Bis auf die neue Substanzen Bempedoinsäure und Inclisiran ist für alle Medikamente sowohl eine Besserung der Komponenten der diabetischen Dyslipidämie als auch eine kardiovaskuläre Risikoreduktion speziell bei Patienten mit Diabetes nachgewiesen [8]. Der Einsatz von PCSK9-Inhibitoren unterliegt in Deutschland besonderen Regeln des Gemeinsamen Bundesausschusses (G-BA); diese können zusätzlich nur von ausgewählten Facharztgruppen rezeptiert werden. Für die Lipoproteinapherese ist ein spezielles Genehmigungsverfahren bei den Kassenärztlichen Vereinigungen etabliert.

Merke: Therapie der diabetischen Dyslipidämie:
1. Optimierung der Diabetes-Einstellung und Senkung der Insulinresistenz
2. Diät- und Lebensstilmaßnahmen
3. Zielwertgerechte medikamentöse Therapie mit Statinen, Ezetimib, Bempedoinsäure und ggf. PCSK9-Inhibition

Literatur

[1] Annuzzi G, Iovine C, Mandarino B, et al. Effect of acute exogenous hyperinsulinaemia on very low density lipoprotein subfraction composition in normal subjects. Eur J Clin Invest. 2001;31 (2):118–24. DOI: 10.1046/j.1365-2362.2001.00779.x; PMID: 11168449

[2]   Besseling J, Kastelein JJ, Defesche JC, et al. Association between familial hypercholesterolemia
       and prevalence of type 2 diabetes mellitus. JAMA. 2015;313(10):1029–36. DOI: 10.1001/ja-
       ma.2015.1206; PMID: 25756439

[3]   Dron JS, Wang J, Cao H, et al. Severe hypertriglyceridemia is primarily polygenic. J Clin Lipidol.
       2019;13(1):80–8. DOI: 10.1016/j.jacl.2018.10.006; PMID: 30466821

[4]   Merkel M. Diabetische Dyslipidämie. Dtsch Med Wochenschr. 2021;146(2):85–91. DOI: 10.1055/
       a-1202-3165; PMID: 33465804

[5]   Witztum JL, Gaudet D, Freedman SD, et al. Volanesorsen and Triglyceride Levels in Familial Chy-
       lomicronemia Syndrome. N Engl J Med. 2019;381(6):531–42. DOI: 10.1056/NEJMoa1715944;
       PMID: 31390500

[6]   Moulin P, Dufour R, Averna M, et al. Identification and diagnosis of patients with familial chylo-
       micronaemia syndrome (FCS): Expert panel recommendations and proposal of an "FCS score".
       Atherosclerosis. 2018;275:265–72. DOI: PMID: 30456254

[7]   Boekholdt SM, Arsenault BJ, Mora S, et al. Association of LDL cholesterol, non-HDL cholesterol,
       and apolipoprotein B levels with risk of cardiovascular events among patients treated with sta-
       tins: a meta-analysis. JAMA. 2012;307(12):1302–9. DOI: 10.1001/jama.2012.366; PMID:
       22453571

[8]   Mach F, Baigent C, Catapano AL, et al. 2019 ESC/EAS Guidelines for the management of dyslipi-
       daemias: lipid modification to reduce cardiovascular risk. Eur Heart J. 2019;41(1):111–88. DOI:
       10.1093/eurheartj/ehz455; PMID: 31504418

[9]   Gaudet D, de Wal J, Tremblay K, et al. Review of the clinical development of alipogene tiparvovec
       gene therapy for lipoprotein lipase deficiency. Atheroscler Suppl 2010;11(1):55–60. DOI: S1567-
       5688(10)00008-5 [pii]10.1016/j.atherosclerosissup.2010.03.004; PMID: 20427244

[10]   Kuchay MS, Farooqui KJ, Bano T, et al. Heparin and insulin in the management of hypertriglyce-
       ridemia-associated pancreatitis: case series and literature review. Arch Endocrinol Metab.
       2017;61(2):198–201. DOI: 10.1590/2359-3997000000244; PMID: 28225998

[11]   Haffner SM, Lehto S, Ronnemaa T, et al. Mortality from coronary heart disease in subjects with
       type 2 diabetes and in nondiabetic subjects with and without prior myocardial infarction. N Engl
       J Med. 1998;339(4):229–34. DOI: PMID: 9673301

[12]   Schramm TK, Gislason GH, Køber L, et al. Diabetes patients requiring glucose-lowering therapy
       and nondiabetics with a prior myocardial infarction carry the same cardiovascular risk: a popu-
       lation study of 3.3 million people. Circulation. 2008;117(15):1945–54. DOI: 10.1161/circulatio-
       naha.107.720847; PMID: 18378618

[13]   Bruckert E, Labreuche J, Deplanque D, et al. Fibrates effect on cardiovascular risk is greater in
       patients with high triglyceride levels or atherogenic dyslipidemia profile: a systematic review
       and meta-analysis. J Cardiovasc Pharmacol. 2011;57(2):267–72. DOI: PMID: 21052016

[14]   Aung T, Halsey J, Kromhout D, et al. Associations of Omega-3 Fatty Acid Supplement Use With
       Cardiovascular Disease Risks: Meta-analysis of 10 Trials Involving 77917 Individuals. JAMA Car-
       diol. 2018;3(3):225–34. DOI: PMID: 29387889

[15]   Bhatt DL, Steg PG, Miller M, et al. Cardiovascular Risk Reduction with Icosapent Ethyl for Hyper-
       triglyceridemia. N Engl J Med. 2019;380(1):11–22. DOI: PMID: 30415628

[16]   SCORE2 working group and ESC Cardiovascular risk collaboration. SCORE2 risk prediction algo-
       rithms: new models to estimate 10-year risk of cardiovascular disease in Europe. Eur Heart J.
       2021;42(25):2439–54. DOI: 10.1093/eurheartj/ehab309; PMID: 34120177

[17]   Ray KK, Bays HE, Catapano AL, et al. Safety and Efficacy of Bempedoic Acid to Reduce LDL Cho-
       lesterol. N Engl J Med. 2019;380(11):1022–32. DOI: 10.1056/NEJMoa1803917; PMID: 30865796

12.3 Makro- und mikrovaskuläre Folgeerkrankungen

Jan Gröner

12.3.1 Einleitung

Ein primäres Therapieziel des Diabetes mellitus stellt die Risikoreduktion der Entstehung makro- und mikrovaskulärer Folgeerkrankungen dar. Die makrovaskulären Folgeerkrankungen umfassen die koronare Herzerkrankung (KHK) bis zum Myokardinfarkt, die periphere arterielle Verschlusskrankheit (pAVK) bis zur Amputation und die zerebrovaskuläre Arteriosklerose bis hin zum Schlaganfall. Deren Diagnostik und Therapie unterliegt zwar primär den Kollegen der Kardiologie, Angiologie und Neurologie, jedoch ist es die Aufgabe des behandelnden Diabetologen diese Komplikationen rechtzeitig zu erkennen und eine entsprechende Überweisung zur weiterführenden Diagnostik und ggf. Therapie zu tätigen. Zunehmend kommt den Diabetologen hier jedoch auch eine primär- und sekundär-präventive Therapeutische Aufgabe zu, da mit den Substanzklassen der GLP1-Analoga sowie der SGLT-2-Hemmer nun therapeutische Optionen vorliegen, für die eine kardiovaskuläre Risikoreduktion nachgewiesen wurde. Entsprechend wird deren Einsatz mittlerweile je nach dem Vorhandensein entsprechender kardiovaskulärer Erkrankungen, einer Herzinsuffizienz bzw. einer diabetischen Nephropathie stratifiziert. Zudem spielt eine risikoadaptierte Einstellung des LDL-Cholesterin-Wertes sowie des Blutdrucks eine zentrale Rolle in der diabetologischen Tätigkeit und ist von mindestens so hohem Stellenwert wie die Blutzuckereinstellung. Auch hierzu ist es wichtig, dass der behandelnde Diabetologe über vorhandene kardiovaskuläre Erkrankungen beim Patienten informiert ist.

Unter den mikrovaskulären Komplikationen werden die periphere Neuropathie, die autonome Neuropathie, die Nephropathie und die Retinopathie subsummiert. Das diabetische Fußsyndrom kann seine Ursache in einer peripheren Polyneuropathie, einer pAVK oder einer Mischform aus beiden haben. Auf die mikrovaskulären Komplikationen wird in diesem Buchkapitel genauer eingegangen.

12.3.2 Diabetische Neuropathie

12.3.2.1 Diabetische periphere Polyneuropathie

Eine typische Komplikation des Diabetes mellitus stellt die distal-symmetrische vorwiegend sensomotorische Polyneuropathie dar, die sich subklinisch oder manifest präsentieren kann. Hierbei sind meist zu Beginn die Füße betroffen (Beginn der Symptome distal) mit einer Ausbreitung der Beschwerden nach proximal im Verlauf. Neuere Untersuchungen zeigen jedoch, dass auch die Hände frühzeitig betroffen sein können (erste Symptome hier sind z. B. zunehmende feinmotorische Einschränkungen bzw. auch Sensibilitätseinschränkungen). Seltenere Sonderformen umfassen fokale Neuropathien (diabetische Amyotrophie, diabetische Radikulopathie, craniale Mononeuropathien meist der Hirnnerven, III, IV oder VI, aber auch faziale Parese) sowie die diabetisch-neuropathische Kachexie. Eine Konsequenz einer zu schnellen Absenkung des HbA1c mittels Insulintherapie kann die Insulin-Neuritis (TIND = treatment-induced Neuropathy in Diabetes, akut schmerzhaft) sein [1].

Häufigkeit und Pathogenese

Nach 10 Jahren sind ca. 50 % der Patienten mit Diabetes Typ 2 von einer Neuropathie betroffen. Es gibt jedoch Fälle, in denen die Neuropathie bereits im Stadium des als solches definierten Prädiabetes auftritt ohne weitere erkennbare Ursache. Bei 40–50 % der Patienten mit „idiopathischer" Polyneuropathie wird ein Prädiabetes gefunden, was eine kontinuierliche und nur zum Teil durch die Hyperglykämie erklärbare Genese anzeigt. Prädisponierende Faktoren für praktisch alle vaskulären Spätfolgen des Diabetes mellitus sind Diabetesdauer, Blutzuckereinstellung, arterielle Hypertonie, Dyslipidämie, viszerale Adipositas, das Vorliegen anderer mikrovaskulärer Folgeschäden (diabetische Retinopathie, diabetische Nephropathie mit Albuminurie) sowie Nikotin. Die pathogenetischen Hintergründe aller mikrovaskulären Folgeerkrankungen sind unzureichend verstanden. Für die diabetische Neuropathie werden verschiedene Mechanismen diskutiert, die zum einen vaskulär sind (z. B. Perfusionsdefizite der Vasa nervorum), zum anderen metabolische Faktoren umfassen (oxidativer Stress, Ablagerungen von Advanced glycation end products [AGEs] und anderen Metaboliten) [2,3].

Symptomatik

Bei subklinischer Neuropathie liegen lediglich pathologische quantitative neurophysiologische Testergebnisse vor. Bei schmerzloser peripherer Neuropathie liegen sog. Negativsymptome als Zeichen des funktionellen Ausfalls vor, z. B. fehlendes oder herabgesetztes Schmerz- und/oder Berührungsempfinden mit hohem Verletzungsrisiko, Schwächegefühl oder Taubheitsgefühl mit hierdurch bedingter Gangunsicherheit („Laufen wie auf Watte") und erhöhtem Sturzrisiko. Bei symptomatischer peripherer Neuropathie liegen sog. Positivsymptome wie Brennen, Parästhesien, Schmerzen oder Krämpfe vor. Es können bei distal symmetrischer diabetischer Polyneuropathie auch die Hände beteiligt sein, unabhängig vom Vorliegen eines Karpaltunnelsyndroms (dieses ist bei Patienten mit Diabetes ebenfalls gehäuft), entsprechende Symptome sind z. B. Verschlechterung der Geschicklichkeit oder Taubheitsgefühl in den Fingern/Händen.

Diagnostik

Alle Patienten bei Erstdiagnose Diabetes mellitus Typ 2 und Patienten spätestens 5 Jahre nach Erstdiagnose Diabetes mellitus Typ 1 sollen gescreent werden. Anschließend sollen bei fehlenden Symptomen jährliche Screening-Untersuchungen durchgeführt werden [4]. Bei Patienten mit neuropathischen Symptomen und Prädiabetes soll ebenfalls Diagnostik durchgeführt werden. Wichtig ist bei der Diagnostik des diabetischen Fußsyndroms die Erfassung sowohl neuropathischer als auch vaskulärer Störungen. Eine pAVK-Komponente mit daraus resultierender Ischämie sollte nicht übersehen werden, da es hierdurch sehr schnell zur Entstehung neuer Ulcera kommen kann und auch eine entsprechende Abheilung deutlich erschwert ist. Bewährt hat sich der Neuropathy Symptom Score (NSS) für die Erfassung neuropathischer Beschwerden. Dieser umfasst Brennen, Kribbeln, Taubheitsgefühl, Schmerzen, Krämpfe, Schwächegefühl etc., deren Lokalisation (typisch: distal in Zehen beginnend, proximale Ausbreitung, symmetrisch), tageszeitlicher Verlauf (typisch: nachts schlechter) und bessernde Faktoren (typisch: Bewegung/Laufen). Bei Vorhandensein neuropathischer Schmerzen sollte eine visuelle Analogskala (VAS) oder zumindest eine numerische Ratingskala (NRS) eingesetzt werden zur Angabe der Stärke. Diese dient auch zur Überprüfung der Wirksamkeit therapeutischer Maßnahmen und sollte im Verlauf weiter angewendet werden. Für die klinische Untersuchung lässt sich der Neuropathy Deficit Score (NDS) gut anwenden, dieser umfasst Achillessehnenreflexe, Pallästhesie (128 Hz Stimmgabel), Temperaturempfinden (z. B. mittels TipTherm® oder ähnlichem) sowie das Schmerzempfinden (z. B. mittels Zahnstocher zur Einmalverwendung oder PinPrick®). Somit sind Funktionen großer und kleiner Fasern abgebildet. Darüber hinaus können das Berührungsempfinden mittels eines 10 g Monofilaments und auch die Propriozeption (Zehen seitlich greifen!) getestet werden. Wichtig ist bei Beurteilung der Ergebnisse die Beachtung des Patientenalters, da die sensorischen Funktionen im Alter physiologisch nachlassen. Inspektorisch sollte auf Fehlstellungen der Füße, Hyperkeratosen, Wunden oder Ulzerationen, Infektionszeichen, trockene Haut, Nageldystrophie und Unterschenkelödeme geachtet werden. Zudem sollten die Fußpulse im Seitenvergleich palpiert werden. Bei Verdacht auf Mikrozirkulationsstörung kann die Rekapillarisierungszeit bestimmt werden.

Differenzialdiagnosen

Hier sollten in erster Linie an die alkoholinduzierte Polyneuropathie, Wurzelkompressionssyndrome oder periphere Kompressionssyndrome und schwere Vitamin B12-Mangelzustände (vegane Ernährung, perniziöse Anämie, evtl. aggraviert durch Metformin) gedacht werden.

Therapie

Therapieziele sind bei Neuropathie eine Schmerzlinderung um 30–50 % auf der VAS oder NRS, eine Verbesserung des Schlafes und der Lebensqualität sowie Erhalt der

Alltags-/Erwerbsfähigkeit. Allgemeine therapeutische Maßnahmen aller vaskulären Komplikationen umfassen das Beachten einer ausgewogenen Ernährung gemäß den Empfehlungen der Deutschen Gesellschaft für Ernährungsmedizin (Nahrungsmittel mit niedrigem glykämischem Index bevorzugen), eine Gewichtsreduktion bei Übergewicht sowie Nikotinverzicht. Alkohol soll maximal ein Standardgetränk am Tag konsumiert werden. Pharmakotherapeutische Maßnahmen bei allen vaskulären Komplikationen umfassen in erster Linie die Optimierung der bestehenden Risikofaktoren Hyperglykämie, arterielle Hypertonie und Hypercholesterinämie. Hierbei ist für alle vaskulären Komplikationen zu beachten, dass nur ein multimodales Konzept unter Berücksichtigung aller modifizierbaren Risikofaktoren einen signifikanten Einfluss hat. Ein zu weites Absenken der Blutzuckerwerte kann die neuropathische Symptomatik verschlechtern und sollte bei Vorhandensein einer diabetischen Polyneuropathie vermieden werden. Bei chronischen neuropathischen Schmerzen sollte eine Therapie frühzeitig eingesetzt werden, sobald Beeinträchtigungen im Alltag oder eine Beeinträchtigung der Lebensqualität vorliegen. Es handelt sich um eine rein symptomatische Maßnahme. Die Substanzwahl muss die Komorbiditäten des Patienten und das Nebenwirkungsprofil berücksichtigen. Zunächst können monotherapeutisch Gabapentin (keine sichere Evidenz aber gute klinische Erfahrung), Pregabalin, trizyklische Antidepressiva (z. B. Amitriptylin), Duloxetin, Venlafaxin oder Alpha-Liponsäure versucht werden [5]. Diese Präparate müssen bis zu einer ausreichenden Dosis (soweit verträglich und unter Beachtung der Nierenfunktion) gesteigert werden und die Wirksamkeit soll erst jeweils mindestens zwei Wochen nach Änderungen beurteilt werden. Bei unzureichender Wirksamkeit ist ein Wechsel der Monotherapie empfohlen, bevor Kombinationstherapien eingesetzt werden. Zudem können lokale Maßnahmen wie z. B. Capsaicin-Creme oder -Pflaster oder Lidocain-Pflaster (unsichere Evidenz) versucht werden. Bei weiterhin unzureichender Wirksamkeit oder Unverträglichkeit dieser Maßnahmen entspricht die weitere Schmerztherapie dem WHO-Stufenschema, bei dem zunächst Nicht-opiate eingesetzt werden (Stufe 1, zu vermeiden sind Kombinationspräparate mit Koffein, Benzodiazepinen oder Muskelrelaxantien). Diese können um schwache (z. B. Tramadol, Stufe 2) oder bei unzureichender Wirksamkeit starke Opiate (Stufe 3) ergänzt werden. NSAR sind vorsichtig einzusetzen, da es Bedenken hinsichtlich weiterer Nervenschädigung durch diese Präparate gibt. Bei nachgewiesenem Vitamin B12-Mangel soll eine entsprechende Substitution durchgeführt werden. Bei schmerzhafter peripherer Neuropathie kann eine externe elektrische Muskelstimulation (Hochtontherapie) oder eine transkutane elektrische Nervenstimulation (TENS) versucht werden (Ansprechraten in kleinen Fallserien bis über 80 % [6], jedoch keine größeren randomisierten Studien), z. B. zunächst zweimal wöchentlich für vier Sitzungen. Hierbei hat auf Grund der entsprechenden Stimulationsfrequenzen die Hochtontherapie einen theoretischen Vorteil, wobei es jedoch keine vergleichenden Studien gibt. Im Falle eines Ansprechens kann diese Maßnahme auch häuslich durchgeführt werden mit langfristig zufriedenstellenden Ergebnissen, jedoch übernimmt die Krankenkasse die Kosten nicht oder nur teilweise. Bei fehlendem Ansprechen nach den ersten Anwendungen ist ein Erfolg im weiteren Verlauf nach aktuellem Kenntnisstand nicht zu erwarten und die Therapie kann wieder beendet werden. Diese Maßnahme ist bei Vorhandensein eines Herzschrittmachers, ICDs oder Neurostimulators kontraindiziert. Weitere nicht-medikamentöse Therapieoptionen stellen Verhaltenstherapie, Psychotherapie oder Akupunktur dar.

Präventive Maßnahmen

Zur (Rezidiv)Ulcusprävention soll direkt ab Diagnose der Neuropathie medizinische Fußpflege alle 4–6 Wochen zur Entfernung von Hyperkeratosen und Nagelpflege verordnet werden. Die Füße sollen trocken gehalten werden. Bei trockener Haut ist die Anwendung von 10 % ureahaltigen Cremeschäumen oder Cremes empfohlen. Es sollte eine regelmäßige (Selbst-)Inspektion der Füße erfolgen.

12.3.2.2 Diabetisches Fußsyndrom und Charcotfuß (diabetische Neuroosteoarthropathie)

Es handelt sich um komplexe Veränderungen der Füße bei Patienten mit Diabetes auf Grund einer Neuropathie und/oder Vaskulopathie, die zu vermehrter Vulnerabilität (trockene Haut, Hyperkeratosen, Verlust der Sensibilität, Änderung der Druckverteilung, Schwächung der Fußmuskulatur, Veränderungen der Nägel usw.) und Absterben von Gewebestrukturen sowie Wundheilungsstörung führen. Somit besteht das Risiko für die Entstehung von Ulcerationen, Superinfektionen und Amputationen.

Pathogenese

2–10 % aller Patienten mit Diabetes entwickeln ein Fußsyndrom. 40–70 % aller nicht-traumatischen Amputationen bei Patienten mit Diabetes werden auf Grund eines Fußsyndroms durchgeführt (2014 in Deutschland insgesamt 57.600 Amputationen) [7]. Für die Ulcusentstehung beim diabetischen Fuß sind folgende Risikofaktoren bekannt: vorhergehende Ulcerationen, Alter, Polyneuropathie, pAVK, Fehlstellungen der Füße (Krallenzehen, Hammerzehen, Hallux valgus, Amputationen), Hyperkeratosen, Onychomykose, schlechtes Schuhwerk, Diabetesdauer, männliches Geschlecht, eingeschränktes Sehvermögen, weitere chronische mikrovaskuläre Komplikationen und sozioökonomischer Status. Das diabetische Fußsyndrom ist zu ca. 50 % rein neuropathisch, zu ca. 15 % rein vaskulär und zu ca. 35 % durch eine Mischform dieser Faktoren bedingt. Zur Ulcusentstehung beim diabetischen Fuß liegen ursächlich häufig (unbemerkte) (Bagatell)verletzungen (akute Ulcusbildung) oder Hyperkeratosen an Stellen erhöhter Druck- oder Scherbelastung (durch Fehlstellungen aggraviert) zugrunde, zudem oft trockene Haut mit spontaner Rhagadenbildung (auch autonome Neuropathiefaktoren). Durch Kallusbildung kommt es zu weiterer Erhöhung der Kräfte, sodass subkutane Einblutungen und hierdurch chronische Ulcera entstehen.

Klinisches Bild

Das diabetische Fußsyndrom zeichnet sich durch Fußdeformitäten (Krallenzehenbildung, Dislokation des plantaren Fettpolsters), Hyperkeratose- und Kallusbildung sowie die Entstehung schlecht heilender Wunden aus, deren Lokalisation auch von der primären Genese abhängt (vaskulär eher distal/akral, oft mit Nekrosebildung, neuropathisch eher an Druckstellen plantar oder dorsal auf den Zehen sowie an den Fersen, hier seltener Nekrosebildung), häufig liegen Mischformen vor. Zeichen einer Superinfektion können Rötung (bis zum Erysipel), Überwärmung, eitrige Sekretion, Schmerzen, Ausbildung eines Biofilms, zentrale Nekrosebildung, Foetor, Fistelbildung oder systemisch Fieber sein. Beim Charcotfuß als Unterform des neuropathischen Fußsyndroms zeigen sich im akuten Stadium eine Rötung, Schwellung, Überwärmung und Schmerzen vor allem im Bereich der Fußwurzelknochen, im Verlauf (chronische Form) kommt es durch Frakturen zu Deformitäten bis zum kompletten Verlust (Plattfuß) oder gar der konvexen Verformung des Fußgewölbes (Wiegefuß, Tintenlöscherfuß), später kommt es unter Umständen zur Ausbildung eines plantaren Ulcus durch lokale Druckumverteilung.

Diagnostik

Häufig ist bei pAVK und gleichzeitiger Neuropathie mit reduziertem Schmerzempfinden keine Claudicatio-Symptomatik vorhanden, daher ist die klinische Angabe in dieser Situation nicht verlässlich. Deshalb bei Verdacht auf gleichzeitig vorliegende pAVK entsprechende angiologische Diagnostik mittels ABI bzw. Farbduplexsonographie veranlassen! Bei infiziertem Ulcus soll in die Tiefe sondiert werden (z. B. mit einer sterilen Venenverweilkanüle nach Entfernung der Nadel) mit Frage nach direktem Knochenkontakt. In einem solchen Fall muss von einer begleitenden Osteitis/Osteomyelitis ausgegangen und weitere Diagnostik in die Wege geleitet werden. Bei V. a. Superinfektion macht die Bestimmung von CRP und Leukozyten Sinn. Bei V. a. begleitende Osteitis bzw. Osteomyelitis bei infiziertem Ulcus sollte als Basisdiagnostik eine möglichst gezielte Röntgenaufnahme in 2 Ebenen mit Frage nach ossärer Arrosion als indirekten Hinweis angefertigt werden. Ein unauffälliges Röntgenbild schließt eine begleitende Osteitis jedoch nicht aus! Hier stellt die MRT die sensitivste bildgebende Diagnostik dar, insbesondere bei unauffälligem Röntgenbefund. Bei fortgeschrittenem Charcotfuß können in der Röntgendiagnostik eventuell Frakturen, knöcherne Destruktionen und Gelenkfehlstellungen dargestellt werden. Auch bei V. a. Charcotfuß stellt die MRT die sensitivste bildgebende Diagnostik dar. Bei V. a. superinfiziertes Ulcus sollte eine Erregerdiagnostik aus einem möglichst tiefen Abstrich nach erstem Debridement ohne vorherige Desinfektion inkl. Anfertigung eines

Antibiogramms erfolgen. Bei in der Bildgebung nachgewiesener Osteomyelitis sollte eine Knochenbiospie zur gezielten Erregerdiagnostik angestrebt werden.

Therapie

Bei diabetischem Fußsyndrom soll bei Vorliegen einer pAVK die Perfusion soweit möglich optimiert werden durch angiologische oder gefäßchirurgische Maßnahmen, um die Abheilung der vorliegenden Läsionen zu verbessern. Daher sind das pAVK-Screening und die interdisziplinäre Zusammenarbeit hier entscheidend. Bei Fußulcera ist das regelmäßige gründliche Debridement die einzige Maßnahme mit vorliegender Evidenz. Bei Ulcera werden diverse Wundauflagen angeboten. Für diese gibt es keine vergleichenden Studien und somit keine Evidenz hinsichtlich einer Überlegenheit bestimmter Wundauflagen. Wichtig ist bei den meisten Ulcera ein trockener Wundverband, der nicht an der Wunde anhaftet beim Verbandswechsel, zur Auswahl stehen PU-Schäume, Gazen, antibakteriell wirkende Gitterverbände und viele weitere. Bei der Auswahl der Verbände spielen Erfahrung und persönliche Vorlieben des Behandelnden eine große Rolle. Der Verbandswechsel sollte nach Möglichkeit nicht täglich stattfinden (i. d. R. alle 2–4 Tage, da die Wundauflagen ein gewünschtes Milieu erzeugen), außer, es handelt sich um eine stark nässende oder akut infizierte Wunde. Ulcera, bei denen Sehnen, Knochen, Kapseln oder Faszien offen liegen bzw. Wunden nach Strahlamputation profitieren häufig nach ausgiebigem chirurgischem Debridement und Entfernung aller nekrotischen und infizierten Anteile von einer VAC-Therapie [8]. Anschließend muss je nach Befund eine Spalthauttransplantation durchgeführt werden.

Das Thema Entlastung wird sehr kontrovers betrachtet. Es gibt für keine entlastende Maßnahme ausreichende Evidenz, wobei aus pathophysiologischer Überlegung Druckentlastung eine essenzielle Bedeutung haben sollte. In akuten Situationen, z. B. mit florider Infektion oder bei akut zugezogenen traumatischen Wunden, empfehlen wir temporär vollständige Entlastung. Mittel der Wahl bei chronischen plantaren Ulcera stellt ein nicht abnehmbarer Total contact cast (TCC) dar, alternativ ein knöchelhohes Hilfsmittel, das so konsequent wie möglich getragen werden muss. Hierbei ist zu beachten, dass die Patienten damit sicher laufen können und dass keine weiteren Druckstellen (z. B. durch Riemen) entstehen. Ansonsten können frühzeitig Diabetikerschutzschuhe mit diabetesadaptierten Einlagen versucht werden. Wenn ein Patient eine neue Läsion beim Tragen von Diabetikerschutzschuhen mit diabetesadaptierten Einlagen entwickelt, sollten diese vom Schuhmacher geprüft und ggf. angepasst bzw. neu gefertigt werden.

Eine antibiotische Therapie soll nur bei eindeutig vorliegenden klinischen bzw. laborchemischen Zeichen bzw. mikrobiologischem Nachweis einer Infektion (Abgrenzung zur Besiedlung) eingesetzt werden, ein unkritischer Einsatz und zu lange Therapien sind zu vermeiden. Auf Grund des typischen Erregerspektrums (60–70 % Gram-positive Aerobier, 20–30 % Gram-negative Aerobier, 4–15 % Anaerobier) können empirisch oral z. B. Cefalexin, Clindamycin, Moxifloxazin oder bei begründetem Verdacht auf entsprechende vorliegende resistente Erreger Linezolid eingesetzt werden. Parenteral im Fall einer stationären Aufnahme können z. B. Amoxicillin/Clavulansäure, Cefuroxim, Meropenem oder Imipenem eingesetzt werden. Bei Weichteilinfektionen sind in der Regel 3–7 Tage Therapiedauer ausreichend. Bei nachgewiesener begleitender Osteomyelitis und im Falle der Entscheidung für ein zunächst konservatives Procedere sind entsprechend knochengängige Antibiotika für mindestens 10–12 Wochen (bis 1 Jahr), initial häufig i. V. (4–6 Wochen, dann Umstellung oral) einzusetzen, z. B. hochdosiert Cefalexin, Clindamycin, Amoxicillin/Clavulansäure, Ciprofloxacin oder Moxifloxazin. Vor jeder Antibiotikatherapie sollte eine Erregerdiagnostik angestrebt und die initial begonnene empirische Antibiotikatherapie nach Erhalt des Antibiogramms erneut evaluiert werden.

Bei schweren Fußsyndromen z. B. mit Nekrosen, Osteomyelitis oder therapierefraktären Infektionen soll die Indikation zur Amputation durch einen erfahrenen Gefäßchirurgen oder Fußchirurgen geprüft werden. Gemäß der Arbeitsgemeinschaft Fuß der DDG ist zudem vor Totalamputation eines diabetischen Fußes dringend das Einholen einer qualifizierten Zweitmeinung durch einen in der Behandlung des Fußsyndroms erfahrenen Arzt empfohlen [9].

Beim akuten Charcotfuß ist die vollständige Entlastung des Fußes, z. B. mittels einer speziell angefertigten Zweischalenorthese aktuell die einzig mögliche therapeutische Maßnahme. Die Ruhigstellung kann individuell bis zu mehreren Monaten notwendig sein, bis sich Rötung, Schwellung und Schmerzen deutlich gebessert haben bzw. nicht mehr nachweisbar sind. Die Ruhigstellung soll die Entstehung von Frakturen und sekundären Fehlstellungen verhindern bzw. reduzieren. Es gab darüber hinaus kleine Fallserien mit Bisphosphonaten, deren Nutzen jedoch letztendlich nicht gesichert ist.

Prophylaxe

Bei nachgewiesener peripherer diabetischer Polyneuropathie sollte regelmäßige medizinische Fußpflege durchgeführt werden (Nagelpflege, Entfernung von Hyperkeratosen etc.). Hier sind auch das Tragen von Diabetesschutzschuhen (bei Fehlen relevanter Fehlstellungen) oder orthopädischen Maßschuhen (bei relevanten Fehlstellungen oder nach Amputation) mit diabetesadaptierter Fußbettung nach Abdruck und das Meiden von Barfußlaufen oder inadäquatem, vor allem zu engem oder zu kleinem Schuhwerk zu betonen. Es sollte eine regelmäßige Selbstinspektion der Füße erfolgen.

Prognose

33 % der Ulcera beim diabetischen Fußsyndrom heilen nicht ab. Es kann beim Ulcus zum Funktionsverlust von Gelenken/Akren durch direkte Mitbeteiligung oder Zerstörung von Sehnen etc. kommen. Die Rezidivraten nach abgeheiltem Ulcus betragen:

34 % nach 1 Jahr, 61 % nach 3 Jahren, 70 % nach 5 Jahren. Die Mortalität (vorwiegend kardiovaskulär) ist nach abgeheiltem Ulcus verdoppelt, nach einer Amputation vervierfacht. Die mittlere Überlebenszeit nach Amputation bei Patienten mit Diabetes mellitus beträgt 27 Monate.

12.3.2.3 Autonome Neuropathie

Bei autonomer Neuropathie kann es zur Gastroparese (Magenentleerungsstörungen, Völlegefühl, rezidivierendes Erbrechen), zur Beteiligung des Darmes (Obstipation und/oder Diarrhoen), der Harnblase (neuropathische Blasenentleerungsstörung bis zur Überaufblase), der Sphinkteren (Harn- und/oder Stuhlinkontinenz), des kardiovaskulären Systems (orthostatische Hypotonie, Schwindel, Synkopen, Ruhetachykardie, stumme Myokardinfarkte) oder der Schweißdrüsen (fehlendes Schwitzen) kommen. Häufiges Symptom bei Männern ist die erektile Dysfunktion (wobei diese oft multifaktorieller Genese ist, neben autonomer/peripherer Neuropathie kommen häufig auch Adipositas, eugonadotroper Hypogonadismus, vaskuläre Komplikationen und psychische Faktoren/Depression hinzu). Zudem kann die Hypoglykämiewahrnehmungsstörung zum Teil durch eine autonome Neuropathie bedingt sein. Symptome können entsprechend Völlegefühl, Erbrechen, Obstipation, Diarrhoen, Inkontinenz, Synkopen, orthostatischer Schwindel oder erektile Dysfunktion sein. Eine diabetische Gastroparese kann bei insulinpflichtigen Patienten zu einer Häufung postprandialer Hypoglykämien führen, da durch die verlangsamte Magenentleerung Kohlenhydrate langsamer resorbiert werden und somit die Insulinwirkung bei Applikation vor der Mahlzeit zu früh eintritt und dies auch häufig verhältnismäßig überdosiert ist. Diagnostisch kann bei V. a. kardiale autonome Neuropathie in spezialisierten Einrichtungen die Herzratenvariabilität in Ruhe, bei metronomischer Atmung und in Orthostase gemessen werden. Bei V. a. diabetische Gastroparese kann eine Magenentleerungsszintigraphie durchgeführt werden. Therapeutisch sollen bei diabetischer Gastroparese zunächst GLP-1-Analoga abgesetzt werden. Es können dann Prokinetika (Metoclopramid oder Domperidon) eingesetzt werden. Diese Medikamente sollen per se nicht länger als 12 Wochen eingesetzt werden, darüber hinaus muss der Nutzen die Risiken eindeutig überwiegen. Bei fehlendem Ansprechen kann Erythromycin zum Einsatz kommen, jedoch kann es zur Tachyphylaxie kommen. Für Antiemetika (z. B. Ondansetron) liegen keine ausreichenden Daten vor. Bei therapierefraktärer diabetischer Gastroparese (und insbesondere relevantem Gewichtsverlust) kann nach entsprechender Indikationsstellung eine PEG- oder PEJ-Anlage erfolgen. Alternativ kann bei anhaltendem Erbrechen eine elektrische Stimulation des Magens versucht werden. Bei diabetischer Diarrhoe können Loperamid oder Tinktura opii versucht werden. Bei orthostatischer Hypotonie auf ausreichende Trinkmenge achten, Salzzufuhr eher erhöhen und Vorsichtsmaßnahmen bei Lagewechseln treffen. Kompressionsstrümpfe sind meist unwirksam. Bei orthostatischer Hypotonie bzw. Synkopen können bei fehlendem Ansprechen auf die Basismaßnahmen Fludrocortison und eine salzreiche Diät unter strengen Elektrolytkontrollen oder die Gabe von Midodrin versucht werden. Bei erektiler Dysfunktion muss der Einsatz von Testosteron nach Ausschluss von Kontraindikationen kritisch beurteilt werden, vorher ist der eindeutige zweimalige Nachweis eines Hypogonadismus zu fordern (Blutentnahme jeweils morgens zwischen 7 und 10 Uhr), eine Substitution soll, wenn zunächst transdermal erfolgen und die Wirkung mittels eines Auslassversuchs im Verlauf überprüft/kritisch hinterfragt werden. Hierunter sind jährliche urologische Kontrollen empfohlen. Beim Einsatz von PDE-5-Hemmern sind Kontraindikationen und Wechselwirkungen zu beachten.

12.3.3 Diabetische Nephropathie

Es handelt sich um eine Nierenerkrankung, die im Rahmen eines Diabetes mellitus auftreten kann und mit strukturellen Veränderungen wie mesangialer Expansion, einer Verdickung der glomerulären Basalmembran und einem Untergang der Podozyten einhergeht sowie in einer Glomerulosklerose mündet (M. Kimmelstiel-Wilson). Klinische Anzeichen sind eine Albuminurie, Hämaturie und im weiteren Verlauf ggf. eine Abnahme der glomerulären Filtrationsrate bis hin zur terminalen Niereninsuffizienz. Die Diagnose diabetische Nephropathie sollte gemäß der Leitlinie erst gestellt werden, wenn eine Albuminurie zweimal nachgewiesen werden konnte.

Häufigkeit und Pathogenese

Die diabetische Nephropathie ist mittlerweile die häufigste Diagnose hämodialysepflichtiger Patienten in Industrienationen. Bei Typ-2-Diabetes hatten nach 10 Jahren 25 % der Patienten eine mäßige Albuminurie, 5 % eine schwere Albuminurie und nur 0,8 % eine Erhöhung der Plasma-Kreatininwerte. Prädisponierende Faktoren sind ähnlich denen der diabetischen Polyneuropathie. Zu beachten ist, dass das Ausmaß der Albuminurie kein sicherer Vorhersageparameter für die Progression der Nephropathie darstellt, jedoch ein entscheidender Faktor für die Entwicklung anderer mikrovaskulärer Komplikationen sowie für kardiovaskuläre Morbidität und Mortalität ist. Pathogenetisch scheint beim Typ-1-Diabetes mehr als beim Typ-2-Diabetes eine frühe glomeruläre Hyperfiltration stattzufinden [10]. Durch Hyperglykämie wird vermehrt mesangiale Matrix gebildet. Zudem wird die Ablagerung von Advanced glycation end products (AGEs) beobachtet. Es scheinen inflammatorische Prozesse mit vermehrter Expression von Mediatoren (TGF-β, Angiotensin II, VEGF etc.) abzulaufen, die wiederum zu interstitieller Fibrose führen können. Eine arterioläre Hyalinose kann beobachtet werden. Es kommt zu Verdickung der Basalmembran und zur erhöhten Permeabilität zunächst für Albumin. Das Endstadium stellt histologisch die Glomerulosklerose dar, die mit einer Einschränkung der glomerulären Filtrationsleistung einhergeht und rein morphologisch nicht von der hypertensiven Nephropathie zu unterscheiden ist.

Symptomatik

Die Patienten sind lange asymptomatisch, weshalb nur ein regelmäßiges Screening zur Diagnose führt. In der UKPDS Studie (Typ-2-Diabetes) haben 51 % der Patienten mit einer Verschlechterung der GFR zuvor keine Albuminurie aufgewiesen! Bei fortgeschrittener Niereninsuffizienz kann es zu arterieller Hypertonie bzw. zur Verschlechterung einer arteriellen Hypertonie kommen. Urinschäumen ist Zeichen einer großen Proteinurie und nicht typisch oder erst ein sehr spätes Zeichen für die diabetische Nephropathie, genau wie andere klinische Zeichen der fortgeschrittenen Niereninsuffizienz.

Diagnostik

Es ist wichtig, die Nierenfunktion der Patienten mit Diabetes zu kennen (Tab. 12.8), da selbstverständlich die Medikation gemäß der Nierenfunktion angepasst werden muss, bei eingetretener Niereninsuffizienz eine nephrologische Anbindung angeraten ist und im Falle einer drohenden terminalen Niereninsuffizienz rechtzeitig Maßnahmen zur Dialysevorbereitung eingeleitet werden müssen. Die Durchführung soll gemäß Leitlinien mittels laborchemischer Bestimmung der Albumin/Kreatinin-Ratio im Urin (normale Urinteststeifen sind unzureichend) und der eGFR bei Patienten mit Typ-1-Diabetes spätestens ab dem 5. Jahr nach Erstdiagnose und bei Patienten mit Typ-2-Diabetes unmittelbar ab Diagnosestellung in jährlichen Abständen erfolgen [11]. Einige Patienten mit Diabetes mellitus entwickeln jedoch eine Niereninsuffizienz anderer Genese. Im Zweifelsfall gilt es diese Formen abzugrenzen. Dies ist im Allgemeinen der Fall, wenn es klinische Hinweise für eine andere Genese gibt, die Nierenfunktion schnell schlechter wird oder bei Erstdiagnose bereits deutlich eingeschränkt ist bzw. wenn eine Albuminurie fehlt. Sehr wichtig ist auch eine gute Diagnostik hinsichtlich arterieller Hypertonie (neben Praxismessungen auch häusliche Selbstmessungen mit Dokumentation, ambulante 24-Stunden-Blutdruckmessung). Die Sonographie der Nieren ist für die Diagnose der diabetischen Nephropathie nicht unbedingt notwendig, sie sollte jedoch durchgeführt werden, wenn der klinische Verdacht auf eine andere Form der Nephropathie besteht.

Die Stadienangabe der chronischen Niereninsuffizienz bei Diabetes mellitus setzt sich zusammen aus dem Stadium der Niereninsuffizienz und dem Schweregrad der Albuminausscheidung, also z. B. G2/A2.

Tab. 12.8: Stadieneinteilung der diabetischen Nephropathie, adaptiert nach [12].

Glomeruläre Filtrationsrate (ml/min*1,73 m²)	Stadium der Niereninsuffizienz
> 90	G1
60–89	G2
45–59	G3a
30–44	G3b
15–29	G4
< 15	G5
Albuminausscheidung im Urin (mg/g Kreatinin)	Schweregrad der Albuminurie
< 30	A1
30–300	A2
> 300	A3

Therapie

Die allgemeinen therapeutischen Maßnahmen und Einstellung der Risikofaktoren entsprechen denen bei diabetischer Polyneuropathie, wobei besonderes Augenmerk auf die Blutdruckeinstellung gelegt werden soll (hier primärer Einsatz von ACE-Hemmern bzw. Sartanen) [13]. Für die Gruppe der SGLT-2-Inhibitoren sowie für den nicht-steroidalen Mineralocorticoid-Rezeptorantagonisten Finerenon liegen vorteilhafte Studienergebnisse bezüglich der Verhinderung renaler Endpunkte vor. Diese Effekte waren auch (und insbesondere) bei eingeschränkter Nierenfunktion nachweisbar. Dapagliflozin darf mittlerweile entsprechend bis zu einer GFR von 25 ml/min. ohne Dosisanpassung, Empagliflozin bis zu einer GFR von 45 ml/min. nach Dosisanpassung verabreicht werden. Finerenon ist bei Patienten mit Typ 2 Diabetes und chronischer Niereninsuffizienz Stadium 3 und 4 mit Albuminurie zugelassen. Bei fortgeschrittener Niereninsuffizienz sollte bei allen Patienten mit Diabetes mellitus die Indikation zur Nierentransplantation bzw. bei Typ-1-Diabetes auch zur simultanen Nieren-Pankreas-Transplantation überprüft werden, wenn möglich vor Notwendigkeit einer Dialysebehandlung. Bei terminaler Niereninsuffizienz bzw. beim Auftreten einer entsprechenden Indikation (therapierefraktäre Hypervolämie, Urämie etc.) muss die Hämodialyse eingeleitet werden. Die Vorbereitung soll im Stadium 4 frühzeitig erfolgen. Die Auswahl des Dialyseverfahrens soll je nach Patient individuell gewählt werden, die Möglichkeit einer Peritonealdialyse soll als gute Einstiegsoption primär bedacht werden.

Prognose

Sowohl die Albuminurie als auch die Reduktion der GFR stellen kardiovaskuläre Risikofaktoren dar und gehen mit einer deutlich erhöhten Morbidität und Mortalität einher. Die kumulative 10-Jahres-Mortalität betrug in einer Untersuchung 4,1 % bei Patienten ohne Nierenerkrankung, 17,8 % bei Patienten mit Albuminurie, 23,9 % bei Patienten mit eingeschränkter GFR und bei 47 % bei Albuminurie und eingeschränkter GFR. Unter Hämodialysebehandlung ist das kardiovaskuläre Risiko nochmals erhöht. Die Überlebensrate dialysepflichtiger Patienten mit Diabetes ist mit 37,9 % nach 5 Jahren schlechter als der Durchschnitt aller Dialysepatienten (42,6 %).

12.3.4 Diabetische Retinopathie

Pathogenese

Die diabetische Retinopathie ist in Industrieländern eine der häufigsten Erblindungsursachen im Alter zwischen 30 und 60 Jahren. Die prädisponierenden Faktoren decken sich weitgehend mit denen der anderen mikrovaskulären Komplikationen. Jedoch spielt die Hyperglykämie bei der Entstehung der diabetischen Retinopthie eine untergeordnete Rolle, ein Großteil der Effekte wird durch unbekannte Faktoren bestimmt. Der wichtigste Prädiktor für eine fortgeschrittene Retinopathie ist das Vorliegen einer milden Form. Bei Patienten mit Typ 1 Diabetes beträgt die Prävalenz der diabetischen Retinopathie 24–27 %, bei Typ 2 Diabetes 9–16 %. Bei der Entstehung der diabetischen Retinopathie spielen multiple Faktoren eine Rolle. Als auslösende Faktoren werden ein gesteigerter retinaler Blutfluss durch gestörte Autoregulation, die Entstehung von advanced glycation end products (AGEs) und die Ablagerung von Sorbitol angegeben. Es kommt zum einen zur erhöhten Permeabilität der retinalen Gefäße mit entsprechender Exsudation, zum anderen kommt es zu Verschlüssen der Gefäße mit der Konsequenz lokaler Ischämie. Hierdurch gehen Perizyten und Endothelzellen unter. Es kommt zu einer Verdickung der retinalen Basalmembran. Diese Veränderungen sind verbunden mit der Entstehung von Mikroaneurysmata retinaler Kapillaren und der Entstehung harter Exsudate durch Austritt von Lipiden und Proteinen aus den Gefäßen. Durch die zunehmende Ischämie kommt es zur Freisetzung von VEGF, EPO, IGF-1 und anderen vasoproliferativen Faktoren, was wiederum zur Bildung neuer Gefäße als Reparaturversuch der ischämischen Areale führt. Jedoch ist diese Gefäßneubildung auch mit intraluminaler Zellproliferation, hohen Fibrinogenkonzentrationen im Plasma, Erythrozytenaggregation und Ruptur durch eine hohe Fragilität verbunden, was zu streifigen Hämorrhagien und Infarkten (Cotton wool spots) führt. Darüber hinaus können in diesem Stadium venöse Kaliberschwankungen und Tortuositas beobachtet werden. Die Gefäße wachsen zunächst intraretinal, jedoch im Verlauf auch präretinal. Dies und die vaskuläre Überwachung der Retina können zu vermehrtem retinalem Zug und schließlich zur Traktionsablatio führen. Zudem reißen die fragilen Gefäße und es kann zu großflächigen intraokularen Blutungen kommen. Neovaskularisationen können sich überall in der Netzhaut bilden, meist allerdings am hinteren Pol. Gefäße auf der Iris (NVI = new vessels on the iris) werden als Rubeosis iridis bezeichnet und können zu einem Neovaskularisationsglaukom führen mit der Gefahr des akuten Winkelblockglaukoms.

Symptomatik und Klassifikation

Die gut therapierbaren frühen Stadien (Tab 12.9) bleiben klinisch unbemerkt, weshalb Screening-Untersuchungen unerlässlich sind. Visusverschlechterung ist ein Spätsymptom und wird meist durch eine Makulabeteiligung (klinisch signifikantes Makulaödem) oder eine Glaskörperblutung (bei fortgeschrittener proliferativer Retinopathie) verursacht mit entsprechend schlechter Prognose für den Visus auch posttherapeutisch. Bei Rubeosis Iridis mit akutem Winkelblockglaukom kommt es zu starken Schmerzen und plötzlicher Sehverschlechterung des betroffenen Auges. Begleitend können Kopfschmerzen, Übelkeit und Erbrechen auftreten. Das Auge ist rot und verhärtet.

Diagnostik

Bei der diabetischen Retinopathie spielt das Screening eine große Rolle, da die Patienten subjektiv zunächst keine Veränderung wahrnehmen und durch frühzeitige therapeutische Maßnahmen der Visus erhalten werden kann. Die umfassende Diagnostik obliegt dem Augenarzt. Die Standardmethode für das augenärztliche Screening stellt die indirekte Ophthalmoskopie in Mydriasis dar. Sie soll im Regelfall direkt ab Erstdiagnose begonnen werden in zunächst 1 bis 2-jährlichen Abständen [16], wobei individuelle Abstände je nach Patientenrisiko vereinbart werden. Mit Hilfe der Fluoreszenzangiographie können Ischämieareale und vaskuläre Leckagen dargestellt werden. Bei Makulaödem kann eine optische Kohärenztomographie (OCT) zur Darstellung der einzelnen retinalen Schichten eingesetzt werden, die insbesondere in den Verlaufskontrollen für die Therapiebeurteilung eine wesentliche Rolle spielt.

Tab. 12.9: Einteilung und klinische Befunde der diabetischen Retinopathie, adaptiert nach [15].

nicht proliferative diabetische Retinopathie	
mild	Mikroaneurysmen
moderat	Mikroaneurysmen + vereinzelte intraretinale Blutungen Kaliberschwankungen der retinalen Venen/Perlschnurvenen
schwer (4–2–1 Regel)	> 20 Mikroaneurysmen und/oder intraretinale Einblutungen in allen vier Quadranten und/oder Kaliberschwankungen der retinalen Venen/Perlschnurvenen in mindestens 2 Quadranten und/oder intraretinale mikrovaskuläre Anomalien (IRMA) in mindestens 1 Quadranten
proliferative diabetische Retinopathie	
leicht	nicht-papilläre Gefäßneubildungen (NVE) < 0,5 Papillenflächen
moderat	NVE < 0,5 Papillenflächen papilläre Gefäßneubildungen (NVD) < 1/3 Papillenfläche
hochrisiko	NVD < 1/3 Papillenfläche Glaskörperblutung präretinale Neovaskularisationen definieren den Übergang! weitere Befunde: fibrovaskuläre Membranen, Glaskörperblutung, Traktionsamotio, Rubeosis iridis
diabetische Makulopathie	
klinisch signifikantes Makulaödem (CSME)	Netzhautödem reicht bis in die Fovea oder Netzhautödem reicht bis 500 µm vom Zentrum, evtl. mit harten Exsudaten oder Netzhautödem reicht bis 1500 µm vom Zentrum und ist größer als eine Papillenfläche neben dem klinisch signifikanten Makulaödem, auch noch Netzhautödem, harte Exsudate im Bereich der Makula, ischämische Makulopathie

Therapie

Die allgemeinen therapeutischen Maßnahmen und Einstellung der Risikofaktoren entsprechen denen der anderen mikrovaskulären Komplikationen und sind bei der diabetischen Polyneuropathie beschrieben. Milde und moderate Formen der nicht proliferativen Retinopathie ohne gleichzeitig vorliegendes Makulaödem sind nicht spezifisch behandlungsbedürftig. Bei schwerer nicht proliferativer Retinopathie und einem hohen Risiko für die Entwicklung einer proliferativen diabetischen Retinopathie (schlechte Blutzuckereinstellung, proliferative Retinopathie am Gegenauge, seltene Augenarztbesuche, Befunde der Fluoreszenzangiographie) bzw. beim Vorliegen einer proliferativen Retinopathie wird eine panretinale Argonlaserkoagulation (pan-ALK) durchgeführt. Diese Maßnahme führt zur Reduktion der retinalen Ischämie und kann die Progression in die proliferative Form reduzieren. Bei klinisch signifikantem Makulaödem (CSME) kann eine fokale Argonlaserkoagulation (FALK) durchgeführt werden. Bei diabetischer Makulopathie können monoklonale Anti-VEGF-Antikörperpräparate (Bevacizumab, Ranibizumab, Aflibercept) intravitreal verabreicht werden. Eine weitere Therapieoption stellt die parabulbäre Injektion von Triamcinolon dar. Indikationen für eine pars-plana Vitrektomie (i. d. R. in Kombination mit panretinaler Laserkoagulation) sind neben einer schweren, nicht resorbierbaren Glaskörperblutung, eine Traktionsamotio insbesondere mit Makulabeteiligung oder kombiniert mit rhegmatogener Amotio, eine prämakuläre subhyaloidale Blutung, die persistiert oder das Vorliegen eines Makulaödems, das mit einer Traktion durch eine verdickte hintere Glaskörpergrenzmembran assoziiert ist.

Literatur

[1]   Gibbons CH. Treatment-Induced Neuropathy of Diabetes. Curr Diab Rep. 2017;17(12):127.

[2]   Sugimoto K, Yasujima M, Yagihashi S. Role of advanced glycation end products in diabetic neuropathy. Curr Pharm Des. 2008;14(10):953–61.

[3]   Pop-Busui R, Sima A, Stevens M. Diabetic neuropathy and oxidative stress. Diabetes Metab Res Rev. 2006;22(4):257–73.

[4]   Bundesärztekammer (BÄK), Kassenärztliche Bundesvereinigung (KBV), Arbeitsgemeinschaft der Wissenschaftlichen Medizinischen Fachgesellschaften (AWMF). Nationale VersorgungsLeitlinie Neuropathie bei Diabetes im Erwachsenenalter – Langfassung, 1. Auflage. Version 5. 2011.

[5]   Ziegler D, Keller J, Maier C, Pannek J. DDG Praxisempfehlung Diabetische Neuropathie. Diabetologie und Stoffwechsel. 2017;12(S 02):S101-S114.

[6]   Kumar D, Marshall HJ. Diabetic peripheral neuropathy: amelioration of pain with transcutaneous electrostimulation. Diabetes Care. 1997;20(11):1702–5.

[7]   Kröger K; Berg C, Santosa F, Malyar N, Reinecke H. Amputationen der unteren Extremität in Deutschland. Eine Analyse auf der Grundlage von Daten des Statistischen Bundesamtes im Zeitraum 2005 bis 2014. Dtsch Arztebl Int. 2017;114(8):130–6.

[8]   Nather A. Role of negative pressure wound therapy in healing of diabetic foot ulcers. J Surg Tech Case Rep. 2011;3(1):10–11.

[9]   Merten M. Diabetischer Fuß. Zweitmeinung vor Totalamputation gefordert. Ärzte Zeitung online, 16.02.2016.

[10] Cao Z, Cooper ME. Pathogenesis of diabetic nephropathy. J Diabetes Investig. 2011;2(4):243–247.

[11] Bundesärztekammer (BÄK), Kassenärztliche Bundesvereinigung (KBV), Arbeitsgemeinschaft der Wis- senschaftlichen Medizinischen Fachgesellschaften (AWMF). Nationale VersorgungsLeitlinie Nierenerkrankungen bei Diabetes im Erwachsenenalter – Langfassung, 1. Auflage. Version 6. 2010, zuletzt verändert: September 2015.

[12] Praxisempfehlungen der DDG: Schlosser M, et al. Nephropathie bei Diabetes. Diabetologie. 2017;12(2):115-120.

[13] The Task Force for the management of arterial hypertension of the European Society of Cardiology (ESC) and the European Society of Hypertension (ESH). 2018 ESC/ESH Guidelines for the management of arterial hypertension. European Heart Journal. 2018;39:3021–3104.

[14] Hletala K, Harjutsalo V, Forsblom C, et al. Age at Onset and the Risk of Proliferative Retinopathy in Type 1 Diabetes. Diabetes Care. 2010;33(6):1315–1319.

[15] Wu L, Fernandez-Loaiza P, Sauma J, Hernandez-Bogantes E, Masis M. Classification of diabetic retinopathy and diabetic macular edema. World J Diabetes. 2013;4(6):290–294.

[16] Bundesärztekammer (BÄK), Kassenärztliche Bundesvereinigung (KBV), Arbeitsgemeinschaft der Wissenschaftli-chen Medizinischen Fachgesellschaften (AWMF). Nationale VersorgungsLeitlinie Prävention und Therapie von Netzhautkomplikationen bei Diabetes – Langfassung, 2. Auflage. Version 2. 2015.

13 Arterielle Hypertonie bei Diabetes

Lydia Zscherper, Georg Brosin, Holger S. Willenberg

13.1 Einführung und Pathophysiologie

Blutdrücke werden zwischen 120–129 mmHg zu 80–84 als normal und zwischen 130–139 zu 85–89 als hochnormal bezeichnet. Bei Blutdrücken zwischen 140–159 zu 90–99 mmHg liegt eine Hypertonie Grad I vor, bei Blutdrücken zwischen 160–179 zu 100–109 mmHg eine Hypertonie Grad II und bei Blutdrücken über 180 zu 110 mmHg eine Hypertonie Grad III. Von einer isolierten systolischen Hypertonie spricht man, wenn der systolische Blutdruck > 140 mmHg beträgt, der diastolische jedoch kleiner als 90 mmHg misst [1].

Patienten mit einem Diabetes mellitus und Bluthochdruck haben ein ähnlich hohes Risiko für kardiovaskuläre Ereignisse wie Patienten nach Herzinfarkt, die keinen Diabetes aufweisen.

13.1.1 Gemeinsamkeit zwischen der Glukose- und der Natrium-Volumen-Regulation

Die J-förmige Kurve für Morbidität ist auch für den HbA1c gültig [2]. Eine weitere Gemeinsamkeit zwischen Diabetes und Hypertonie besteht in der Volumenregulation. Bemerkenswert in diesem Zusammenhang ist die osmotische Eigenschaft der Moleküle Glukose und Natrium, Wasser zu binden und somit aktiv an der Volumen- und Blutdruckregulation beteiligt zu sein. Dies wird durch die ähnliche Regulation der Glukose- und Natrium-Konzentrationen reflektiert. So wird Glukose ganz wesentlich durch Glukokortikoide und ihre Bindung am Glukokortikoidrezeptor in den Zielgeweben Leber und Muskel reguliert, wobei Glukose durch die Glukoneogenese nach Eiweißabbau und Glykogenolyse verfügbar gemacht wird. Der Bedarf des Gehirns an Glukose wird über die Hypothalamus-Hypophysen-Nebennierenachse reguliert, was ein wesentlicher Grund für den morgendlichen Anstieg der Glukose nach der Fastenzeit des Schlafens und bei Stress ist.

Gleichzeitig wirken Glukokortikoide über ihre mineralokortikoiden Eigenschaften natriumretinierend. Die osmotische Potenz von Natrium übersteigt dabei die der Glukose um ein Vielfaches; außerdem besitzt Natrium normalerweise eine größere Konzentration im Blutkreislauf. Es spielt für die Volumen- und Blutdruckregulation deshalb eine größere Rolle als Glukose. Die Natriumkonzentration wird hauptsächlich über Aldosteron reguliert, wobei Corticosteron als Vorläuferhormon auch glukokortikoide Eigenschaften besitzt. Eine Aktivierung der HPA-Achse führt somit zu einem Anstieg der Glukosekonzentrationen, stellt aber auch Vorläufersteroide für die Aldosteronsynthese zur Verfügung und bewirkt einen Anstieg von Aldosteron; eine

https://doi.org/10.1515/9783110682083-013

Aktivierung des Renin-Angiotensin-Aldosteron-Systems (RAAS) führt zu steigenden Spiegeln an Corticosteron und ebenfalls zur Bereitstellung von Glukose und Salz.

Ein besonderes Problem für den Diabetes mellitus stellt jedoch der Schutz vor dem renalen Glukose-Verlust durch Reabsorption über die SGLT1- und SGLT2-Transporter dar, da die Glukoseretention auch zu einer Natriumretention führt. Denn erst bei Überschreitung der SGLT1- und SGLT2-Transporterkapazitäten für Glukose, die weit im diabetischen Bereich liegt, erfolgt keine zusätzliche Natriumretention mehr. Dies bedeutet, dass Natrium bei Glukosekonzentrationen von bis zu 10 mmol/l mindestens im äquimolaren Verhältnis zurückgewonnen wird, welches über die Induktion von Durst bzw. der Sekretion antidiuretischen Hormons mit seiner dualen vasokonstriktorischen und wasserretinierenden Wirkung die Entstehung einer Hypertonie begünstigt. Somit fördert eine erhöhte Glukosekonzentration immer eine Hypervolämie und eine Hypertonie (Zucker- und Salz-Prinzip) [3,4]. Andererseits führt eine Natriumretention über die Hypervolämie auch zu einer größeren relativen Glukoselast und somit auch zu einem höheren Insulinbedarf, welche sich als Trägheit im System und klinisch unter anderem als „Insulinresistenz" äußert. Dies trifft auch für die Stoffwechsellage bei Herzinsuffizienz zu, die sich andererseits auch als Folge der Volumenbelastung entwickeln kann.

Die Hypervolämie und der „Gefäßstress" sind mit negativen Konsequenzen wie der Ausschüttung proinflammatorischer Interleukine, der Aktivierung der HPA-Achse, der Induktion von oxidativem Stress sowie dem Verlust der NO-Sensitivität verbunden und fördern die Atherosklerose sowie mikroangiopathische Veränderungen, die exponentiell im Verhältnis zu den Problemen eintreten, welche allein bei Hypertonie oder Diabetes mellitus zu erwarten sind [5]. Renale Komplikationen haben dabei perpetuierende Auswirkungen auf die Hypertonie. Erhöhte Insulinspiegel haben eine mitogene Wirkung auf die Gefäßmuskulatur und fördern die Bildung von Endothelin-1, einem potenten Vasokonstriktor, was die Gefäßproblematik und die Hypertonie verstärken mag, während die Down-Regulation von Insulinrezeptoren auch die NO-Synthese beeinträchtigt.

Zum anderen gibt es für das Auftreten einer Hypertonie oder eines Diabetes mellitus gemeinsame Risikofaktoren, welche auf den oben genannten Regulationsprinzipien beruhen. So wird das Stress-System (HPA-Achse) nicht nur bei niedrigem Blutdruck oder einem Glukose-/Kalorienmangel hochreguliert, sondern auch durch andere, weniger spezifische Einflüsse, wie Inflammation, Schlafdefizit bzw. Schlafstörungen, Schmerz, Infektion, Schichtarbeit und multiplen psychologischen Faktoren. Die Aktivierung des Stresssystems äußert sich auch in einer inadäquat stimulierten Appetitregulation, wobei – sicherlich evolutionär bedingt – vor allem Glukose- und salzreiche Speisen schmecken. Die Aktivierung des Stresssystems mündet auch in einem höheren Tonus des sympathoadrenalen Systems und damit einer Verstärkung der Insulinresistenz über Adrenalin und die Amplifikation der Glukagonwirkung [6]. Dieser Zustand ist ebenfalls hypertensiogen.

13.2 Klinische Aspekte und therapeutische Empfehlungen

13.2.1 Zielblutdruck bei Diabetikern

Die Definition der arteriellen Hypertonie richtet sich nach Mortalität und Morbidität, wobei das Auftreten kardiovaskulärer Komplikationen eine besondere Berücksichtigung findet. Hierbei besteht über einem systolischen Blutdruck von 120 mmHg und einem diastolischen Blutdruck von 80 mmHg ein kontinuierlicher Zusammenhang zwischen Blutdruckhöhe und Komplikationen. Für das Auftreten von Schlaganfällen ist sogar ein niedrigerer systolischer Blutdruck wünschenswert, doch steigt die Hospitalisierungsrate und das Mortalitätsrisiko vor allem bei Patienten mit Herzinsuffizienz wie bei einer J-förmigen Kurve in niedrigeren Bereichen wieder an. Da die Grundlagen dieser Empfehlungen in den klinischen Studien auch bei Diabetikern erarbeitet wurden, gilt deshalb, dass Blutdruckmessungen < 120/80 mmHg prinzipiell wünschenswert sind, solange keine Symptome auftreten, die durch Episoden einer Hypotonie bedingt sein können [7–9]. Wenn eine spezifische medikamentöse Therapie notwendig wird, gilt für Diabetes-Patienten, die jünger als 65 Jahre alt sind, dass ein Blutdruck unter 130/80 mmHg anzupeilen ist, jedoch nicht um den Preis einer auftretenden Symptomatik bzw. Nebenwirkungen der Therapie zu erzwingen ist. Diabetes-Patienten, die älter als 65 Jahre sind oder/und eine eingeschränkte Nierenfunktion aufweisen, brauchen weniger stringent eingestellt zu werden, wobei prinzipiell Ziel-Blutdrücke < 140/80 mmHg zu avisieren sind, wenn die Therapie vertragen wird [1].

13.2.2 Allgemeine therapeutische Maßnahmen

Da der Diabetes mellitus Typ 2 im Wesentlichen auch die Folge einer mangelhaften Bewegung sowie einer im Vergleich dazu relativen Überernährung ist, schließen die Empfehlungen zur Therapie der Hypertonie bei Diabetikern eine Erweiterung des Bewegungsradius mit ein. Die oft zitierten 10.000 Schritte pro Tag stellen für mobile Patienten allenfalls eine untere Grenze dar. Einfaches Bewegen scheint eine appetitszügelnde Wirkung zu haben und hilft, eine Gewichtsreduktion umzusetzen. Da Schlafdefizit zu einer Aktivierung der HPA-Achse führt sowie Appetit und Bluthochdruck fördert, ist auf ausreichend Schlaf zu achten. Zu einem eingeschränkten Kochsalzkonsum ist zu raten, da dieser die Insulinspiegel senkt, die Insulinsensitivität aber erhalten bleibt. Eine Minderung des Salzkonsums auf ca. 6 g pro Tag entspricht einer Natriumdiurese von ca. 100 mmol/Tag. Im Sinne einer allgemeinen kardiovaskulären Risikoreduktion ist der Lipidstoffwechsel zu optimieren und auf Rauchen zu verzichten. Eine Ernährungsberatung ist vor diesem Kontext anzubieten. Diese Informationen sind außerdem Bestandteil der strukturierten Hypertonieschulung, die Diabetes-Patientin mit Bluthochdruck anzubieten ist [10]. Eine präventive Therapie mit Acetylsalicylsäure ist nicht sinnvoll.

13.2.3 Spezifische medikamentöse Maßnahmen

Da Blutdruckwerte mit der Osmolalität korrelieren, ist eine stabile Einstellung der Stoffwechsellage auf normnahe Glukosespiegel anzustreben. SGLT2-Inhibitoren stellen im Sinne des Zucker-und-Salz-Prinzips eine spezifische Intervention dar. Sie reduzieren die Glukoselast, wirken blutdrucksenkend und nephroprotektiv. Auch In-kretine zeigen eine nephroprotektive Wirkung und senken den Blutdruck. Zudem för-dern sie auch die endotheliale NO-Produktion. Diese beiden Substanzklassen stellen zusammen mit Metformin, welches die Insulinresistenz günstig beeinflusst, das be-vorzugte Instrumentarium bei Patienten mit Diabetes mellitus und Bluthochdruck dar, um Stoffwechsel und Bluthochdruck gleichermaßen therapeutisch zu adressie-ren. Zusätzlich günstig für den Blutdruck ist der gewichtssenkende Effekt dieser Me-dikamente [11].

Eine Intervention in das RAAS senkt den Blutdruck, die Albuminurie und erhält perspektivisch die Nierenfunktion. Bereits normotensive Patienten mit einer Mikro-albuminurie profitieren von einer ACE-Hemmertherapie. Durch Einsatz eines AT1R-Blockers reduziert sich der Anteil an Patienten mit Manifestation eines Diabetes mel-litus und auch der Anteil an Diabetes-Patienten, der auf eine Insulintherapie einge-stellt werden muss. Deshalb werden bei der Therapie des Bluthochdrucks bei Dia-betes-Patienten ACE-Hemmer bzw. AT1R-Blocker bevorzugt eingesetzt [12]. Die Kom-bination beider Substanzgruppen hat keinen additiven Effekt, sofern sie ausdosiert verabreicht werden. Dies gilt auch für den zusätzlichen Einsatz des direkten Renin-Antagonisten Aliskiren.

Auch wenn Betablocker diabetogene Eigenschaften besitzen, haben sie ihren fes-ten Stellenwert bei Diabetes-Patienten mit kardialen Risiken bzw. Komplikationen, wie auch bei der Herzinsuffizienz. Auch Betablocker senken wie Aliskiren die Wir-kung von Renin, so dass ihre Kombination mit ACE-Hemmern oder AT1R-Blockern das Risiko für Hyperkaliämien bei Patienten mit eingeschränkter Nierenfunktion bzw. das Risiko für Hyponatriämien bei Patienten mit fortgeschrittener Herzinsuffi-zienz erhöhen.

Prinzipiell ist gleich bei Erstdiagnose eine Kombinationstherapie aus ACE-Hem-mer/AT1R-Antagonist zusammen mit einem Kalziumantagonisten oder Diuretikum proaktiv zu erwägen. Ein Alter über 80 Jahre bzw. Blutdruckwerte nah am Ziel-bereich können von diesem Prinzip abweichen lassen. Ansonsten sind ACE-Hemmer und AT1R-Blocker mit einem vasodilatierenden „stoffwechselneutralen" Calcium-antagonisten oder einem Diuretikum zu kombinieren [1]. Auch wenn Diuretika als Monotherapeutika diabetogen wirken, helfen sie bei der Volumenreduktion und un-terstützen die Potenz von ACE-Hemmern, AT1R-Antagonisten und Betablockern.

Lässt es die Erfahrung und das Setting zu, können Messungen von Renin oder/und NT-proBNP als Volumenmarker hilfreich sein.

Lässt sich auch unter maximaler Dosierung dieser Kombinationspartner der Zielblutdruck nicht erreichen, ist die Kombination mit Alphablockern, Betablockern bzw. der Einsatz eines Mineralokortikoidrezeptorantagonisten zu empfehlen. In diesem Zusammenhang ist Finerenon, der erste nicht-steroidale, selektive Mineralokortikoidrezeptor-Antagonist, zu erwähnen, welches bei der diabetischen Nephropathie zugelassen ist. Allerdings sollten spätestens in dieser Situation sekundäre Hypertonieformen ausgeschlossen werden, weil *per definitionem* eine Therapieresistenz vorliegt und der Einsatz weiterer Medikamente wie Spironolacton oder die Kombination mit einem zweiten anderen Diuretikum die Diagnostik erschwert.

13.3 Besondere Situationen

Auch wenn, wie oben ausgeführt, eine arterielle Hypertonie typisch für Patienten ist, die einen Diabetes mellitus Typ 2 entwickeln, gilt für einen kleineren Prozentsatz dass beides die Folge einer Grunderkrankung ist [13]. Da weder die entlang von Leitlinien empfohlenen „Routineuntersuchungen" (Blut- und Urinanalysen, EKG, Ultraschall des Abdomens und der großen Gefäße) ausreichen, um sekundäre Krankheitsformen mit hoher Sensitivität zu erkennen, spielen die kundige Anamnese und klinische Untersuchung hierbei eine große Rolle. Beim Conn-Syndrom steht die arterielle Hypertonie im Vordergrund, die durch eine medikamentöse Intervention in das RAAS wenig kontrollierbar ist. Weitere Anhaltpunkte hierfür können Nykturie und Hypokaliämie sein. Der Diabetes mellitus ist dann eine Folge der Glukokortikoid-Kosekretion, die durch eine antimineralokortikoide Therapie nicht adressiert wird. Bei einem Cushing-Syndrom ist auf dezente klinische Anhaltspunkte, wie z. B. Haut- und Haarkleidveränderungen und Zeichen eines Hypogonadismus zu achten. Typisch sind auch depressive Stimmungsschwankungen, Schlafstörungen und ein Appetitszuwachs, Muskelschwäche sowie viele weiter Stigmata. Das gleichzeitige Auftreten eines Diabetes mellitus und einer arteriellen Hypertonie ist für die Akromegalie ebenfalls typisch, welche sich auch mit einem wenigen ausdrucksvollen Phänotyp manifestieren kann. Typische Hinweise könnten hierfür Weichteilschwellungen, Schwitzen und Haarkleidveränderungen sein; auch Ring- und Schuhgrößenveränderungen sowie ein Hypogonadismus. Nennenswert sind außerdem Hyperthyreose bzw. ein Katecholaminexzess, für die beide Herzrasen, eine Wärmeunverträglichkeit sowie Schweißneigung im Vordergrund stehen können. Vor allem für hereditäre Formen eines Phäochromozytoms können sich in der klinischen Untersuchung Anhaltspunkte finden (Stigmata einer Neurofibromatose, MEN2B oder von-Hippel-Lindau-Erkrankung).

Patienten mit einer langen Diabeteskarriere und eingeschränkter Nierenfunktion entwickeln manchmal einen hyporeninämischen Hypoaldosteronismus mit Hyperkaliämie („Schambelan-Syndrom"). Hier ist die Indikation für eine Therapie mit einem ACE-Hemmer, β-Blocker oder AT1-Rezeptorargonisten, nur zurückhaltend zu stellen. Die Evaluation von Blutdrücken im Liegen und Stehen, Informationen zur atemabhängigen Modulation der Vena cava, zum NT-proBNP bzw. zur Körperzusammensetzung können bei der Einschätzung des Volumenstatus helfen und den therapeutischen Weg bestimmen: Einsatz eines Diuretikums oder gerade eben nicht, um Schutz vor einem prärenalen Nierenversagen zu bieten.

Literatur

[1]   Williams B, Mancia G, Spiering W, et al. 2018 ESC/ESH Guidelines for the management of arterial hypertension. Eur Heart J. 2018;39:3021–104.
[2]   Currie CJ, Peters JR, Tynan A, et al. Survival as a function of HbA(1c) in people with type 2 diabetes: a retrospective cohort study. Lancet. 2010;375:481–9.
[3]   Zhou MS, Wang A, Yu H. Link between insulin resistance and hypertension: What is the evidence from evolutionary biology? Diabetol Metab Syndr. 2014;6:12.
[4]   Sondermann M, Holecki M, Kirsch AM, et al. Diabetes Mellitus and Hypertension-A Case of Sugar and Salt? Int J Mol Sci. 2020;21:5200.
[5]   Muniyappa R, Montagnani M, Koh KK, Quon MJ. Cardiovascular Actions of Insulin. Endocr Rev. 2007;28:463–91.
[6]   Pervanidou P, Chrousos GP. Metabolic consequences of stress during childhood and adolescence. Metabolism. 2012;61:611–9.
[7]   ACCORD Study Group, Cushman WC, Evans GW, et al. Effects of intensive blood-pressure control in type 2 diabetes mellitus. N Engl J Med 2010;362:1575–1585.
[8]   Berlowitz DR, Foy CG, Kazis LE, et al. Effect of Intensive Blood-Pressure Treatment on Patient-Reported Outcomes. N Engl J Med. 2017;377:733–44.
[9]   SPRINT Research Group, Lewis CE, Fine LJ, Beddhu S, et al. Final Report of a Trial of Intensive versus Standard Blood-Pressure Control. N Engl J Med. 2021;384:1921–30.
[10] Nationale VersorgungsLeitlinie (NVL) Typ-2-Diabetes (www.awmf.org).
[11] Maringwa J, Sardu ML, Hang Y, et al. Characterizing Effects of Antidiabetic Drugs on Heart Rate, Systolic and Diastolic Blood Pressure. Clin Pharmacol Ther. 2021;109:1583–92.
[12] Scheen AJ. Renin-angiotensin system inhibition prevents type 2 diabetes mellitus. Part 1. A meta-analysis of randomised clinical trials. Diabetes Metab. 2004;30:487–96.
[13] Whelton PK, Carey RM, Aronow WS, et al. 2017 ACC/AHA/AAPA/ABC/ACPM/AGS/APhA/ASH/ASPC/NMA/PCNA Guideline for the Prevention, Detection, Evaluation, and Management of High Blood Pressure in Adults: A Report of the American College of Cardiology/American Heart Association Task Force on Clinical Practice Guidelines. Hypertension. 2018;71:e13-e115.

14 Nebenschilddrüse und Knochen bei Diabetes

Katja Gollisch und Heide Siggelkow

Parathormon (PTH) ist ein aus 84 Aminosäuren bestehendes Peptid, welches von der Nebenschilddrüse sekretiert wird. PTH ist ein wichtiges Calcium-regulierendes Hormon, welches den Knochenstoffwechsel maßgeblich beeinflusst. PTH wird von der Nebenschilddrüse bei abfallendem Calciumspiegel freigesetzt, und reguliert Calcium im Serum durch Effekte auf den Darm, die Niere, den Knochen und den Vitamin D-Stoffwechsel: Die stimulierende Wirkung auf die Synthese von 1,25-Dihydroxyvitamin D (1,25-Vitamin D3) führt am Darm zu einer erhöhten gastrointestinalen Calciumabsorption, an der Niere zu einer erhöhten Calciumrückresorption und am Knochen zu einer erhöhten Calciumfreisetzung. Auch wenn der erhöhte PTH-Spiegel, z. B. beim primären Hyperparathyreoidismus, durch die Stimulation der Osteoklasten zu einem erhöhten Knochenverlust führt, zeigt die transiente Erhöhung durchaus positive Effekt auf die enchondrale Knochenformation und die Differenzierung mesenchymaler Vorläuferzellen zur Osteoblasten. Die intermittierende Gabe von PTH 1–34 (Teriparatid) hat einen anabolen Effekt auf den Knochen und ist für die Therapie der Osteoporose zugelassen.

14.1 Diabetes mellitus und Calciummetabolismus

Der Diabetes führt zu einer erhöhten Calciumausscheidung über die Niere, mit in der Konsequenz niedrigen Serumcalciumwerten. Eigentlich sollte der niedrige Calciumwert zu einem Anstieg von PTH führen, aber PTH-Spiegel liegen bei Patienten mit Diabetes nur bei 55 % der normalen Werte, und es kommt zu einer Abnahme der Knochenmasse [1] (Abb. 14.1). Zusätzlich besteht eine Hypomagnesiämie. Normalerweise ähnelt der Effekt von Magnesium auf PTH dem von Calcium. Der Effekt ist zwar schwächer als der von Calcium, aber niedrige Werte führen zu einem PTH-Anstieg. Allerdings führt eine schwere Hypomagnesiämie über ein intrazelluläres Magnesiumdefizit zu einer Hemmung der PTH-Sekretion und auch der peripheren PTH-Antwort, am ehesten über eine defekte Synthese von cyclischem Adenosinmonophosphat [2,3]. Die niedrigen PTH-Spiegel zeigen eine Korrelation zu erhöhter Glukoseausscheidung und zur Dauer des Diabetes. Diese Veränderung wird als diabetischer oder auch funktioneller Hypoparathyreoidismus bezeichnet (Abb. 14.1) [1]. Eine koreanische Studie zeigt niedrige PTH-Werte bei höheren HbA1c-Werten, eine Korrelation, welche auch unabhängig vom Vitamin D-Spiegel besteht. Allerdings zeigt sich keine Korrelation zur Nüchternglukose [4]. Weiterhin konnte eine Korrelation des erniedrigten PTH bei Frauen mit Diabetes mellitus mit einem reduzierten Knochenumsatz und einer erhöhten Frakturrate nachgewiesen werden [5]. Es scheint auch eine verminderte Responsivität des PTH auf einen Vitamin D-Mangel zu bestehen [6].

https://doi.org/10.1515/9783110682083-014

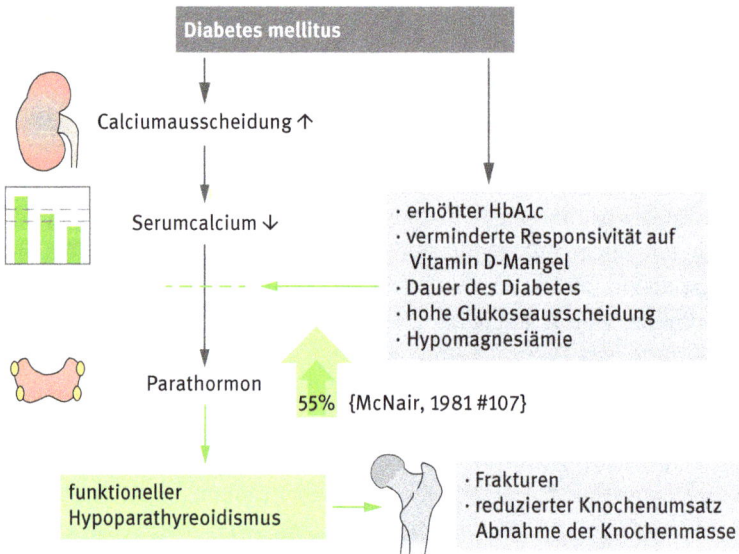

Abb. 14.1: Entstehung des funktionellen Hypoparathyreoidismus. Der Diabetes mellitus führt zu einem Calciumverlust über die Niere. Der zu erwartende PTH-Anstieg fällt deutlich niedriger aus [1] und korreliert zu negativen Effekten auf den Knochen [1,5]. Verschiedene Parameter des Diabetes scheinen den funktionellen Hypoparathyreoidismus zu beeinflussen [1,4].

Insgesamt ist somit ein Einfluss des Diabetes mellitus auf den Calciumstoffwechsel nachgewiesen, mit niedrigen PTH-Werten und negativen Effekten auf den Knochenmetabolismus.

14.1.1 Pathophysiologie

Bei PTH-abhängigen Erkrankungen zeigt sich bisher kein klarer Hinweis für einen direkten Einfluss von PTH auf den Glukosestoffwechsel. Beim Hypoparathyreoidismus ist ein erhöhtes Auftreten eines Diabetes mellitus bisher nicht beschrieben [7]. Bei Patienten mit Hyperparathyreoidismus findet sich eine 2 bis 4-fach höhere Prävalenz eines Diabetes mellitus [8–10]. Weiterhin besteht eine Assoziation von erhöhten PTH-Werten mit einer Glukoseintoleranz und Insulininsensitivität [11,12]. Veränderungen beim sekundären Hyperparathyreoidismus im Rahmen einer Urämie scheinen nicht identisch zu sein zu den Veränderungen beim primären Hyperparathyreoidismus [11]. Die operative Therapie des Hyperparathyreoidismus zeigt jedoch widersprüchliche Effekte auf den Glukosestoffwechsel. Somit ist weiterhin unklar, ob es sich um einen direkten Effekt des PTH oder um sekundäre Veränderungen handelt [13,14]. Seit einigen Jahren wird die Bedeutung von Osteocalcin für den Glukosestoffwechsel intensiv diskutiert [15]. Studien zeigen einen niedrigen Knochenumsatz und damit auch niedrigere Osteocalcinwerte bei Betroffenen mit Diabetes und eine Korrelation zu PTH [5,16]. Anhand eines Osteocalcin-knock-out-Modells zeigt ein murines Modell, dass Osteocalcin die Proliferation der Betazellen im Pankreas und die Expression von Insulin und Adiponektin in Betazellen und Adipozyten stimuliert [15]. Dies würde bedeuten, dass die nachgewiesenen niedrigen Osteocalcinwerte negative Effekte auf den Diabetes mellitus haben. Auch wenn diese Ergebnisse im Menschen bisher nicht eindeutig reproduzierbar sind, gilt der Zusammenhang zwischen Knochen und Energiemetabolismus als sicher nachgewiesen. Da PTH 1–34 (Teriparatid) in Studien einen Anstieg von Osteocalcin im Rahmen der Therapie verursacht [17], wäre ein Effekt von Teriparatid auf den Glukosestoffwechsel zumindest möglich (Abb. 14.2).

Neueste Daten haben weniger PTH im Fokus als die Effekte des *receptor activator of nuclear factor kappa b ligand* (RANKL) auf den Glukosestoffwechsel, da der RANKL-Inhibitor Denosumab im Rahmen der Osteoporosetherapie einen positiven Effekt auf den Glukosestoffwechsel aufweist [18]. Hier konnte jetzt nachgewiesen werden, dass Osteoklasten Dipeptidyl peptidase-4 (DPP4) synthetisieren und dass die Therapie mit Denosumab durch die Suppression von DPP4 den Glukosestoffwechsel verbessern könnte [19]. DPP4-Inhibitoren, wie z. B. Sitagliptin, erhöhen die GLP-1-Spiegel, was zu einer erhöhten Insulinsynthese und -sekretion führt. Weiterhin wird die Glukagonsynthese gehemmt und durch diese Veränderungen der Glukoseplasmaspiegel gesenkt. Somit finden sich weitere Hinweise auf eine enge Verzahnung von Knochenstoffwechsel und Glukosemetabolismus [19].

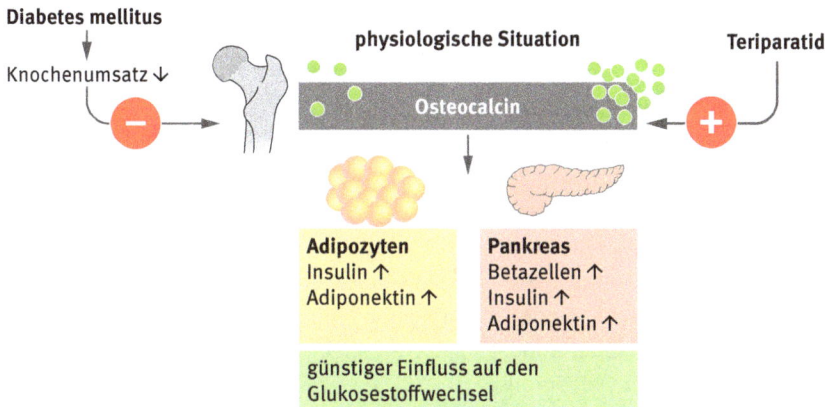

Abb. 14.2: Osteocalcin- und Glukosestoffwechsel. Durch die Hemmung des Knochenumsatzes [5,16] wird auch das Osteocalcin gehemmt, welches als Hormon des Knochens aber auch direkte Effekt auf Adipozyten und Betazellen des Pankreas hat [15]. Denkbar wäre, dass Teriparatid über die erhöhte Osteocalcinsynthese [17] den Glukosestoffwechsel beeinflusst.

14.1.2 Prävention

Da die Pathophysiologie des funktionellen Hypoparathyreoidismus unklar ist, sind auch keine präventiven Möglichkeiten untersucht worden. Die Hypomagnesiämie, die ja bei Diabetes mellitus Typ 2 nachgewiesen werden konnte, kann eine PTH-Suppression verursachen, so dass eine Möglichkeit der Prävention der Ausgleich eines Magnesiummangels sein könnte. Über eine Reduktion der hohen Glukoseausscheidung wäre auch ein Einfluss auf den erniedrigten PTH-Spiegel denkbar. Bisher liegen jedoch keine Studien zur Prävention des funktionellen Hypoparathyreoidismus bei Diabetes mellitus vor. Eine Verbesserung der Diabeteseinstellung ist aber sicher auch in diesem Bereich als sinnvoll zu erachten.

14.1.3 Therapeutische Möglichkeiten

Die niedrige PTH-Sekretion ist per se ein Grund für eine schlechtere Knochenqualität beim Diabetes mellitus, scheint aber kein Grund für eine verminderte Ansprechbarkeit der Osteoblasten auf PTH zu sein [20]. Experimentelle Daten zeigen eine gute Stimulation der Osteoblasten durch PTH 1–34 zusätzlich zu einem Effekt von Insulin [21]. Untersuchungen mit PTH 1–34 in einem polygenetisch bedingten diabetischen Mausmodell zeigen eine Verbesserung der Frakturheilung und eine direkte Verbesserung der Proliferation der mesenchymalen Stammzellen [22]. PTH 1–84 erzielt allerdings bei den diabetischen Tieren nicht die komplette Stimulation im Vergleich zu den Kontrollen, was für ein vermindertes Ansprechen beim Diabetes mellitus sprechen würde [23]. Weiterhin wird die erhöhte kortikale Porosität und die reduzierte Knochenmechanik nicht von der PTH 1–84 Therapie beeinflusst [24]. Die PTH 1–84 Therapie zeigt übrigens keinen Effekt auf den Glukosestoffwechsel bei den diabetischen Tieren [23]. Studien mit Teriparatid zu dem Thema Glukosestoffwechsel an PatientInnen sind eher klein. Im Gegensatz zu der pathophysiologisch erwarteten Verbesserung des Glukosestoffwechsel findet eine kleine Studie an 23 postmenopausalen Frauen nach 6 Monaten Therapie einen Anstieg der Nüchternglukose und des HOMA-IR [25]. Im Gegensatz hierzu zeigt eine Studie an 25 Frauen keinen Effekt auf den Glukosemetabolismus nach 6 Monaten (Glukose nüchtern und postprandial, HOMA-IR), auch wenn eine Stunde nach Injektion die stimulierten Glukosespiegel unterschiedlich sind [26]. Eine andere kleine prospektive Studie an postmenopausalen Frauen mit schwerer Osteoporose (n = 14) zeigt keinen Effekt auf den Glukosestoffwechsel nach 12 und 18 Monaten Therapie [27]. Somit scheint der Osteocalcinanstieg im Rahmen der Teriparatidtherapie [17] keinen sichtbaren Effekt auf den Glukosestoffwechsel in den bisherigen Untersuchungen zu haben.

14.2 Osteoporose und Diabetes mellitus

Menschen mit Typ-1-Diabetes haben bei niedriger Knochendichte ein 6 bis 7-fach erhöhtes Frakturrisiko. Bei Typ-2-Diabetes wird bei meist normaler oder erhöhter Knochendichte ein 2 bis 3-fach erhöhtes Frakturrisiko beschrieben [28]. Die hohe Prävalenz von Osteoporose bei Diabetes mellitus wird durch unterschiedliche Faktoren begünstigt. Fehlernährung und mangelnde Bewegung insbesondere bei Typ-2-Diabetes tragen ebenso bei wie Faktoren, die durch die Hyperglykämie begründet sind. Hinzu kommt ein erhöhtes Frakturrisiko durch vermehrte Sturzgefahr bei Menschen mit diabetischen Folgeerkrankungen wie Retinopathie oder Neuropathie oder bei einer Medikation, die eine Hypoglykämie begünstigt. Pathophysiologisch wird insbesondere im Tiermodell bei Diabetes mellitus Typ 2 ein verminderter Knochenaufbau, weniger ein verstärkter Knochenabbau beobachtet. Dies zeigt sich klinisch in einem „*low-turnover*" Knochen, der in Knochenbiopsien von Diabetespatienten beschrieben wird [29]. Veränderungen des Kollagens durch *Advanced Glycation Endproducts* (AGEs) werden für einen porösen kortikalen Knochen verantwortlich gemacht [30]. Zusammenfassend kann und sollte die Osteoporose als eine relevante Folgeerkrankung des Diabetes mellitus beachtet werden. Präventive Maßnahmen und therapeutische Überlegungen sollen die betroffenen Menschen schützen.

14.2.1 Prävention der Osteoporose bei Diabetes mellitus

Die Grundpfeiler der Prävention und Behandlung eines Diabetes mellitus sind regelmäßige körperliche Aktivität und eine angepasste, ausgewogene Ernährung. Diese Lebensstilmaßnahmen adressieren auch die Knochengesundheit. Im Folgenden soll zusammengefasst werden, durch welche spezifischen Maßnahmen einer Osteoporose bei Menschen mit Diabetes mellitus vorgebeugt werden kann.

Viele Diabetespatienten, insbesondere solche mit Diabetes mellitus Typ 2, leiden unter Adipositas, sind häufig schon älter, und intensive körperliche Aktivität fällt ihnen schwer. Regelmäßige Spaziergänge hingegen sind auch für Menschen mit körperlichen Einschränkungen meist möglich und fördern die Knochengesundheit. Die Deutsche Diabetes Gesellschaft empfiehlt „Schnelles Gehen" in Einheiten von mindestens 20 Minuten, 6–7 Mal pro Woche zur Verbesserung der aeroben Kapazität [31]. Der Einfluss auf die Knochendichte ist hierdurch gering [32]. Dennoch sinkt das Frakturrisiko, am ehesten durch eine geringere Fallneigung der aktiven Patienten [33].

Krafttraining steigert hingegen die Knochendichte insbesondere bei Frauen [33] und ist daher zusätzlich empfohlen. Im Einzelnen sollte hier eine progressive Steigerung der Intensität erfolgen mit dem Ziel, die einzelnen Muskelgruppen mit 8–12 Wiederholungen und einer Intensität von 70–80 % zu trainieren [31,34].

Ergänzt werden kann das Bewegungsprogramm durch ein Ganzkörpervibrationstraining, das auch bei Menschen Anwendung findet, die aufgrund von körperlichen Einschränkungen anderen Formen von körperlicher Aktivität nicht gewachsen sind. Die Studienlage bezüglich dieser Form des Trainings ist noch dünn; es wird aber in einzelnen Studien eine Verbesserung der Knochendichte [35,36] oder eine Reduktion von Stürzen und Frakturen beschrieben [37].

Die Ernährungsempfehlungen des Dachverbandes Osteologie richten sich an Menschen mit bestehender Osteoporose und empfehlen eine ausreichende Versorgung mit Kalzium (1000 mg tgl.) und Vitamin D (800 IE tgl.) [38]. Bezüglich der Prävention von Osteoporose bei Menschen ohne und mit Diabetes mellitus gibt es keine Evidenz-basierten Ernährungsempfehlungen. Zu beachten sei aber, dass Menschen mit Typ-1- und Typ-2-Diabetes mellitus niedrigere Vitamin D-Spiegel aufweisen als die Allgemeinbevölkerung, und dass insbesondere bei Adipositas und Insulinresistenz erhebliche Vitamindefizite beobachtet werden [39,40]. Aufgrund des erhöhten Risikos für Osteoporose sollte bei Menschen mit Diabetes mellitus daher durchaus frühzeitig eine Vitamin D-Substitution erwogen werden [41].

Zusammenfassend sollte bei Menschen mit Diabetes mellitus zur Prävention der Osteoporose idealerweise ein Bewegungsprogramm bestehend aus Ausdauer- und Krafttraining empfohlen werden. Ganzkörpervibrationstraining kann insbesondere bei bewegungseingeschränkten Menschen eingesetzt werden. Bezüglich der Ernährungsempfehlungen scheint eine ausreichende Versorgung mit Calcium und Vitamin D angesichts der häufig beobachteten Vitamin D-Mangelzustände sinnvoll.

14.2.2 Diabetes-Medikation und Osteoporose

Bei Menschen mit Diabetes mellitus und Osteoporose sollten zwei Aspekte bei der Wahl der Diabetes Medikation und der Blutzuckereinstellung beachtet werden. Dies ist zum einen das erhöhte Frakturrisiko unter einer Medikation, die zu Unterzuckerungen führen kann. Zum anderen ist bei einigen Diabetesmedikamenten ein direkter Einfluss auf den Knochenstoffwechsel bekannt.

Bei Menschen mit Diabetes mellitus Typ 1 ist eine Insulintherapie obligat. Diese birgt grundsätzlich eine Unterzuckerungsgefahr. Bei Patienten mit Osteoporose ist besonders auf die Vermeidung von Hypoglykämien zu achten, um das Frakturrisiko zu senken. Technische Hilfsmittel wie eine kontinuierliche Glukosemessung mit Alarmfunktion bei niedrigen Glukosewerten sollten hier unbedingt genutzt werden. Im Einzelfall kann das Blutzuckerniveau insgesamt angehoben werden, um Hypoglykämien und die hieraus resultierende Sturzgefahr zu reduzieren.

Unter den nicht-Insulin-basierten Therapien, die bei Typ-2-Diabetes eingesetzt werden können, gehen Sulfonylharnstoffe und Glinide mit einer Unterzuckerungsgefahr einher. Beide Substanzgruppen scheinen keinen direkten Effekt auf den Knochenstoffwechsel zu haben. Bei Patienten, die Sulfonylharnstoffe erhalten, wird allerdings eine erhöhte Frakturrate beobachtet, die sich am ehesten durch das Auftreten von Unterzuckerungen erklärt [42,43].

Betrachtet man nun die Diabetesmedikamente, die keine Unterzuckerungsgefahr mit sich bringen, so ist für die Gruppe der Glitazone eine ungünstige Wirkung auf den Knochenstoffwechsel bei Frauen bekannt. Eine große Metaanalyse zeigt hier ein zweifach erhöhtes Frakturrisiko [44]. Metformin gilt als sicheres, wenn nicht sogar protektives Medikament bezüglich der Knochengesundheit [41,45] und kann daher entsprechend der Diabetesleitlinien auch bei Patienten mit Osteoporose sicher eingesetzt werden. Die inkretinbasierten Medikamentengruppen der DPP4-Hemmer und GLP-1-Agonisten wirken nach aktuellem Studienstand neutral auf den Knochenstoffwechsel [46–48] und werden daher ebenfalls für den Einsatz bei Diabetespatienten mit Osteoporose empfohlen. Unter den SGLT-2-Inhibitoren werden Präparate-abhängige Effekte beobachtet. Während für Dapagliflozin und Empagliflozin kein Einfluss auf das Frakturrisiko gezeigt ist [42,49], geht der Einsatz von Canagliflozin mit einer erhöhten Frakturrate einher [43]. Diese bei uns aktuell nicht verfügbare Substanz sollte daher bei Fraktur-gefährdeten Patienten nicht eingesetzt werden.

14.2.3 Therapie der Osteoporose bei Diabetes mellitus

Die aktuellen DVO-Leitlinien zur Prophylaxe, Diagnostik und Therapie bei postmenopausalen Frauen und bei Männern sieht die Einleitung einer spezifischen Osteoporosetherapie vor, sobald das geschätzte 10-Jahres-Frakturrisiko 30 % übersteigt. Das Frakturrisiko wird anhand von Alter, Geschlecht, DXA-Knochendichte und weiteren Risikofaktoren geschätzt. Hierbei geht der Diabetes mellitus Typ 1 als starker Risikofaktor ein, während Diabetes mellitus Typ 2 nicht als zusätzlicher Risikofaktor in die Therapieindikation eingeht [38]. Internationale Empfehlungen diskutieren hingegen, dass bei Menschen mit Diabetes mellitus Typ 1 oder Typ 2 grundsätzlich eine spezifische Osteoporosetherapie ab einem T-Score von < −2,0 erwogen werden sollte [50].

Bei der Wahl einer Osteoporose-spezifischen Therapie für Patienten mit Diabetes mellitus stellt sich die Frage, welche Substanz besonders zu empfehlen ist. Hierbei ist ein möglicher Einfluss auf den Glukosestoffwechsel ebenso zu beachten wie der besondere Pathomechanismus der Osteoporose beim Diabetes mellitus (Tab. 14.1).

Eine große Kohortenstudie zeigt eine Reduktion der Inzidenz von Diabetes mellitus Typ 2 bei Personen unter Bisphosphonattherapie im Vergleich zu einem Kontrollkollektiv im langjährigen Verlauf, nämlich nach > 5 Jahren Therapiedauer [51]. Dies könnte darauf hindeuten, dass Bisphosphonate langfristig den Glukosestoffwechsel günstig beeinflussen. Andere, meist kürzer angelegte Studien, haben einen solchen Effekt nicht gezeigt [27,34,52–54]. Die Effektivität einer Osteoporosetherapie mit Bisphosphonaten bzgl. Knochendichte und Frakturrate scheint vergleichbar bei Personen mit oder ohne Diabetes mellitus, wobei insbesondere Daten zu Alendronat und Risedronat vorliegen [55–57].

Auch für die Osteoporosetherapie mit Denosumab gibt es Studien, die einen günstigen Einfluss auf den Glukosestoffwechsel beschreiben [18]. Im Vergleich zu Personen unter Bisphosphonaten zeigt sich eine signifikante Senkung des HbA1c nach 12 Monaten [19]. Somit kann Denosumab den Glukosestoffwechsel schneller günstig beeinflussen als Bisphosphonate. Da Bisphosphonate also möglicherweise erst im längerfristigen Verlauf günstig auf den Glukosestoffwechsel wirken, wäre hier ein Vergleich mit Denosumab nach langjähriger Osteoporosetherapie interessant; entsprechende Daten liegen aber bisher nicht vor. Pathophysiologisch ist – wie oben erwähnt – interessant, dass unter Denosumab erniedrigte DPP4-Spiegel und erhöhte GLP-1-Spiegel gemessen werden, was möglicherweise den verbesserten Glukosestoffwechsel mitbegründet. Der Effekt von Denosumab auf Knochendichte und Frakturrate bei Diabetes mellitus ist noch nicht abschließend geklärt. Pathomechanismus und präklinische Daten lassen vermuten, dass Denosumab bei Diabetes mellitus besonders gut geeignet sein könnte aufgrund seiner Wirkung auf den beim Diabetes besonders betroffenen kortikalen Knochen [58]. Einige klinische Daten zeigen aber unerwartet eine erhöhte Rate von nichtvertebralen Frakturen bei Patienten mit Diabetes im Vergleich zu Kontrollpatienten [59]. Eine abschließende Bewertung kann hier noch nicht gegeben werden.

Tab. 14.1: Effekt einer Osteoporosemedikation auf Knochendichte, Frakturrisiko und Glukosestoffwechsel bei Diabetes mellitus Typ 2.

Medikation	Knochendichte	Frakturrisiko	Glukosestoffwechsel
Alendronat	↑	Ø / –	
Risedronat	↑	Ø	pos. / –
Ibandronat	Ø	Ø	
Zoledronat	Ø	Ø	
Raloxifen	Ø	↓ / –	pos. / –
Denosumab	↑	↓ / ↑ / –	pos.
Teriparatid	↑	–	neg. / –
Romosozumab	Ø	Ø	–

↑ Anstieg, ↓ Abfall, – keine Änderung, pos. Verbesserung, neg. Verschlechterung
Ø keine Daten verfügbar

Als selektiver Östrogenrezeptor Modulator ist derzeit in Deutschland nur Raloxifen zugelassen. Einige Studien zeigen auch unter Raloxifen eine Verbesserung des Glukosestoffwechsels in postmenopausalen Frauen mit aber auch ohne Diabetes mellitus [60–62]. Andere Studien zeigen keine signifikante Veränderung des Glukosestoff-wechsels [41]. Der Effekt von Raloxifen auf das Frakturrisiko ist unabhängig vom Vorliegen einer Glukose Stoffwechselstörung [56,63,64].

Als osteoanabole Therapien stehen aktuell Teriparatid und Romosozumab zur Verfügung. Für Teriparatid wird in eher kleineren Studien einmal ein Anstieg der Nüchternglukose (n = 23) [25], ansonsten aber kein Einfluss auf den Glukosestoff-wechsel [26,27] oder auf das Frakturrisiko [65] gezeigt. Allerdings profitieren Patient-Innen mit Diabetes mellitus unter der Therapie von einem signifikant stärkeren An-stieg der Knochendichte im Vergleich zur Kontrollgruppe [65].

Bei einer Therapie mit dem Sklerostin-Antikörper Romosozumab, wäre über die Stimulation von Osteocalcin ein günstiger Einfluss auf den Glukosestoffwechsel denkbar. Bisherige Daten zeigen aber keinen klaren Effekt auf den Glukosestoffwech-sel [66,67]. Über die Effektivität von Romosozumab bei Menschen mit Diabetes melli-tus im Vergleich zu solchen ohne Diabetes liegen noch keine Daten vor. Grundsätz-lich sollte aber aufgrund des meist erhöhten kardiovaskulären Risikos Romoso-zumab bei Personen mit Diabetes mellitus nur mit Vorsicht eingesetzt werden.

Zusammenfassend kann festgestellt werden, dass die unterschiedlichen Osteo-porosemedikamente wenig Einfluss auf den Glukosestoffwechsel haben. Insbesonde-re Bisphosphonate und Denosumab könnten aber einen Diabetes mellitus günstig beeinflussen. Das Frakturrisiko scheint bei Patienten mit Diabetes mellitus eher von der erhöhten Sturzgefahr als von der Wahl des Osteoporosemedikaments abhängig zu sein.

Literatur

[1] McNair P, Christensen MS, Madsbad S, Christiansen C, Transbol I. Hypoparathyroidism in dia-betes mellitus. Acta Endocrinol (Copenh). 1981;96(1):81–6.
[2] Estep H, Shaw WA, Watlington C, et al. Hypocalcemia due to hypomagnesemia and reversible parathyroid hormone unresponsiveness. The Journal of clinical endocrinology and metabolism. 1969;29(6):842–8.
[3] Rude RK, Oldham SB, Singer FR. Functional hypoparathyroidism and parathyroid hormone end-organ resistance in human magnesium deficiency. Clinical endocrinology. 1976;5(3):209–24.
[4] Choi SW, Kweon SS, Lee YH, et al. 25-Hydroxyvitamin D and Parathyroid Hormone Levels Are Independently Associated with the Hemoglobin A1c Level of Korean Type 2 Diabetic Patients: The Dong-Gu Study. PLoS One. 2016;11(6):e0158764.
[5] Yamamoto M, Yamaguchi T, Nawata K, Yamauchi M, Sugimoto T. Decreased PTH levels accom-panied by low bone formation are associated with vertebral fractures in postmenopausal wo-men with type 2 diabetes. The Journal of clinical endocrinology and metabolism. 2012;97 (4):1277–84.
[6] Al-Jebawi AF, YoussefAgha AH, Al Suwaidi HS, et al. Attenuated PTH responsiveness to vitamin D deficiency among patients with type 2 diabetes and chronic hyperglycemia. Diabetes Res Clin Pract. 2017;128:119–26.
[7] Mannstadt M, Bilezikian JP, Thakker RV, et al. Hypoparathyroidism. Nature reviews Disease pri-mers. 2017;3:17055.

[8]   Taylor WH. The prevalence of diabetes mellitus in patients with primary hyperparathyroidism and among their relatives. Diabetic medicine : a journal of the British Diabetic Association. 1991;8(7):683–7.

[9]   Ljunghall S, Palmer M, Akerstrom G, Wide L. Diabetes mellitus, glucose tolerance and insulin response to glucose in patients with primary hyperparathyroidism before and after parathyroidectomy. Eur J Clin Invest. 1983;13(5):373–7.

[10]   Cheung PS, Thompson NW, Brothers TE, Vinik AI. Effect of hyperparathyroidism on the control of diabetes mellitus. Surgery. 1986;100(6):1039–47.

[11]   Chiu KC, Chuang LM, Lee NP, et al. Insulin sensitivity is inversely correlated with plasma intact parathyroid hormone level. Metabolism. 2000;49(11):1501–5.

[12]   Alemzadeh R, Kichler J. Parathyroid hormone is associated with biomarkers of insulin resistance and inflammation, independent of vitamin D status, in obese adolescents. Metab Syndr Relat Disord. 2012;10(6):422–9.

[13]   Putnam R, Dhibar DP, Varshney S, et al. Effect of curative parathyroidectomy on insulin resistance. Indian J Endocrinol Metab. 2016;20(6):784–9.

[14]   Khaleeli AA, Johnson JN, Taylor WH. Prevalence of glucose intolerance in primary hyperparathyroidism and the benefit of parathyroidectomy. Diabetes/metabolism research and reviews. 2007;23(1):43–8.

[15]   Lee NK, Sowa H, Hinoi E, et al. Endocrine regulation of energy metabolism by the skeleton. Cell. 2007;130(3):456–69.

[16]   Pedrazzoni M, Ciotti G, Pioli G, et al. Osteocalcin levels in diabetic subjects. Calcified tissue international. 1989;45(6):331–6.

[17]   Tsai JN, Burnett-Bowie SM, Lee H, Leder BZ. Relationship between bone turnover and density with teriparatide, denosumab or both in women in the DATA study. Bone. 2017;95:20–5.

[18]   Passeri E, Benedini S, Costa E, Corbetta S. A Single 60 mg Dose of Denosumab Might Improve Hepatic Insulin Sensitivity in Postmenopausal Nondiabetic Severe Osteoporotic Women. Int J Endocrinol. 2015;2015:352858.

[19]   Weivoda MM, Chew CK, Monroe DG, et al. Identification of osteoclast-osteoblast coupling factors in humans reveals links between bone and energy metabolism. Nature communications. 2020;11(1):87.

[20]   Inaba M, Nagasue K, Okuno S, et al. Impaired secretion of parathyroid hormone, but not refractoriness of osteoblast, is a major mechanism of low bone turnover in hemodialyzed patients with diabetes mellitus. Am J Kidney Dis. 2002;39(6):1261–9.

[21]   Liu GY, Cao GL, Tian FM, et al. Parathyroid hormone (1–34) promotes fracture healing in ovariectomized rats with type 2 diabetes mellitus. Osteoporosis international : a journal established as result of cooperation between the European Foundation for Osteoporosis and the National Osteoporosis Foundation of the USA. 2017;28(10):3043–53.

[22]   Alder KD, White AH, Chung YH, et al. Systemic Parathyroid Hormone Enhances Fracture Healing in Multiple Murine Models of Type 2 Diabetes Mellitus. JBMR Plus. 2020;4(5):e10359.

[23]   Hamann C, Picke AK, Campbell GM, et al. Effects of parathyroid hormone on bone mass, bone strength, and bone regeneration in male rats with type 2 diabetes mellitus. Endocrinology. 2014;155(4):1197–206.

[24]   Campbell GM, Tiwari S, Hofbauer C, et al. Effects of parathyroid hormone on cortical porosity, non-enzymatic glycation and bone tissue mechanics in rats with type 2 diabetes mellitus. Bone. 2016;82:116–21.

[25]   Celer O, Akalin A, Oztunali C. Effect of teriparatide treatment on endothelial function, glucose metabolism and inflammation markers in patients with postmenopausal osteoporosis. Clin Endocrinol (Oxf). 2016;85(4):556–60.

[26] Anastasilakis A, Goulis DG, Koukoulis G, et al. Acute and chronic effect of teriparatide on gluco-se metabolism in women with established osteoporosis. Experimental and clinical endocrinolo-gy & diabetes : official journal, German Society of Endocrinology [and] German Diabetes Asso-ciation. 2007;115(2):108–11.

[27] Passeri E, Dozio E, Mendola M, et al. Treatment with teriparatide might be associated with car-diometabolic changes in postmenopausal severe osteoporotic women. Journal of biological re-gulators and homeostatic agents. 2015;29(4):931–40.

[28] Picke A-K, Campbell G, Napoli N, Hofbauer LC, Rauner M. Update on the impact of type 2 dia-betes mellitus on bone metabolism and material properties. Endocr Connect. 2019;8(3):R55-R70.

[29] Hygum K, Starup-Linde J, Harslof T, Vestergaard P, Langdahl BL. MECHANISMS IN ENDOCRINO-LOGY: Diabetes mellitus, a state of low bone turnover – a systematic review and meta-analysis. Eur J Endocrinol. 2017;176(3):R137-R57.

[30] Eller-Vainicher C, Cairoli E, Grassi G, et al. Pathophysiology and Management of Type 2 Dia-betes Mellitus Bone Fragility. J Diabetes Res. 2020;2020:7608964.

[31] Esefeld K, Heinicke V, Kress S, et al. Diabetes, Sport und Bewegung. Diabetologie und Stoff-wechsel. 2019;14(S 2):S214-S21.

[32] Langsetmo L, Hitchcock CL, Kingwell EJ, et al. Physical Activity, Body Mass Index and Bone Mi-neral Density— Associations in a Prospective Population-based Cohort of Women and Men: The Canadian Multicentre Osteoporosis Study (CaMos). Bone. 2012;50(1):401–8.

[33] McMillan LB, Zengin A, Ebeling PR, Scott D. Prescribing Physical Activity for the Prevention and Treatment of Osteoporosis in Older Adults. Healthcare (Basel). 2017;5(4).

[34] Yang Z, Scott CA, Mao C, Tang J, Farmer AJ. Resistance exercise versus aerobic exercise for type 2 diabetes: a systematic review and meta-analysis. Sports Med. 2014;44(4):487–99.

[35] Gusi N, Raimundo A, Leal A. Low-frequency vibratory exercise reduces the risk of bone fracture more than walking: a randomized controlled trial. BMC Musculoskelet Disord. 2006;7:92.

[36] Verschueren SMP, Roelants M, Delecluse C, et al. Effect of 6-month whole body vibration trai-ning on hip density, muscle strength, and postural control in postmenopausal women: a rando-mized controlled pilot study. J Bone Miner Res. 2004;19(3):352–9.

[37] Leung KS, Li CY, Tse YK, et al. Effects of 18-month low-magnitude high-frequency vibration on fall rate and fracture risks in 710 community elderly—a cluster-randomized controlled trial. Os-teoporos Int. 2014;25(6):1785–95.

[38] Dachverband Osteologie e V. Prophylaxe, Diagnostik und Therapie der Osteoporose bei post-menopausalne Frauen und bei Männdern. Leitlinie des Dachverband der Deutschsprachigen Wissenschaftlichen Osteologischen Gesellschaften e. V. 2017. 2017.

[39] Pozzilli P, Manfrini S, Crinò A, et al. Low levels of 25-hydroxyvitamin D3 and 1,25-dihydroxyvita-min D3 in patients with newly diagnosed type 1 diabetes. Horm Metab Res. 2005;37(11):680–3.

[40] Hurskainen A-R, Virtanen JK, Tuomainen T-P, Nurmi T, Voutilainen S. Association of serum 25-hydroxyvitamin D with type 2 diabetes and markers of insulin resistance in a general older po-pulation in Finland. Diabetes Metab Res Rev. 2012;28(5):418–23.

[41] Paschou SA, Dede AD, Anagnostis PG, et al. Type 2 Diabetes and Osteoporosis: A Guide to Opti-mal Management. J Clin Endocrinol Metab. 2017;102(10):3621–34.

[42] Ljunggren Ö, Bolinder J, Johansson L, et al. Dapagliflozin has no effect on markers of bone for-mation and resorption or bone mineral density in patients with inadequately controlled type 2 diabetes mellitus on metformin. Diabetes Obes Metab. 2012;14(11):990–9.

[43] Kalaitzoglou E, Fowlkes JL, Popescu I, Thrailkill KM. Diabetes pharmacotherapy and effects on the musculoskeletal system. Diabetes Metab Res Rev. 2019;35(2):e3100.

[44] Zhu Z-N, Jiang Y-F, Ding T. Risk of fracture with thiazolidinediones: an updated meta-analysis of randomized clinical trials. Bone. 2014;68:115–23.

[45] Molinuevo MS, Schurman L, McCarthy AD, et al. Effect of metformin on bone marrow progenitor cell differentiation: in vivo and in vitro studies. J Bone Miner Res. 2010;25(2):211–21.

[46] Driessen JHM, de Vries F, van Onzenoort H, et al. The use of incretins and fractures – a meta-analysis on population-based real life data. Br J Clin Pharmacol. 2017;83(4):923–6.

[47] Mabilleau G, Mieczkowska A, Chappard D. Use of glucagon-like peptide-1 receptor agonists and bone fractures: a meta-analysis of randomized clinical trials. J Diabetes. 2014;6(3):260–6.

[48] Fu J, Zhu J, Hao Y, Guo C, Zhou Z. Dipeptidyl peptidase-4 inhibitors and fracture risk: an updated meta-analysis of randomized clinical trials. Scientific Reports. 2016;6:29104.

[49] Kohler S, Kaspers S, Salsali A, Zeller C, Woerle HJ. Analysis of Fractures in Patients With Type 2 Diabetes Treated With Empagliflozin in Pooled Data From Placebo-Controlled Trials and a Head-to-Head Study Versus Glimepiride. Diabetes Care. 2018;41(8):1809–16.

[50] Ferrari SL, Abrahamsen B, Napoli N, et al. Diagnosis and management of bone fragility in diabetes: an emerging challenge. Osteoporos Int. 2018;29(12):2585–96.

[51] Toulis KA, Nirantharakumar K, Ryan R, Marshall T, Hemming K. Bisphosphonates and glucose homeostasis: a population-based, retrospective cohort study. J Clin Endocrinol Metab. 2015;100 (5):1933–40.

[52] Schwartz AV, Schafer AL, Grey A, et al. Effects of antiresorptive therapies on glucose metabolism: results from the FIT, HORIZON-PFT, and FREEDOM trials. J Bone Miner Res. 2013;28 (6):1348–54.

[53] Reid IR, Horne AM, Mihov B, et al. Effects of Zoledronate on Cancer, Cardiac Events, and Mortality in Osteopenic Older Women. J Bone Miner Res. 2020;35(1):20–7.

[54] Reid IR, Horne AM, Mihov B, et al. Zoledronate Slows Weight Loss and Maintains Fat Mass in Osteopenic Older Women: Secondary Analysis of a Randomized Controlled Trial. Calcif Tissue Int. 2020;106(4):386–91.

[55] Keegan TH, Schwartz AV, Bauer DC, et al. Effect of alendronate on bone mineral density and biochemical markers of bone turnover in type 2 diabetic women: the fracture intervention trial. Diabetes Care. 2004;27(7):1547–53.

[56] Vestergaard P, Rejnmark L, Mosekilde L. Are antiresorptive drugs effective against fractures in patients with diabetes? Calcif Tissue Int. 2011;88(3):209–14.

[57] Inoue D, Muraoka R, Okazaki R, Nishizawa Y, Sugimoto T. Efficacy and Safety of Risedronate in Osteoporosis Subjects with Comorbid Diabetes, Hypertension, and/or Dyslipidemia: A Post Hoc Analysis of Phase III Trials Conducted in Japan. Calcif Tissue Int. 2016;98(2):114–22.

[58] Burghardt AJ, Issever AS, Schwartz AV, et al. High-resolution peripheral quantitative computed tomographic imaging of cortical and trabecular bone microarchitecture in patients with type 2 diabetes mellitus. J Clin Endocrinol Metab. 2010;95(11):5045–55.

[59] Ferrari S, Eastell R, Napoli N, et al. Denosumab in postmenopausal women with osteoporosis and diabetes: Subgroup analysis of FREEDOM and FREEDOM extension. Bone. 2020;134:115268.

[60] Hadjadj S, Gourdy P, Zaoui P, et al. Effect of raloxifene – a selective oestrogen receptor modulator – on kidney function in post-menopausal women with Type 2 diabetes: results from a randomized, placebo-controlled pilot trial. Diabet Med. 2007;24(8):906–10.

[61] Cagnacci A, Arangino S, Renzi A, Zanni AL, Volpe A. Raloxifene does not influence flow-mediated endothelium-dependent and endothelium-independent vasodilatation of osteopenic post-menopausal women. American journal of obstetrics and gynecology. 2003;188(2):313–7.

[62] Lee CC, Kasa-Vubu JZ, Supiano MA. Differential effects of raloxifene and estrogen on insulin sensitivity in postmenopausal women. Journal of the American Geriatrics Society. 2003;51 (5):683–8.

[63] Johnell O, Kanis JA, Black DM, et al. Associations between baseline risk factors and vertebral fracture risk in the Multiple Outcomes of Raloxifene Evaluation (MORE) Study. J Bone Miner Res. 2004;19(5):764–72.

[64] Ensrud KE, Stock JL, Barrett-Connor E, et al. Effects of raloxifene on fracture risk in post-menopausal women: the Raloxifene Use for the Heart Trial. J Bone Miner Res. 2008;23(1):112–20.

[65] Schwartz AV, Pavo I, Alam J, et al. Teriparatide in patients with osteoporosis and type 2 diabetes. Bone. 2016;91:152–8.

[66] Cosman F, Crittenden DB, Adachi JD, et al. Romosozumab Treatment in Postmenopausal Women with Osteoporosis. N Engl J Med. 2016;375(16):1532–43.

[67] EMA. Assessment report Evenity International non-proprietary name: romosozumab. EMA/26554/2020 Committee for Medicinal Products for Human Use (CHMP); 2019. Report No.: EMEA/H/C/004465/0000 Contract No.: EMA/26554/2020.

15 Endokrinopathien bei Diabetes in speziellen Situationen

15.1 Endokrine Veränderungen bei Diabetes und bei Gewichtsveränderungen

Matthias Blüher

15.1.1 Allgemeines

Erkrankungen des endokrinen Systems und Hormonveränderungen können Auslöser und Folge von Änderungen des Körpergewichts sein, die auch Menschen mit Diabetes betreffen können. Eine Hyperthyreose kann zu ungewolltem Gewichtsverlust führen, während eine Hypothyreose oder erhöhte Cortisol-Serumkonzentrationen wie beispielsweise bei Morbus Cushing zur Zunahme des Körpergewichts führen können. Gewichtszunahme im Rahmen einer Adipositas ist mit einer Prävalenz von ~23 % in Deutschland die häufigste Veränderung des Körpergewichts und kann Menschen mit Typ-2-, aber auch Typ-1-Diabetes ebenso betreffen wie die Allgemeinbevölkerung. Adipositas wird als chronisch fortschreitende und wiederkehrende Erkrankung angesehen [1]. Adipositas breitet sich seit über 50 Jahren pandemisch aus und trägt zu zahlreichen Folgekrankheiten wie Typ-2-Diabetes, kardiovaskulären, pulmonalen, psychischen, malignen Erkrankungen sowie Krankheiten des Stoffwechsels und Bewegungsapparats bei [2]. Gewichtsreduktion kann das Risiko für Typ-2-Diabetes reduzieren. Gewichtsmanagement ist außerdem die Basistherapie verschiedener kardiometabolischer Erkrankungen, da Übergewicht und Adipositas das Risiko für kardiovaskuläre Ereignisse im Vergleich zu gesunden Menschen mit einem BMI < 25 kg/m² deutlich erhöhen [3].

15.1.2 Endokrine Veränderungen bei Gewichtszunahme

Gewichtszunahme und erhöhte Körperfettmasse sind mit einer Reihe von hormonellen Veränderungen assoziiert, wobei Insulinresistenz und Hyperinsulinämie die häufigste Hormonstörung bei Adipositas und bei Hyperglykämie darstellen [4]. Bei Adipositas können auch zusätzliche endokrine Erkrankungen vorliegen, wobei es häufig schwierig ist festzustellen, ob die Hormonstörungen Auslöser oder Folge des krankhaft erhöhten Körpergewichts sind. Wichtige Hormonveränderungen bei Adipositas sind in Tab. 15.1 dargestellt.

https://doi.org/10.1515/9783110682083-015

Tab. 15.1: Hormonveränderungen bei Adipositas, nach [4].

Hormon	Veränderung bei Adipositas	möglicher Pathomechanismus
Insulin	↑	Insulinresistenz, Hyperglykämie
Leptin	↑	Erhöhte Fettmasse, Leptinresistenz
TSH	↑ oder ↔	Insulin und Leptin ↑ Peripherer T4 Verbrauch
fT4	↓(leicht) oder ↔	Verbrauch ↑
Cortisol	↑	↑CRH, ↑11-HSD im Fettgewebe, ↓CBG; aktivierte Hypothalamus-Hypophysen-Nebennierenrinden-Achse
ACTH	↑oder ↔	↑
GH	↓oder ↔	↓GHRH, ↑GH-BP, ↑Insulin, ↓Ghrelin, ↑Somatostatin
IGF-1	↓oder ↔	↑GH-Empfindlichkeit
Testosteron	↓(Mann) ↑(Frau)	↓SHBG ↑Aromatase ↓GnRH Insulinresistenz (z. B. PCOS), ↓SHBG
LH/FSH	↓(Mann) ↑LH (Frau)	↑Estrogen und Androgene Insulinresistenz
25-OH Vitamin D	↓	Einlagerung im Fettgewebe, ↓Sonnen-Exposition, ↓25OH Vitamin D Bindungsprotein; ↓Lebersynthese
PTH	↓oder ↔	Sekundär zur Vitamin D Defizienz
Renin	↑	↑Sympatikotonus
Aldosteron	↑	↑Renin, Angiotensin, Leptin
Ghrelin	↓	Verlust der Suppression durch Mahlzeit

Abkürzungen: 11-HSD, 11β-hydroxysteroid dehydrogenase; ACTH, adrenocorticotropic hormone; CBG, corticosteroid-binding globulin; CRH, corticotropin-releasing hormone; FSH, follicle-stimulating hormone; fT4, free thyroxine; GH-BP, growth hormone-binding protein; GHRH, growth hormone releasing hormone; GnRH, gonadotropin-releasing hormone; IGF, insulin-like growth factor; LH, luteinizing hormone; PCOS, polycystic ovary syndrome; PTH, parathyroid hormone; SHBG, sex hormone-binding globulin; TSH, thyroid-stimulating hormone.

Endokrine Erkrankungen sind als Auslöser von Adipositas oder Typ-2-Diabetes sehr selten, können aber unter anderem bei folgenden Hormonstörungen vorkommen [4]:
– Androgenmangel beim Mann
– Androgenüberschuss bei der Frau (kann zu reduzierter Fertilität beitragen)
– Morbus Cushing oder Cushing Syndrom

- Medikamenten-induzierte Hormonstörung (z. B. Glukokortikoide, Lithium, Antidepressiva, Antipsychotika)
- Ovarielle Dysfunktion
- Hypothyreose
- Hypophysenhinterlappen-Insuffizienz
- Insulinom
- Leptindefizienz
- Hypothalamusläsionen (extrem selten; z. B. traumatisch)

Im Rahmen der Labordiagnostik bei Adipositas und unerklärlicher Gewichtszunahme sollten Schilddrüsenfunktionsparameter (TSH basal), Cortisol-Konzentrationen (z. B. im Serum, Urin, Speichel oder im Dexamethason-Hemmtest) und evtl. Sexualsteroide bestimmt werden.

Gewichtsreduktion kann zu einer Normalisierung der Übergewichts-assoziierten Hormonveränderungen beitragen. Deshalb kann die Behandlung der Adipositas als kausale Therapie der endokrinen Funktionsstörungen angesehen werden und ermöglicht zudem den Nachweis, ob Übergewicht die wesentliche Ursache der Hormonveränderungen war.

15.1.3 Endokrine Veränderungen bei Diabetes

In der Pathogenese des Typ-1-Diabetes ist der Insulinmangel ursächlich und kann durch die entsprechende Hormonersatztherapie mit Insulin behandelt werden. Die endokrinen Veränderungen bei Typ-2-Diabetes überlappen häufig mit den Hormonstörungen, die durch Adipositas bedingt sind. Das Polyzystische-Ovarsyndrom (PCOS) ist in diesem Zusammenhang die häufigste hormonelle Erkrankung bei Frauen im gebärfähigen Alter. Das PCOS ist durch Hyperandrogenämie, Übergewicht und Insulinresistenz charakterisiert und erhöht das Risiko für eine Glukosestoffwechselstörung. Allerdings kann bei Menschen mit Diabetes auch die chronische und akute Hyperglykämie zu Hormonveränderungen beitragen. So ist die hyperglykämische Stoffwechsellage ein wesentlicher Auslöser von Insulinresistenz und kompensatorischer Hyperinsulinämie.

Bei Menschen mit Diabetes kommen Schilddrüsenerkrankungen häufiger als in der gesunden Normalbevölkerung vor, und beide Erkrankungen stehen in einem engen Zusammenhang [5]. Bei Typ-1-Diabetes treten auch im Rahmen von Autoimmun-Polyglandulären Syndromen autoimmun-bedingte Schilddrüsenerkrankungen, vor allem die Autoimmunthyreoiditis Hashimoto gehäuft auf [5]. Unabhängig vom Diabetestyp kann eine unbehandelte Schilddrüsenfunktionsstörung zu Stoffwechselveränderungen beitragen: Eine hyperthyreote Stoffwechsellage ist eher mit Hyperglykämie und eine Hypothyreose mit niedrigen Blutglukosewerten assoziiert. Auf der anderen Seite kann die Behandlung einer Hyper- oder Hypothyreose bei Patienten mit

Diabetes erschwert sein [5]. Dies gilt auch für die Behandlung der endokrinen Orbito-pathie mit Glukokortikoiden, die zur chronischen Hyperglykämie beitragen können. Allgemein gilt, dass eine akute Stoffwechselentgleisung bei Menschen mit Diabetes auf eine sich neu manifestierende Schilddrüsenerkrankung hinweisen kann und im-mer Anlass zu entsprechender Diagnostik und Therapie sein muss.

Literatur

[1]   WHO, World Health Organization: www.who.int/mediacentre/factsheets/fs311/en/ (2016)
[2]   Blüher M. Obesity: global epidemiology and pathogenesis. Nat Rev Endocrinol. 2019;15:288–298.
[3]   Caleyachetty R, Thomas GN, Toulis KA, et al. Metabolically Healthy Obese and Incident Cardio-vascular Disease Events Among 3.5 Million Men and Women. J Am Coll Cardiol. 2017;70 (12):1429–1437.
[4]   Pasquali R, Casanueva F, Haluzik M, et al. European Society of Endocrinology Clinical Practice Guideline: Endocrine work-up in obesity. Eur J Endocrinol. 2020;182:G1-G32.
[5]   Biondi B, Kahaly GJ, Robertson RP. Thyroid Dysfunction and Diabetes Mellitus: Two Closely As-sociated Disorders. Endocr Rev. 2019;40:789–824.

15.2 Endokrine Veränderungen bei Diabetes bei Sport

Thomas Bobbert

15.2.1 Einleitung

Neben dem Thema Ernährung ist körperliche Aktivität eine der wesentlichen Säulen in der Prävention bzw. auch in der Therapie des Diabetes mellitus Typ 2 (T2DM). Beim Diabetes mellitus Typ 1 (T1DM) spielt körperliche Aktivität weniger eine Rolle in der Therapie als vielmehr einen wesentlichen Faktor bei der Anpassung der Insu-lintherapie. Dass körperliche Bewegung nicht gleich körperliche Bewegung ist, sieht man nicht nur an den umfangreichen Studien zu diesem Thema, sondern auch kon-kret im klinischen Alltag gerade bei Personen mit T1DM durch die unterschiedlichen Reaktionen des Glukosestoffwechsels bei körperlicher Belastung. Weiterhin werden häufig unterschiedliche Begriffe im Zusammenhang mit körperlicher Aktivität ver-wendet, die man voneinander abgrenzen muss. Exemplarisch sind einige Begriffe in Tab. 15.2 zum Thema Bewegung kurz definiert:

Tab. 15.2: Definitionen zum Thema Bewegung.

körperliche Aktivität	beinhaltet jede durch die Skelettmuskulatur hervorgebrachte Bewegung, die den Energieverbrauch ansteigen lässt. Darunter fallen auch tägliche Routinetätigkeiten wie Einkauf oder Gartenarbeit
Training	beschreibt Aktivitäten, die geplant, strukturiert und regelmäßig wiederholt werden, um die körperliche Fitness zu verbessern oder zu bewahren
Sport	ist muskuläre Beanspruchung mit Wettkampfcharakter, schließt aber auch Bewegungs- und Freizeitaktivitäten ein
körperliche Fitness	ist die Ausprägung körperlicher und geistiger Funktionen wie Kraft, Ausdauer, Beweglichkeit, geistige Aktivität (kognitive Funktionen) und die psychische Bereitschaft für die Erledigung der Aufgaben des täglichen Lebens sie wird durch die Art und das Maß körperlicher Aktivitäten, genetische Faktoren, Lebensstil und den Gesundheitszustand beeinflusst.

Beim Training können wir dann weitere Formen unterscheiden. Je nachdem ob der Focus der Intervention auf dem Bereich des Herz-Kreislaufsystems oder der Muskulatur liegt, unterscheiden wir v. a. das Ausdauer- und Krafttraining bzw. in letzter Zeit zunehmend auch das Intervalltraining und das Hochintensitätstraining. Natürlich existieren noch weitere Trainingsformen, die jedoch eher im Bereich des Leistungssportes eine Rolle spielen. Bei der Bewertung von Arbeiten bzw. Studien im Bereich des Diabetes mellitus ist zudem zu berücksichtigen, dass gerade bei großen Studienkollektiven die sportliche Intervention häufig in einer generellen Lebensstilmodifikation integriert wurde, so dass auch gleichzeitig eine Ernährungsintervention durchgeführt wurde. Somit ist der alleinige Effekt einer sportlichen Intervention nicht leicht zu beurteilen.

15.2.2 Diabetes mellitus Typ 2 (T2D)

Lange Zeit stand sowohl in der Prävention als auch der Therapie des T2DM vor allem aerobes Ausdauertraining besonders im Focus.

Es hat sich gezeigt, dass Interventionen mit Intensivierung der körperlichen Aktivität das Risiko der Entwicklung eines T2DM um 47 bis 58 % in Hochrisikogruppen senken kann [1–3]. Dieser Effekt war sogar noch 10 Jahre nach der Intervention nachweisbar [4]. Zudem konnte auch noch nach 30 Jahren eine signifikante Abnahme der kardiovaskulären Mortalität als auch der Gesamtmortalität beobachtet werden [5].

Im Gegensatz dazu sind die Daten bzgl. einer Lebensstilmodifikation durch vermehrte körperliche Aktivität bei bereits bestehenden T2DM eher ernüchternd. Trotz vieler positiver phänotypischer Veränderungen und Erreichung von sekundären Endpunkten konnte in der Look Ahead Studie nicht gezeigt werden, das eine Lebensstil-modifikation mit vermehrter körperlicher Aktivität zu einer Reduktion von kardiovas-kulären Ereignissen führt [6]. Einschränkend muss allerdings erwähnt werden, dass wahrscheinlich viele Faktoren das Ergebnis beeinträchtigten, wie z. B. eine vermehr-te Statineinnahme in der Kontrollgruppe.

Die direkten Effekte auf den Glukosestoffwechsel durch körperliche Aktivität bzw. Training sind vielfältig untersucht (Abb. 15.1). Insbesondere aerobes Ausdauer-training ist zur Verbesserung des HbA1c geeignet, und es zeigten sich viele positive Daten für die Auswirkungen eines aeroben körperlichen Trainings auf eine Gewichts-abnahme und die verbesserte Regulierung des Lipid- und Glukosestoffwechsels.

In Metaanalysen konnte der Nutzen von aerober körperlicher Aktivität für Pa-tienten mit T2DM wiederholt bestätigt werden und zeigen, dass aerobes Training die glykämische Kontrolle, die Insulinsensitivität und wichtige weitere Stoffwechsel-parameter verbessert [8]. Beispielsweise führte ein Ausdauertraining über 6 Monate bei 60 Erwachsenen mit T2DM zu einer Reduktion des HbA1c um ca. 0,6 %, der Nüchtern-Plasmaglukose um fast 20 mg/dl und des HOMA-IR um ca. 1,5 [7].

Die Bedeutung von Krafttraining für Patienten mit T2DM wurde lange Zeit nicht erkannt bzw. vernachlässigt. Erst in den letzten Jahren wurde diese Art des Trainings vermehrt untersucht und dann auch in der Praxis eingesetzt. Krafttraining umfasst dabei nicht nur das klassische Training mit freien Gewichten oder Geräten, sondern auch Widerstandsübungen (z. B. mit Gummibändern) oder Übungen mit dem eige-nen Körpergewicht. In verschiedenen Arbeiten konnte eine 10–15 % Verbesserung der Kraft, Knochendichte und Muskelmasse erzielt werden, was gerade bei einer bei T2DM häufig bestehenden Sarkopenie von besonderem Vorteil ist. Aber auch Insulin-

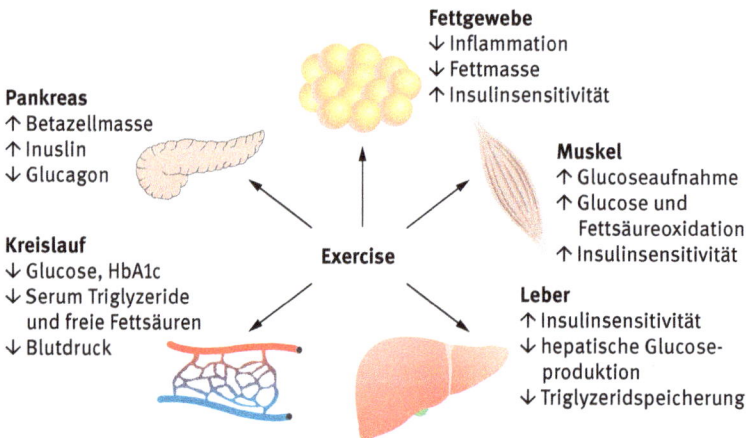

Fettgewebe
↓ Inflammation
↓ Fettmasse
↑ Insulinsensitivität

Pankreas
↑ Betazellmasse
↑ Inuslin
↓ Glucagon

Muskel
↑ Glucoseaufnahme
↑ Glucose und
  Fettsäureoxidation
↑ Insulinsensitivität

Kreislauf
↓ Glucose, HbA1c
↓ Serum Triglyzeride
  und freie Fettsäuren
↓ Blutdruck

Exercise

Leber
↑ Insulinsensitivität
↓ hepatische Glucose-
  produktion
↓ Triglyzeridspeicherung

Abb. 15.1: Übersicht über die Auswirkungen von körperlicher Aktivität auf den Stoffwechsel. Modifi-ziert nach [26].

sensitivität, Blutdruck und Lipidstoffwechsel werden positiv beeinflusst [9–11]. Im Vergleich zum aeroben Ausdauertraining zeigte sich kein signifikanter Unterschied in der positiven Veränderung von Parametern des Glukose- und Lipidstoffwechsels [12]. Dementsprechend wurden Empfehlungen zum Krafttraining auch in verschiedenen Leitlinien zur Prävention und Therapie des T2DM aufgenommen. Eine Kombination von aeroben Ausdauer- und Krafttraining erscheint somit sinnvoll. Es konnte gezeigt werden, dass der Effekt auf den HbA1c durch reines Ausdauer- oder Krafttraining bei einer Abnahme um ca. 0,5 % lag und bei der Kombination beider Trainingsformen bei ca. 1 %. Eine Metanalyse mit 14 randomisiert kontrollierten Studien bestätigt diesen Effekt einer verstärkten HbAc1-Senkung bei Kombination beider Trainingsformen [13].

Neben dem klassischen Ausdauer- und Krafttraining zeigten sich dann auch zunehmend viele interessante Daten zum hochintensiven Intervalltraining (HIIT), einer Trainingsform, die aus dem Bereich des Leistungssportes kommt. Dabei wechseln sich kurze hochintensive Phasen mit kurzen Pausen ab. Eine Trainingseinheit besteht z. B. aus 4 bis 8 wiederholten, kurzen (z. B. 30 Sekunden auf einem Fahrradergometer) Intervallen maximaler Anstrengung, unterbrochen von kurzen Pausen (z. B. 30 bis 60 Sekunden) oder aktiver Erholung. Eine Trainingseinheit dauert in der Regel ca. 10–20 min. Ein HITT kann dabei neben Parametern der kardiovaskulären Leistungsfähigkeit u. a. die Insulinsensitivität verbessern und erscheint teilweise sogar dem aeroben Ausdauertraining sogar überlegen [14,15].

15.2.3 Endokrine Effekte

Die durch körperliche Aktivität bewirkten endokrinen Effekte sind vielfältig und von vielen Faktoren abhängig, wie z. B. Intensität, Dauer oder beanspruchte Muskelgruppen. Neben einem direkten Einfluss auf die Betazellfunktion ist die vermehrte Translokation von GLUT4 in die Zellmembran von Myozyten und folgender vermehrter Glukoseaufnahme gut untersucht und beschrieben (siehe Abb. 15.2).

Ein vermehrtes Interesse in den letzten Jahren stellen die Einflüsse von körperlicher Aktivität auf die inflammatorischen und metabolischen Stoffwechselvorgänge dar.

Neben dem Einfluss der Adipozytokine ist in den letzten Jahren der Focus vermehrt auf den Einfluss von Myokinen bei der Vermittlung der Effekte körperlicher Aktivität auf den Glukose- und Fettstoffwechsel gerückt. Durch körperliche Belastung sezernierte Myokine spielen eine zentrale Rolle bei der Interaktion von Muskelfasern, Immunzellen, Fibroblasten und Endothelzellen (Abb. 15.3).

Myokine sind anscheinend nicht nur von Bedeutung für die Anpassung der Skelettmuskulatur an eine erhöhte körperliche Belastung, sondern vermitteln auch viele positive Effekte auf den Glukosestoffwechsel. Allerdings sind Umfang und Ausmaß dieser endokrinen Wirkungen noch nicht ganz klar.

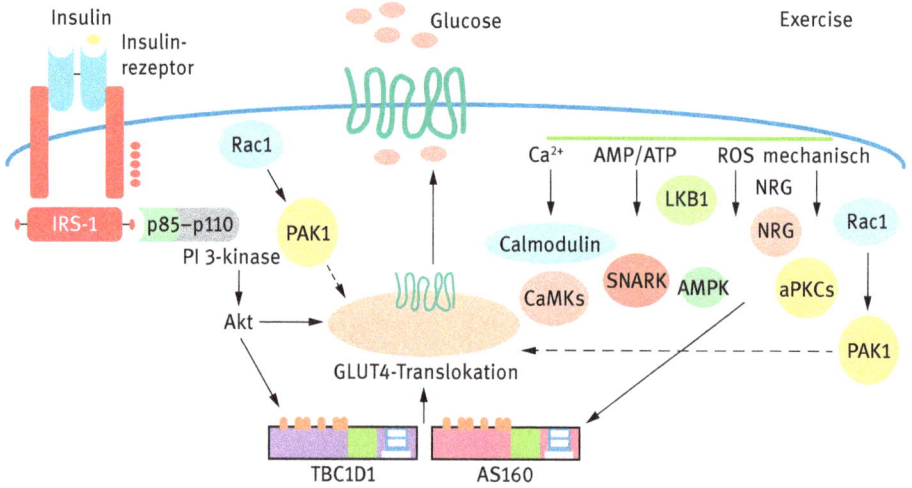

Abb. 15.2: Durch körperliche Aktivität aktivierte zelluläre Mechanismen zur Translokation von GLUT4. Modifiziert nach [27].

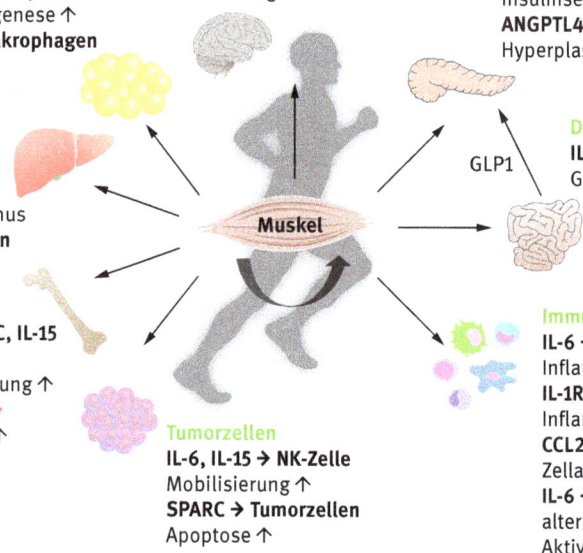

Fettgewebe
IL-6, ANGPTL4 → Adipozyten
Lipolyse ↑
IL-15, ANGPTL4 → Endothel
LPL Aktivität ↓
Irisin, BAIBA → Adipozyten
Browning, Thermogenese ↑
Meteorin-like → Makrophagen
Thermogenese ↑
Myostatin ↓
Fettmasse ↓

Leber
IL-6 → hepatocytes
Glucosemetabolismus
IL-10 → Immunzellen
Inflammation ↓

Knochen
IGF-1, SPARC, IL-15
Formierung,
Mineralisierung ↑
Myostatin ↓
→ Healingt ↑

Gehirn
Kynurenine ↓
Stress/Depression ↓
CSTB, Irisin → BDNF
kognitive Funktion ↑

Pankreas
IL-6 → β-Zelle
Insulinsekretion via GLP1
ANGPTL4, IL6 → α-Zelle
Hyperplasie

Darm
IL-6 → L-Zelle
GLP1 Sekretion ↑

GLP1

Muskel

Tumorzellen
IL-6, IL-15 → NK-Zelle
Mobilisierung ↑
SPARC → Tumorzellen
Apoptose ↑

Immunzellen
IL-6 → T-Zelle
Inflammation ↓
IL-1RA → IL-1 α/β
Inflammation ↓
CCL2 → monocyte
Zellanziehung ↑
IL-6 → Makrophagen
alternative
Aktivierung ↑

Abb. 15.3: Myokin-vermittelte Effekte von körperlicher Aktivität. Modifiziert nach [28].

Eine wesentlichen Bedeutung scheint dabei Interleukin-6 (IL-6) zu spielen. IL-6 war primär eigentlich für die Vermittlung von inflammatorischen Signalen bekannt. Es zeigte sich aber, dass IL-6 sowohl an der Regulation des Glukose- als auch des Lipidstoffwechsels beteiligt ist. Darüber hinaus kann IL-6 den Stoffwechsel auch durch eine vermehrte Cortisol- und Katecholaminausschüttung beeinflussen [16,17].

Während einer körperlichen Belastung wird IL-6 als erstes nachweisbares Zytokin freigesetzt. Dies stellt auch einen großen Unterschied zu z. B. einer septisch bedingten Inflammation dar, bei der es initial zu einem Anstieg von TNF-alpha und IL-1β kommt und erst im Verlauf zu einem Ansteigen von IL-6. Der Anstieg von IL-6 ist u. a. abhängig von der Dauer und Intensität einer körperlichen Belastung, die während der Übung beanspruchte Muskelmasse, die vorhandenen Muskelglykogenspiegel. Durch regelmäßiges Training kommt es zu einer Adaptation und insgesamt zu einem verminderten IL-6-Anstieg. Gleichzeitig kommt es aber zu einer vermehrten Expression des IL-6-Rezeptors in der Muskulatur, so dass es insgesamt anscheinend zu einer optimierten IL-6-Antwort kommt. Zeitlich folgen dem IL-6-Anstieg eine Erhöhung des IL-10 und des IL-1-Rezeptor-Antagonisten (IL-1ra) durch mononukleäre Zellen. Diese Zytokine bewirken antiinflammatorische Effekte, u. a. hemmt IL-1ra die IL-1β-Signaltransduktion und IL-10 hemmt die Synthese proinflammatorischer Enzyme wie TNF-alpha [18].

15.2.4 Diabetes mellitus Typ 1 (T1D)

Beim Patienten mit T1D stehen neben dem gesundheitlichen Aspekt der Bewegung häufig auch das leistungsorientierte Training und der sportliche Wettkampf im Vordergrund. Auch beim T1DM spielen sich natürlich vielfältige Prozesse im Muskel und Fettgewebe ab. Durch den absoluten Insulinmangel spielen aber akute Hyper- und Hypoglykämien eine noch viel bedeutendere Rolle als bei Personen mit T2DM. Bei stoffwechselgesunden Personen stehen Glukoseproduktion und Glukoseverwertung während körperlicher Belastung in der Regel im Gleichgewicht. Dabei kommt es neben Anpassungen des Glukosestoffwechsel zu einem komplexen Zusammenspiel mit multiplen weiteren endokrinen Stoffwechselwegen, u. a. durch Cortisol, Wachstumshormon, Glukagon oder Katecholaminen. Diese Interaktion ist beim T1DM gestört, zum einen durch die fehlende Regulation des Insulinbedarfes und bei längerer Erkrankungsdauer z. B. auch durch Störungen des autonomen Nervensystems [19].

Bei gesunden Menschen sinken die Insulinspiegel bei körperlicher Betätigung, was u. a. zu einer vermehrten Sekretion von Glukagon und vermehrten Glykogenolyse führt. Beim T1DM kann diese Insulinreduktion nicht automatisch erfolgen bzw. besteht nicht die Möglichkeit eines schnelleren Insulinabbaus. Weiterhin ist durch die körperliche Aktivität eine schnellere Mobilisierung des applizierten Insulins aus dem subkutanen Fettgewebe möglich [20]. Somit ist eine Hypoglykämie bei T1DM sehr leicht möglich und muss dementsprechend durch eine Anpassung der Therapie vermieden werden (z. B. Anpassung der Insulindosierung oder zusätzliche „Sport-BE"). Zudem ist beim T1DM häufig die Antwort durch Glukagon oder Katecholamine auf Hypoglykämien mit folgender verstärkter Glykogenolyse vermindert [21,22]. Patienten mit schlecht eingestelltem T1DM besitzen zudem einen eher niedrigen Glykogenspeicher, so dass dies auch zu trainingsinduzierten Hypoglykämien führen kann [23].

Andererseits kann körperliche Belastung auch zu Hyperglykämien führen [24,25]. Ein Insulinmangel mit folgender fehlender Glukose führt in den Muskelzellen zu einer vermehrten Fettsäureoxidation und Ketonproduktion bis schlimmstenfalls hin zur Ketoazidose. Läuft die Glykogenolyse in der Leber weiter ohne folgende Glukoseaufnahme in der Muskulatur dann resultiert daraus eine Hyperglykämie. Eine Hyperglykämie kann auch als Folge einer hochintensiven körperlichen Belastung entstehen, durch starke Ausschüttung von Cortisol und Katecholaminen mit vermehrter hepatischer Glukoseproduktion und fehlender peripher Glukoseutilisation, da die Insulinantwort nicht angepasst werden kann.

Somit sind gerade beim T1DM die akuten Blutzuckerentgleisungen deutlich häufiger und intensiver bei körperlicher Belastung als beim T2DM. Diese hängen zusammenfassend von endogenen Faktoren, wie z. B. Trainingszustand oder Insulinsensitivität und exogenen Faktoren, wie z. B. Trainingsintensität,- dauer oder Art der sportlichen Betätigung ab.

Literatur

[1]   Pan XR, Li GW, Hu YH, et al. Effects of diet and exercise in preventing NIDDM in people with impaired glucose tolerance. The Da Qing IGT and Diabetes Study Prevention of type 2 diabetes mellitus by changes in lifestyle among subjects with impaired glucose tolerance Reduction in the incidence of type 2 diabetes with lifestyle intervention or metformin. Diabetes Care. 1997;20(4):537–44.

[2]   Tuomilehto J, Lindstrom J, Eriksson JG, et al. Prevention of type 2 diabetes mellitus by changes in lifestyle among subjects with impaired glucose tolerance. N Engl J Med. 2001;344(18):1343–50.

[3]   Knowler WC, Barrett-Connor E, Fowler SE, et al. Reduction in the incidence of type 2 diabetes with lifestyle intervention or metformin. N Engl J Med. 2002;346(6):393–403.

[4]   Knowler WC, Fowler SE, Hamman RF, et al. 10-year follow-up of diabetes incidence and weight loss in the Diabetes Prevention Program Outcomes Study. Lancet. 2009;374(9702):1677–86.

[5]   Gong Q, Zhang P, Wang J, et al. Morbidity and mortality after lifestyle intervention for people with impaired glucose tolerance: 30-year results of the Da Qing Diabetes Prevention Outcome Study Cardiovascular effects of intensive lifestyle intervention in type 2 diabetes. Lancet Diabetes Endocrinol. 2019;7(6):452–61.

[6]   Look ARG, Wing RR, Bolin P, et al. Cardiovascular effects of intensive lifestyle intervention in type 2 diabetes. N Engl J Med. 2013;369(2):145–54.

[7]   Kadoglou NP, Iliadis F, Angelopoulou N, et al. The anti-inflammatory effects of exercise training in patients with type 2 diabetes mellitus Meta-analysis of the effect of structured exercise training on cardiorespiratory fitness in Type 2 diabetes mellitus Physical Activity/Exercise and Diabetes: A Position Statement of the American Diabetes Association. Eur J Cardiovasc Prev Rehabil. 2007;14(6):837–43.

[8] Boule NG, Kenny GP, Haddad E, Wells GA, Sigal RJ. Meta-analysis of the effect of structured exercise training on cardiorespiratory fitness in Type 2 diabetes mellitus. Diabetologia. 2003;46(8):1071–81.

[9] Colberg SR, Sigal RJ, Yardley JE, et al. Physical Activity/Exercise and Diabetes: A Position Statement of the American Diabetes Association. Diabetes Care. 2016;39(11):2065–79.

[10] Gordon BA, Benson AC, Bird SR, et al. Resistance training improves metabolic health in type 2 diabetes: a systematic review High-intensity resistance training improves glycemic control in older patients with type 2 diabetes Effectiveness of resistance exercise compared to aerobic exercise without insulin therapy in patients with type 2 diabetes mellitus: a meta-analysis. Diabetes Res Clin Pract. 2009;83(2):157–75.

[11] Dunstan DW, Daly RM, Owen N, et al. High-intensity resistance training improves glycemic control in older patients with type 2 diabetes Effectiveness of resistance exercise compared to aerobic exercise without insulin therapy in patients with type 2 diabetes mellitus: a meta-analysis. Diabetes Care. 2002;25(10):1729–36.

[12] Nery C, Moraes SRA, Novaes KA, et al. Effectiveness of resistance exercise compared to aerobic exercise without insulin therapy in patients with type 2 diabetes mellitus: a meta-analysis. Brazilian journal of physical therapy. 2017;21(6):400–15.

[13] Schwingshackl L, Missbach B, Dias S, König J, Hoffmann G. Impact of different training modalities on glycaemic control and blood lipids in patients with type 2 diabetes: a systematic review and network meta-analysis. Diabetologia. 2014;57(9):1789–97.

[14] Jelleyman C, Yates T, O'Donovan G, et al. The effects of high-intensity interval training on glucose regulation and insulin resistance: a meta-analysis. Obesity reviews : an official journal of the International Association for the Study of Obesity. 2015;16(11):942–61.

[15] Gibala MJ, Little JP, Macdonald MJ, Hawley JA. Physiological adaptations to low-volume, high-intensity interval training in health and disease. The Journal of physiology. 2012;590(5):1077–84.

[16] Pedersen BK, Fischer CP. Beneficial health effects of exercise–the role of IL-6 as a myokine. Trends Pharmacol Sci. 2007;28(4):152–6.

[17] Pedersen BK, Febbraio M. Muscle-derived interleukin-6–a possible link between skeletal muscle, adipose tissue, liver, and brain. Brain, behavior, and immunity. 2005;19(5):371–6.

[18] Pedersen BK, Febbraio MA. Muscle as an endocrine organ: focus on muscle-derived interleukin-6. Physiological reviews. 2008;88(4):1379–406.

[19] Galassetti P, Tate D, Neill RA, et al. Effect of antecedent hypoglycemia on counterregulatory responses to subsequent euglycemic exercise in type 1 diabetes. Diabetes. 2003;52(7):1761–9.

[20] Mallad A, Hinshaw L, Schiavon M, et al. Exercise effects on postprandial glucose metabolism in type 1 diabetes: a triple-tracer approach. American journal of physiology Endocrinology and metabolism. 2015;308(12):E1106-15.

[21] Chokkalingam K, Tsintzas K, Snaar JEM, et al. Hyperinsulinaemia during exercise does not suppress hepatic glycogen concentrations in patients with type 1 diabetes: a magnetic resonance spectroscopy study. Diabetologia. 2007;50(9):1921–9.

[22] Schneider SH, Vitug A, Ananthakrishnan R, Khachadurian AK. Impaired adrenergic response to prolonged exercise in type I diabetes. Metabolism. 1991;40(11):1219–25.

[23] Kacerovsky M, Jones J, Schmid AI, et al. Postprandial and fasting hepatic glucose fluxes in long-standing type 1 diabetes. Diabetes. 2011;60(6):1752–8.

[24] Benedini S, Longo S, Caumo A, Luzi L, Invernizzi PL. Metabolic and hormonal responses to a single session of kumite (free non-contact fight) and kata (highly ritualized fight) in karate athletes. Sport Sci Health. 2012;8(2–3):81–5.

[25] Marliss EB, Vranic M. Intense exercise has unique effects on both insulin release and its roles in glucoregulation: implications for diabetes. Diabetes. 2002;51(1):271-83.

[26] John P. Kirwan. The essential role of exercise in the management of type 2 diabetes. Cleve Clin J Med. 2017;84(7 Suppl 1):15–21. doi:10.3949/ccjm.84.s1.03.
[27] Rockl KS, Witczak CA, Goodyear LJ. Signaling mechanisms in skeletal muscle: acuteresponses and chronic adaptations to exercise. IUBMB Life. 2008;60:145–153.
[28] Hoffmann C, Weigert C. Skeletal Muscle as an Endocrine Organ: The Role of Myokines in Exercise Adaptations. Cold Spring Harb Perspect Med. 2017;7:a029793.

15.3 Endokrine Veränderungen bei Diabetes in Kindheit und Jugend

Carl-Joachim Partsch

Der Diabetes mellitus Typ I ist eine endokrine Störung, die durch die Zerstörung der Betazellen des Pankreas charakterisiert ist. Bei dieser Zerstörung spielen das Immunsystem und T-Zellen eine zentrale Rolle. Kinder und Jugendliche mit Diabetes mellitus Typ I haben ein erhöhtes Risiko für andere Autoimmunerkrankungen. Diese sind endokriner oder auch nicht endokriner Natur. Assoziierte Autoantikörper werden bei diesen Patienten häufiger gefunden als in der Gesamtpopulation. Bei etwa 25 % der Patienten mit Diabetes mellitus Typ 1 findet sich eine weitere Autoimmunerkrankung [1]. Manchmal koinzidiert der Nachweis von Autoantikörpern mit einer manifesten Erkrankung, häufig besteht aber nur eine subklinische Erkrankung. Zum Diabetes mellitus Typ I assoziierte Autoimmunerkrankungen können zu sehr variablen klinischen Bildern führen. Die Symptomatik reicht von geringen Beschwerden bis zu lebensbedrohlichen Situationen im Falle einer Nebennierenrindeninsuffizienz [2,3]. Ferner können assoziierte Autoimmunerkrankungen die Diabetesbehandlung komplizieren. Aus diesem Grund ist es von Bedeutung, möglichst exakte Risikoschätzungen für assoziierte Autoimmunerkrankungen zu erhalten und darauf aufbauend angemessene Screening-Strategien zu entwickeln. Im Folgenden werden die wesentlichen assoziierten endokrinen Autoimmunerkrankungen dargestellt. Dies sind die Autoimmunthyreoiditis vom Typ Hashimoto und vom Typ Basedow, sowie der Morbus Addison.

15.3.1 Autoimmunthyreoiditis vom Typ Hashimoto

Die Hashimoto-Thyreoiditis ist die häufigste assoziierte Autoimmunerkrankung bei Diabetes mellitus Typ 1 [1]. Die Hashimoto-Thyreoiditis ist charakterisiert durch die Kombination aus positiven Schilddrüsenautoantikörpern (meist Antikörper gegen thyreoidale Peroxidase mit oder ohne Thyreoglobulin-Antikörpern; die Hashimoto-Thyreoiditis kann auch mit isoliert erhöhten Thyreoglobulin-Antikörpern vorkommen) und dem typischen sonografischen Bild. Dieses besteht aus einer reduzierten Echogenität des Schilddrüsenparenchyms, einer mehr oder weniger inhomogenen

Echostruktur und häufig einer gesteigerten Perfusion/Hypervaskularisierung in der Farbdopplersonographie. In Abhängigkeit von der untersuchten Patientengruppe und der ethnischen Herkunft werden TPO-Antikörper bei einem signifikanten Anteil der Diabetespatienten nachgewiesen (Tab. 15.3). Die Prävalenz der Hashimoto-Thyreoiditis bei Diabetes mellitus Typ 1 ist aber nicht exakt zu beziffern, da die meisten Studien die Diagnose der Hashimoto-Thyreoiditis nur auf den Nachweis von TPO-Antikörpern stützen und keine Sonographiebefunde berichten. Folglich ist eine Überschätzung der Prävalenz der Hashimoto-Thyreoiditis wahrscheinlich, weil TPO-Antikörper auch ohne biologische Bedeutung in der Normalbevölkerung vorkommen und ferner ein transitorisches Phänomen sein können. Dennoch stellt der kombinierte Nachweis von TPO- und Thyreoglobulin-Autoantikörpern einen wichtigen prädiktiven Faktor für die Entwicklung einer Hypothyreose dar [4]. In der umfangreichen Literatur wird eine Prävalenz der Hashimoto-Thyreoiditis zwischen 7 und 29 % berichtet (Tab. 15.3). In den meisten Fällen besteht zunächst eine euthyreote Stoffwechsellage [5,6]. Mit zunehmendem Alter der Patienten und Dauer des Diabetes steigt die Wahrscheinlichkeit für die Entwicklung einer Hashimoto-Thyreoiditis und einer Hypothyreose (Tab. 15.6) [7]. Ein erhöhtes Risiko für eine Hashimoto-Thyreoiditis besteht bei Patienten mit Diabetes mellitus und Zöliakie sowie bei positiven GAD-Antikörpern (Tab. 15.6). Die Indikation zur Therapie mit L-Thyroxin ist der AWMF-Leitlinie zum Diabetes bei Kindern und Jugendlichen zu entnehmen [8].

Wegen der Häufigkeit einer assoziierten autoimmunen Schilddrüsenerkrankung bei Kindern und Jugendlichen mit Diabetes mellitus Typ 1 wird eine Untersuchung der Schilddrüsenfunktion mit Messung von TSH und Bestimmung der TPO-Antikörper bei Diabetesmanifestation und danach in 1–2-jährlichen Anständen oder bei entsprechenden Symptomen auch häufiger empfohlen [1,8].

Tab. 15.3: Prävalenz der Autoimmunthyreoiditis Hashimoto bei Kindern und Jugendlichen mit Diabetes mellitus Typ 1. Berücksichtigt wurden nur Studien mit mehr als 200 Patienten.

Publikation – Herkunftsland	Diabetes mellitus Typ 1 (n)	Alter (Jahre)	Dauer des Diabetes (Jahre)	TPO-Antikörper positiv (n/%)	TSH erhöht (n/%)	positive Sonographie (n/%)
Al-Khawari et al. 2015 – Kuwait [9]	232	10,9 ± 3,6	3,9 (Range 0–16)	34/14,7 kumulativ nach 4–9 Jahren: 57/24,6	27/11,6	n. b. -
Alyafei et al. 2018 – Qatar [10]	352	0,5–16	n. b.	96/27,2	15/3,5	n. b.
Barker et al. 2005 – USA [11]	814	14,8 (10,75–21,17)	3,4 (0,08–10,33)	236/29	n. b.	n. b.
Ben-Skowronek et al. 2013 – Polen [12]	461	1–19	n. b.	48/10,4	35/7,6	48/-10,4
Franzese et al. 2000 – Italien [13]	270	13,1 ± 4,3	n. b.	49/18,1	8/3,0	49/18,1
Holl et al. 1999 – Deutschland [5]	495	15,4 ± 0,3	7,5 ± 0,2	108/21,8	3/0,61	n. b.
Jonsdottir et al. 2013 – Schweden [6]	2.433	10,3 (0,7–17,9)	bei Diagnose Diabetes	245/10,1	6/0,25	n. b.
Kochummen et al. 2018 – USA [14]	222	15,8 ± 5,53	6,1 ± 4,0	25/11	3/1,3	n. b.
Kordonouri et al. 2002 – Deutschland [15]	7.097	12,4 (0,3–20)	4,5 (0–19,5)	1530/21,6	242/15,8	n. b.

Tab. 15.3: (fortgesetzt)

Publikation – Herkunftsland	Diabetes mellitus Typ 1 (n)	Alter (Jahre)	Dauer des Diabetes (Jahre)	TPO-Antikörper positiv (n/%)	TSH erhöht (n/%)	positive Sonographie (n/%)
Lorini et al. 1996 – Italien [16]	212	1,2–21	0–18	15/7,1	3/1,4	n. b.
Lu et al. 2016 – Taiwan [17]	3.652[1] *K: 18.260	< 3–18 < 3–18	n. b. n. b.	n. b. n. b.	27/0,74 40/0,22	43/1,18 26/0,14
Mantovani et al. 2007 – Brasilien [18]	383	0,75–25	9,3 ± 5,8	61/15,9	28/7,2	n. b.
Orzan et al. 2016 – Rumänien [19]	256	1–18	5,09 ± 3,84	47/18,3	41/16,0	41/16,0
Riquetto et al. 2015 – Brasilien [20]	233	7,7 ± 4,0	12,4 ± 5,8	49/21	18/7,7	n. b.
Roldan et al. 1999 – Spanien [21]	204	15,6 (2,2–20)	7,1 (0–18,5)	36/17,6	5/2,5	n. b.
Spaans et al. 2017 – Niederlande [22]	4089[2]	0–14	n. b.	n. b.	142/3,5	n. b.
Triolo et al. 2011 – USA [23]	491	9,6 ± 4,4	45 ± 43 Tage	122/24,8	n. b.	15/3,05

(Spannweite:) *K = Kontrollgruppe; [1] landesweite retrospektive Studie aus Versicherungsdaten mit Patientenidentifizierung per ICD-9-Code; [2] Patientenidentifizierung aus landesweitem Register, Auswertung für 2010.

15.3.2 Immunhyperthyreose und Morbus Basedow

Ursache für eine autoimmune Hyperthyreose ist der Morbus Basedow. Diese Diagnose wird durch den Nachweis der typischen Laborkonstellation mit erniedrigtem bzw. supprimiertem TSH und erhöhten Schilddrüsenhormonen (fT4 und/oder fT3) und von TSH-Rezeptor-Autoantikörpern im Serum gesichert. Alternativ kommt als Ursache einer hyperthyreoten Stoffwechsellage eine hyperthyreote Phase einer Hashimoto-Thyreoiditis in Frage. Klinische Zeichen einer Hyperthyreose sind Gewichtsverlust ohne Appetitmangel, Tachykardie, Tremor, Hitzeintoleranz, Unruhe und nicht erklärliche Schwierigkeiten bei der Diabeteseinstellung. Die Therapie der Hyperthyreose erfolgt mit Thyreostatika (Carbimazol oder Methimazol). Zusätzlich können in der akuten Phase des Morbus Basedow Betablocker eingesetzt werden. Als definitive Therapie stehen die totale Thyreoidektomie oder die ablative Radiotherapie zur Verfügung [8,24].

Die Prävalenz der Immunhyperthyreose bei Kindern und Jugendlichen mit Diabetes mellitus schwankt je nach Land zwischen 0,2 % in der Türkei [25] bis 3,9 % in Taiwan [26]. Für Deutschland und Österreich wird eine Prävalenz von 0,46 % berichtet [27] (Tab. 15.4).

In einer landesweiten Studie aus Taiwan auf der Basis von Versicherungsdaten mit 1700 Jungen und 1952 Mädchen wurde festgestellt, dass die Inzidenzrate (pro 100.000 Personenjahre) für eine Hyperthyreose bei Kindern und Jugendlichen mit Diabetes mellitus Typ I bei 607 liegt (Beobachtungszeitraum 12 Jahre). In einer gematchten Vergleichsgruppe von 18.062 Kindern war die Inzidenzrate 87. Dabei war die Inzidenzrate bei den Jungen mit Diabetes mellitus Typ 1 um den Faktor 11,7 und bei den Mädchen um den Faktor 5,8 höher als in der Vergleichskohorte. Es konnte nachgewiesen werden, dass die Inzidenzrate bei Kindern mit Diabetes mellitus in den 3 Altersklassen ≤ 6 Jahre, 6,01–12 Jahre und 12,01–18 Jahre jeweils signifikant höher lag als in der Vergleichsgruppe (p < 0,001). Der Unterschied zur Vergleichsgruppe nahm mit zunehmendem Alter ab: Faktor 11,4, 9,4 bzw. 5,7 in den 3 genannten Altersklassen [26].

Die Auswertung des DPV-Registers (Diabetes-Patienten-Verlaufsdokumentation) ergab eine Prävalenz für eine Hyperthyreose bei Kindern und Jugendlichen mit Diabetes mellitus Typ I von 0,46 % [27]. Diese Prävalenz ist etwa um den Faktor 140 höher als bei Kindern und Jugendlichen in Bayern und Baden-Württemberg mit 0,00325 % [28]. Die Patienten mit Hyperthyreose waren im Schnitt etwa 2 Jahre jünger, häufiger Mädchen (65,9 %) und hatten eine kürzere Dauer ihres Diabetes mellitus (jeweils signifikant mit p < 0,0001) als die euthyreoten Patienten. In den Niederlanden ist die Prävalenz der Hyperthyreose bei Diabetes mellitus um den Faktor 31 höher als bei Kindern ohne Diabetes [22].

Die Hyperthyreose ist bei Kindern und Jugendlichen häufig asymptomatisch [27]. Umso wichtiger ist die Einhaltung der Empfehlungen zum Screening der Schilddrüsenfunktion durch Bestimmung von TSH und TPO-Antikörpern bei Erstmanifestation des Diabetes und danach alle 1 bis 2 Jahre im Diabetesverlauf [1,8]. Bei Nachweis von erniedrigtem TSH sollen die TSH-Rezeptorantikörper bestimmt und eine Schilddrüsensonographie durchgeführt werden.

Tab. 15.4: Prävalenz von Hyperthyreose und Morbus Basedow bei Kindern und Jugendlichen mit Diabetes mellitus Typ 1 (Dm1).

Publikation Herkunftsland	Diabetes mellitus Typ 1 (n)	Alter (Jahre)	Dauer des Diabetes (Jahre)	Hyperthyreose bei Diabetes mellitus Typ 1 (n/%)	TRAK positiv (n/%)	Positive Sonographie (n/%)
Ben-Skowronek et al. 2013 – Polen [12]	461	1–19	n. b.	3/0,7	3/0,7	3/0,7
Dost et al. 2015 – Deutschland [27]	60.456	14,35 ± 4,23	5,81 ± 4,3	276/0,46	n. b./0,10	n. b./0,35
Hughes et al. 2016 – USA [7]	25.759[1]	23,0 ± 16,9	10,6 ± 11,8	400/1,6	n. b.	n. b.
Lombardo et al. 2011 – Italien [29]	1323	7,9 ± 4,4	6,6 ± 4,9	7/0,53	7/0,53	7/0,53
Lu et al. 2016 – Taiwan [26]	3652[2]	n. b.	n. b.	142/3,9	n. b.	n. b.
Roldan et al. 1999 – Spanien [21]	204	15,6 (2,2–20)	7,1 (0–18,5)	2/1	2/1	n. d.
Simsek et al 2013 – Türkei [25]	1032	12,5 ± 4,1	4,7 ± 3,2	2/0,2	2/0,2	2/0,2
Spaans et al. 2017 – Niederlande [22]	3959[3]	0–14	n. b.	12/0,41	n. b.	n. b.

(Spannweite;) n. b. = nicht berichtet; [1] ca. 60 % Kinder und Jugendliche; [2] landesweite retrospektive Studie aus Versicherungsdaten mit Patientenidentifizierung per ICD-9-Code; [3] Patientenidentifizierung aus landesweitem Register, Auswertung für 2010.

15.3.3 Primäre Nebennierenrindeninsuffizienz/Morbus Addison

Die Prävalenz des Morbus Addison in der Normalbevölkerung in Europa liegt zwischen 93 und 221 pro Million Einwohner [30,31]. Die Inzidenz beträgt 4,4 bis 6,2 pro Million pro Jahr [31,32]. Frauen sind häufiger betroffen als Männer. Der Manifestationsgipfel liegt im 4. Lebensjahrzehnt und damit außerhalb des Kindes- und Jugendalters. Der Morbus Addison ist häufig Teil eines Autoimmunpolyglandulären Syndroms (APS) [33,34]. Die Kombination eines Diabetes mellitus und eines Morbus Addison kommt bei APS Typ I und II vor [34]. Bei Patienten mit Diabetes mellitus tritt der Morbus Addison erst Jahre nach Erstmanifestation des Diabetes auf. Die Prävalenz des Morbus Addison bei Patienten mit Diabetes mellitus ist gering und liegt in den meisten Studien unter 1 % (Tab. 15.5).

Die Symptomatik des Morbus Addison bei Patienten mit Diabetes mellitus kann zusätzlich zu den typischen Symptomen wie Hyponatriämie, Hyperkaliämie, Salzhunger, Fieber, Hypotonie, Gewichtsverlust, Hyperpigmentierung, Bauchschmerzen, Übelkeit, Müdigkeit, Adynamie auch rezidivierende unerklärte Hypoglykämien und einen unerklärbaren Rückgang des Insulinbedarfs umfassen [8,35,36].

Der Nachweis von 21-Hydroxylase-Autoantikörpern belegt ein erhöhtes Risiko für die Entwicklung eines Morbus Addison [37], vor allem beim Vorliegen einer zusätzlichen genetischen Veranlagung (Tab. 15.6) [31,38,39]. Dennoch wird in den ISPAD Clinical Practice Guidelines 2018 [1] und in der AWMF-Leitlinie von 2005 [8] ein Screening mit 21-Hydroxylase-Autoantikörpern bei Kindern mit Diabetes mellitus nicht empfohlen. Frühe Laborveränderungen einer primären Nebennierenrindeninsuffizienz sind ein Anstieg des ACTH, eine erhöhte Plasma-Reninaktivität und ein niedriges Aldosteron [1,38]. Ein erniedrigtes Cortisol liegt in einem frühen Stadium des Morbus Addison häufig noch nicht vor. Die Vorhersage einer Addison-Krise ist mit Hilfe des Serum-Natriums (Grenzwert < 137 mmol/l) und des CRP (Grenzwert > 1,3 mg/dl) mit einer Sensitivität von 97,8 % und einer Spezifität von 94,4 % möglich [40].

Tab. 15.5: Prävalenz von positiven 21-Hydroxylase-Antikörpern und von manifestem Morbus Addison bei Kindern und Jugendlichen mit Diabetes mellitus Typ 1.

Publikation Herkunftsland	Diabetes mellitus Typ 1 (n)	Alter (Jahre)	Dauer des Diabetes (Jahre)	21OHAk positiv (n/%)	Morbus Addison (n/%)
Baker et al. 2012 – USA/BRD [41]	5940[1] K*: 1825	n. b.	n. b.	104/1,8 *n. b./0,3	n. b. n. b.
Barker et al. 2005 – USA [42]	2696[2]	n. b.	n. b.	32/1,19	6/0,22
Chantzichristos et al. 2018 – Schweden [30]	36.514 K*: 182.538	n. b. n. b.	n. b. n. b.	n. b. n. b.	66/0,18 K* 32/0,018
Glowinska-Olszewska et al. 2016 – Polen [43]	114 K*: 51	13,4 ± 3,8	5,2 ± 3,6	3/2,6 K*: 0/0	1/0,88 0/0
Jaeger et al. 2001 – Deutschland [44]	197[2]	16 (5–27)	neu diagnostiziert	n. b./1	n. b.
Karavanaki et al. 2009 – Griechenland [45]	144	12,3 ± 4,6	4,6 ± 3,8	0/0	0/0
Likhari et al. 2007 – UK [35]	95[3]	43,4 ± 10,4	n. b.	1/1,05	1/1,05

Tab. 15.5: (fortgesetzt)

Publikation Herkunftsland	Diabetes mellitus Typ 1 (n)	Alter (Jahre)	Dauer des Diabetes (Jahre)	21OHAk positiv (n/%)	Morbus Addison (n/%)
Prinz et al. 2021 – Deutschland/ Österreich/Schweiz/ Luxemburg [46]	108.667[2]	17,5 (14,2–32,6)	6,4 (2,7–12,9)	n. b.	118/0,11
Shivaprasad et al. 2017 – Indien [47]	170	14,3	4,9 ± 4,6	2/1,18	0/0
Triolo et al. 2009 – USA [39]	5368	n. b.	n. b.	63/1,17	11/0,20

21OHAK = 21-Hydroxylase-Antikörper; *Kontrolle; [1]Erwachsene; [2]Kinder und Erwachsene; [3] Patienten mit rezidivierenden Hypoglykämien; n. b. = nicht berichtet (Spannweite).

Tab. 15.6: Risikofaktoren für assoziierte autoimmune endokrine Erkrankungen bei Kindern und Jugendlichen mit Diabetes mellitus Typ 1.

Assoziierte endokrine Erkrankung	Risikofaktoren
Autoimmunthyreoiditis Hashimoto	weibliches Geschlecht zunehmendes Alter Dauer des Diabetes Nachweis von Antikörpern gegen GAD Vorliegen einer Zöliakie erhöhte 21-Hydroxylase-Antikörper
Immunhyperthyreose/ Morbus Basedow	zunehmendes Alter Dauer des Diabetes Nachweis von Antikörpern gegen GAD
Morbus Addison	erhöhte 21-Hydroxylase-Antikörper Verwandter 1. Grades mit M. Addison schwere Infektionen rezidivierende schwere Hypoglykämien ansteigendes oder moderat erhöhtes ACTH erhöhte Plasma-Reninaktivität MHC Haplotypen DRB1*04-DQB1*0302 und DRB1*0301-DQB1*0201 Homozygotie für den Polymorphismus MICA5.1

Literatur

[1] Mahmud FH, Elbarbary NS, Fröhlich-Reiterer E, et al. ISPAD Clinical Practice Consensus Guidelines 2018: Other complications and associated conditions in children and adolescents with type 1 diabetes. Pediatr Diabetes. 2018;Suppl 27:275–86.

[2] Chantzichristos D, Persson A, Eliasson B, et al. Mortality in patients with diabetes mellitus and Addison's disease: a nationwide, matched, observational cohort study. Eur J Endocrinol. 2017;176:31–9.

[3] Ngaosuwan K, Johnston DG, Godsland IF, et al. Increased Mortality Risk in Patients With Primary and Secondary Adrenal Insufficiency. J Clin Endocrinol Metab. 2021;106:e2759-68.

[4] Kakleas K, Soldatou A, Karachaliou F, Karavanaki K. Associated autoimmune diseases in children and adolescents with type 1 diabetes mellitus (T1DM). Autoimmun Rev. 2015;147:81–97.

[5] Holl RW, Bohm B, Loos U, et al. Thyroid autoimmunity in children and adolescents with type 1 diabetes mellitus. Effect of age, gender and HLA type. Horm Res. 1999;52:113–8.

[6] Jonsdottir B, Andersson C, Carlsson A, et al. Thyroid autoimmunity in relation to islet autoantibodies and HLA-DQ genotype in newly diagnosed type 1 diabetes in children and adolescents. Diabetologia. 2013;56:1735–42.

[7] Hughes JW, Riddlesworth TD, DiMeglio LA, et al. Autoimmune Diseases in Children and Adults With Type 1 Diabetes From the T1D Exchange Clinic Registry. J Clin Endocrinol Metab. 2016;101:4931–37.

[8] AWMF-Leitlinie 057–016. Diagnostik, Therapie und Verlaufskontrolle des Diabetes mellitus im Kindes- und Jugendalter. 2015. https://www.awmf.org/uploads/tx_szleitlinien/057-016l_S3_Diabetes_mellitus_Kinder_Jugendliche__2017-02-abgelaufen.pdf

[9] Al-Khawari M, Shaltout A, Qabazard M, Al-Sane H, Elkum N. Prevalence of thyroid autoantibodies in children, adolescents and young adults with type 1 diabetes in Kuwait. Med Princ Pract. 2015;24:280–4.

[10] Alyafei F, Soliman A, Alkhalaf F, et al. Prevalence of β-cell antibodies and associated autoimmune diseases in children and adolescents with type 1 diabetes (T1DM) versus type 2 diabetes (T2DM) in Qatar. Acta Biomed. 2018;89:32–9.

[11] Barker JM, Yu J, Yu L, et al. Autoantibody "subspecificity" in type 1 diabetes: risk for organ-specific autoimmunity clusters in distinct groups. Diabetes Care. 2005;28:850–5.

[12] Ben-Skowronek I, Michalczyk A, Piekarski R, Wysocka-Łukasik B, Banecka B. Type III Polyglandular Autoimmune Syndromes in children with type 1 diabetes mellitus. Ann Agric Environ Med. 2013;20:140–6.

[13] Franzese A, Buono P, Mascolo M, Leo AL, Valerio G. Thyroid autoimmunity starting during the course of type 1 diabetes denotes a subgroup of children with more severe diabetes. Diabetes Care. 2000;23:1201–2.

[14] Kochummen E, Marwa A, Umpaichitra V, Perez-Colon S, Chin VL. Screening for autoimmune thyroiditis and celiac disease in minority children with type 1 diabetes. J Pediatr Endocrinol Metab. 2018;31:879–85.

[15] Kordonouri O, Klinghammer A, Lang EB, et al. Thyroid autoimmunity in children and adolescents with type 1 diabetes: a multicenter survey. Diabetes Care. 2002;25:1346–50.

[16] Lorini R, d'Annunzio G, Vitali L, Scaramuzza A. IDDM and autoimmune thyroid disease in the pediatric age group. J Pediatr Endocrinol Metab. 1996;9(1):89–94.

[17] Lu MC, Chang SC, Huang KY, Koo M, Lai NS. Higher Risk of Thyroid Disorders in Young Patients with Type 1 Diabetes: A 12-Year Nationwide, Population-Based, Retrospective Cohort Study. PLoS One. 2016;11:e0152168.

[18] Mantovani RM, Mantovani LM, Dias VM. Thyroid autoimmunity in children and adolescents with type 1 diabetes mellitus: prevalence and risk factors. J Pediatr Endocrinol Metab. 2007;20:669–75.

[19] Orzan A, Novac C, Mihu M, Tirgoviste CI, Balgradean M. Type 1 Diabetes and Thyroid Autoimmunity in Children. Maedica (Bucur). 2016;11:308–12.

[20] Riquetto ADC, de Noronha RM, Matsuo EM, et al. Thyroid function and autoimmunity in children and adolescents with Type 1 Diabetes Mellitus. Diabetes Res Clin Pract. 2015;110:e9-11.

[21] Roldán MB, Alonso M, Barrio R. Thyroid autoimmunity in children and adolescents with Type 1 diabetes mellitus. Diabetes Nutr Metab. 1999;12:27–31.

[22] Spaans E, Schroor E, Groenier K, et al. Thyroid Disease and Type 1 Diabetes in Dutch Children: A Nationwide Study (Young Dudes-3). J Pediatr. 2017;187:189–93.

[23] Triolo TM, Armstrong TK, McFann K, et al. Additional autoimmune disease found in 33 % of patients at type 1 diabetes onset. Diabetes Care. 2011;34:1211–3.

[24] Mooij CF, Cheetham TD, Verburg FA, et al. 2022 European Thyroid Association Guideline for the management of pediatric Graves' disease. Eur Thyroid J. 2022;11;e210073.

[25] Simsek DG, Aycan Z, Özen S, et al. Diabetes care, glycemic control, complications, and concomitant autoimmune diseases in children with type 1 diabetes in Turkey: a multicenter study. J Clin Res Pediatr Endocrinol. 2013;5:20–6.

[26] Lu M-C, Chang S-C, Huang K-Y, Koo M, Lai N-S. Higher Risk of Thyroid Disorders in Young Patients with Type 1 Diabetes: A 12-Year Nationwide, Population-Based, Retrospective Cohort Study. PLoS One. 2016;11:e0152168.

[27] Dost A, Rohrer TR, Fröhlich-Reiterer E, et al; DPV Initiative and the German Competence Network Diabetes Mellitus. Hyperthyroidism in 276 Children and Adolescents with Type 1 Diabetes from Germany and Austria. Horm Res Paediatr. 2015;84:190–8.

[28] Schweizer R, Blumenstock G, Mangelsdorf K, et al. Prevalence and incidence of endocrine disorders in children: results of a survey in Baden-Wuerttemberg and Bavaria (EndoPrln BB) 2000–2001. Klin Padiatr. 2010;222:67–72.

[29] Lombardo F, Messina MF, Salzano G, et al. Prevalence, presentation and clinical evolution of Graves' disease in children and adolescents with type 1 diabetes mellitus. Horm Res Paediatr. 2011;76:221–5.

[30] Chantzichristos D, Persson A, Eliasson B, et al. Incidence, prevalence and seasonal onset variation of Addison's disease among persons with type 1 diabetes mellitus: nationwide, matched cohort studies. Eur J Endocrinol. 2018;178:113–20.

[31] Erichsen MM, Løvås K, Skinningsrud B, et al. Clinical, immunological, and genetic features of autoimmune primary adrenal insufficiency: observations from a Norwegian registry. J Clin Endocrinol Metab. 2009;94:4882–90.

[32] Bornstein SR, Allolio B, Arlt W, et al. Diagnosis and Treatment of Primary Adrenal Insufficiency: An Endocrine Society Clinical Practice Guideline. J Clin Endocrinol Metab. 2016;101:364–89.

[33] Hügle B, Döllmann R, Keller E, Kiess W. Addison's crisis in adolescent patients with previously diagnosed diabetes mellitus as manifestation of polyglandular autoimmune syndrome type II–report of two patients. J Pediatr Endocrinol Metab. 2004:1793–7.

[34] Husebye ES, Anderson MS, Kämpe O. Autoimmune Polyendocrine Syndromes. N Engl J Med. 2018;378:1132–41.

[35] Likhari T, Magzoub S, Griffiths MJ, Buch HN, Gama R. Screening for Addison's disease in patients with type 1 diabetes mellitus and recurrent hypoglycaemia. Postgrad Med J. 2007;83:420–1.

[36] Passanisi S, Timpanaro T, Lo Presti D, Caruso-Nicoletti M. Recurrent hypoglycaemia in type-1 diabetes mellitus may unravel the association with Addison's disease: a case report. BMC Res Notes. 2014;7:634.

[37] Coco G, Dal Pra C, Presotto F, et al. Estimated risk for developing autoimmune Addison's disease in patients with adrenal cortex autoantibodies. J Clin Endocrinol Metab. 2006;91:1637–45.

[38] Naletto L, Frigo AC, Ceccato F, et al. The natural history of autoimmune Addison's disease from the detection of autoantibodies to development of the disease: a long-term follow-up study on 143 patients. Eur J Endocrinol. 2019;180:223–34.

[39] Triolo TM, Baschal EE, Armstrong TK, et al. Homozygosity of the polymorphism MICA5.1 identifies extreme risk of progression to overt adrenal insufficiency among 21-hydroxylase antibody-positive patients with type 1 diabetes. J Clin Endocrinol Metab. 2009;94:4517–23.

[40] Katabami T, Tsukiyama H, Tanabe M, et al. Development of a simple prediction model for adrenal crisis diagnosis. Sci Rep. 2020;10:13546.

[41] Baker P, Fain P, Kahles H, et al. Genetic determinants of 21-hydroxylase autoantibodies amongst patients of the Type 1 Diabetes Genetics Consortium. J Clin Endocrinol Metab. 2012;97:E1573-8.

[42] Barker JM, Ide A, Hostetler C, et al. Endocrine and immunogenetic testing in individuals with type 1 diabetes and 21-hydroxylase autoantibodies: Addison's disease in a high-risk population. J Clin Endocrinol Metab. 2005;90:128–34.

[43] Głowińska-Olszewska B, Michalak J, Łuczyński W, et al. Organ-specific autoimmunity in relation to clinical characteristics in children with long-lasting type 1 diabetes. J Pediatr Endocrinol Metab. 2016;29:647–56.

[44] Jaeger C, Hatziagelaki E, Petzoldt R, Bretzel RG. Comparative analysis of organ-specific autoantibodies and celiac disease–associated antibodies in type 1 diabetic patients, their first-degree relatives, and healthy control subjects. Diabetes Care. 2001;24:27–32.

[45] Karavanaki K, Kakleas K, Paschali E, et al. Screening for associated autoimmunity in children and adolescents with type 1 diabetes mellitus (T1DM). Horm Res. 2009;71:201–6.

[46] Prinz N, Tittel SR, Bachran R, et al. Characteristics of Patients with Type 1 Diabetes and Additional Autoimmune Disease in the DPV Registry. J Clin Endocrinol Metab. 2021;106:e3381-9.

[47] Shivaprasad C, Kolly A, Pulikkal A, Kumar KMP. High prevalence of organ specific autoantibodies in Indian type 1 diabetic patients. J Pediatr Endocrinol Metab. 2017;30:707–12.

15.4 Endokrine Veränderungen bei Diabetes im Alter

Svenja Meyhöfer, Sebastian M. Meyhöfer

Die Prävalenz von Diabetes in höherem Alter ist bedeutungsvoll hoch und steigt derzeit weiter an. Endokrine Veränderungen im Alter sind mit zunehmenden Komorbiditäten wie Einschränkungen der Kognition, Erkrankungen des Herz-Kreislauf-Systems, eingeschränkte Mobilität und Gebrechlichkeit verbunden. Eine strenge Blutzuckereinstellung ist bei Menschen in höherem Alter hingegen oft nicht vorteilhaft. Vielmehr müssen Therapieziele individualisiert angepasst werden und der Erhalt der Lebensqualität des einzelnen Patienten sollte stets im Vordergrund stehen.

15.4.1 Diabetes im Alter – aktuelle Situation und Epidemiologie

In der heutigen Zeit steigt nicht nur die Zahl der älteren Menschen. Auch die Prävalenz des Diabetes steigt weltweit deutlich an [5]. Die Diabetesprävalenz für alle Altersgruppen weltweit wurde im Jahr 2000 auf 2,8 % und im Jahr 2030 auf 4,4 % geschätzt. Die Gesamtzahl der Menschen mit Diabetes wird voraussichtlich von 171 Millionen im Jahr 2000 auf 366 Millionen im Jahr 2030 ansteigen. Angesichts des beobachteten Anstiegs der Adipositasprävalenz in vielen Ländern der Welt und der Bedeutung von Adipositas als Risikofaktor für Diabetes, wird die Diabetesprävalenz in den nächsten Jahren voraussichtlich weiterhin deutlich ansteigen [5,17]. Die hohe Relevanz des Diabetes im Alter zeigen u. a. die Daten einer großen Querschnittstudie aus den USA, wonach ein Diabetes mellitus am häufigsten im Alter zwischen 65 und 70 Jahren diagnostiziert wird [14]. Aufgrund der Multimorbidität stellt die Therapie des Diabetes bei Menschen in höherem Alter eine große Herausforderung dar. Der Erhalt einer guten Lebensqualität sowie die Vermeidung von Komplikationen sollten dabei im Vordergrund stehen [5].

15.4.2 Geriatrische Menschen mit Diabetes

Die Definition eines geriatrischen Patienten beinhaltet typischerweise die altersentsprechende Funktionseinschränkung sowie die erhöhte Multimorbidität. In der aktuellen Literatur wird die Definition von geriatrischen Patienten nicht ganz einheitlich beschrieben. Während die International Diabetes Federation die Verwendung dieses Adjektivs zur Beschreibung von Personen über 70 Jahren einschränkt [7], definiert die American Diabetes Association (ADA) alle Patienten mit Diabetes und einem Lebensalter > 65 Jahre als geriatrisch [2]. Die Weltgesundheitsorganisation erweitert die Definition eines geriatrischen Patienten auf Personen, die 60 Jahre oder älter sind [11,18]. Unabhängig jedoch von der Definition eines geriatrischen Patienten ist bekannt, dass sich der Glukosestoffwechsel mit steigendem Alter zunehmend verändert. In höherem Alter wird die Prognose der Menschen mit Diabetes nicht strikt durch die Qualität der Stoffwechseleinstellung bestimmt. Vielmehr steht der Erhalt der individuellen Lebensqualität und Funktionalität der einzelnen Patienten im Vordergrund [5].

15.4.3 Klinische und endokrine Veränderungen mit steigendem Alter

Die Insulinsensitivität und -sekretion aus der Bauchspeicheldrüse ist mit zunehmendem Alter beeinträchtigt und variiert unterschiedlich stark. Verschiedene Umweltfaktoren wie u. a. ein Vitamin D-Mangel, zunehmende Immobilität oder Übergewicht beeinflussen die Glukosehomöostase. Mit jedem Lebensjahrzehnt kann im Durchschnitt ein Anstieg des Nüchternblutzuckers um 1–2 % festgestellt werden [3,11]. Diese Veränderungen sollten jedoch nicht zwangsläufig eine intensivere Einstellung der Glukosestoffwechsellage bedingen, denn mit zunehmendem Alter steigt auch das Risiko für Hypoglykämien. Die Vermeidung von kurzfristigen Komplikationen wie u. a. Hypoglykämien sollte stets berücksichtigt werden. In höherem Alter setzt die hormonelle Gegenregulation einer Hypoglykämie erst bei niedrigeren Blutglukosewerten ein [5]. Gründe hierfür können u. a. kognitive Defizite mit konsekutiven Therapiefehlern, zunehmende Einschränkungen in der regelmäßigen Nahrungsaufnahme sowie Akkumulation von Insulin oder antidiabetischer Medikation bei eingeschränkter Nierenfunktion [5] sein. Besonders problematisch ist, dass mit steigendem Alter auch die Wahrnehmung einer Hypoglykämie zurückgeht. Dies liegt neben der klassischen Hypoglykämie-Wahrnehmungsstörung durch wiederholte Hypoglykämien u. a. an den zunehmenden, kognitiven Einschränkungen bei älteren Menschen, die nicht unbedingt mit einer Demenz einhergehen muss [1,8]. Generell nehmen jüngere Personen mit Diabetes bei höheren Glukosespiegeln eher hypoglykämische Symptome wahr als ältere Menschen. Weiterhin besteht eine verlängerte Reaktionszeit der hormonellen Gegenregulation bei älteren Personen mit Diabetes [4]. Zudem ist bei älteren Menschen die Menge der freigesetzten gegenregulatorischen Hormone insgesamt reduziert [12]. Ein weiteres Problem stellen die QTc-Zeit-Verlängerungen im EKG dar, die während einer Hypoglykämie begünstigt auftreten und folglich Herzrhythmusstörungen verursachen können. Der Sauerstoffbedarf des Herzens ist zudem bei niedrigen Blutzuckerwerten deutlich erhöht. Insgesamt stellt die Hypoglykämie ein unabhängiges Risiko für kardiovaskuläre Ereignisse dar und sollte daher gerade bei älteren Patienten unbedingt vermieden werden [9]. Weiterhin konnte in einigen Studien eine Assoziation zwischen Hypoglykämien und einem gehäuften Auftreten von Stürzen und Frakturen, insbesondere Hüftfrakturen, festgestellt werden [1,13].

15.4.3.1 Behandlungsziele

Bei Menschen in höherem Lebensalter stehen bei der Behandlung des Diabetes mellitus der Erhalt einer guten Lebensqualität sowie die Vermeidung von Hypoglykämien im Vordergrund. Dabei sollten komplizierte Therapieschemata vermieden werden und die Behandlung individuell auf den Patienten sowie auf den jeweiligen Alltag abgestimmt sein. Die Förderung der Therapieadhärenz sowie die regelmäßige Überprüfung des Therapieverständnisses und der individuellen Möglichkeiten spielen hierbei eine wichtige Rolle. Zudem sollte die soziale Situation erfragt und berücksichtigt werden. Pflegende Angehörige oder Fachkräfte können oftmals komplexere Behandlungsformen übernehmen [5].

Da bei strengeren Zielwerten sowie bei intensiverer Therapie meist keine prognostischen Vorteile für den Patienten im höheren Lebensalter erreicht werden, gibt die aktuelle Leitlinie für ältere Menschen mit Diabetes folgende Empfehlungen (siehe Tab. 15.7):

Tab. 15.7: Therapieziele für ältere Menschen mit Diabetes mellitus, adaptiert nach [5].

Patientengruppe	HbA1c	Blutglukose vor den Mahlzeiten	Blutdruck
wenig Begleiterkrankungen, ohne kognitiven Einschränkungen	6,5–7,5 % (47,5–58,5 mmol/mol)	100–125 mg/dl (5,6–6,9 mmol/l)	über 80 Jahre: < 150 mmHg 60–80 Jahre: < 140 mmHg
hohes Lebensalter oder Multimorbidität, leichte kognitive Einschränkung	≤ 8,0 % (63,9 mmol/mol)	100–150 mg/dl (5,6–8,3 mmol/l)	< 150 mmHg
Pflegeabhängigkeit oder starke kognitive Einschränkung	< 8,5 % (69,4 mmol/mol)	110–180 mg/dl (6,1–10 mmol/l)	individuelle Therapieentscheidung

15.4.4 Diabetes und Demenz

Aktuelle Studien zeigen, dass ältere Menschen mit Diabetes innerhalb von 10 Jahren einen höheren kognitiven Rückgang aufwiesen als Menschen ohne Diabetes. Dabei scheint eine gute Blutglukosekontrolle das Risiko für den kognitiven Rückgang zu verringern. Eine lange Diabetesdauer sowie chronisch erhöhte Blutglukosewerte könnten hingegen ein Risiko für einen beschleunigten Prozess der kognitiven Einschränkung bei Menschen mit Diabetes sein [6,15]. Während einer 25-jährigen Nachbeobachtungszeit in einer großen Kohortenstudie in den USA war die Inzidenz von Demenz bei Menschen mit Diabetes um etwa 80 % höher als bei Menschen ohne Diabetes [10]. Allerdings konnte auch eine Assoziation zwischen häufig auftretenden hypoglykämischen Episoden und der Entwicklung einer Demenz nachgewiesen werden [16].

Die Veränderungen im Alter sowie die akuten Komplikationen einer Hypoglykämie bei älteren Menschen verdeutlichen, dass für ältere Patienten mit Diabetes individuelle Therapieziele vor dem Hintergrund bestehender Komorbiditäten definiert werden müssen. Eine gute Lebensqualität, der Erhalt von Funktionalität und Vermeidung von Hypoglykämien stehen hierbei im Vordergrund und rechtfertigen oftmals eine weniger intensive Glukosestoffwechseleinstellung.

Literatur

[1] Abdelhafiz AH, Rodríguez-Mañas L, Morley JE, Sinclair AJ. Hypoglycemia in older people – a less well recognized risk factor for frailty. Aging Dis. 2015;6:156–167. https://doi.org/10.14336/AD.2014.0330

[2] American Diabetes Association. Older Adults: Standards of Medical Care in Diabetes—2018. Dia Care. 2018;41:119–S125. https://doi.org/10.2337/dc18-S011

[3]   Baruah M, Kalra S, Unnikrishnan A, et al. Management of hyperglycemia in geriatric patients with diabetes mellitus: South Asian consensus guidelines. Indian J Endocr Metab. 2011;15:75. https://doi.org/10.4103/2230-8210.81935

[4]   Bremer JP, Jauch-Chara K, Hallschmid M, et al. Hypoglycemia unawareness in older compared with middle-aged patients with type 2 diabetes. Diabetes Care. 2009;32:1513–1517. https://doi.org/10.2337/dc09-0114

[5]   Bundesärztekammer (BÄK), Kassenärztliche Bundesvereinigung (KBV), Arbeitsgemeinschaft der Wissenschaftlichen Medizinischen Fachgesellschaften (AWMF) (2018) S2k-Leitlinie Diagnostik, Therapie und Verlaufskontrolle des Diabetes mellitus im Alter, 2. Auflage.

[6]   Crane PK, Walker R, Hubbard RA, et al. Glucose Levels and Risk of Dementia. N Engl J Med. 2013;369:540–548. https://doi.org/10.1056/NEJMoa1215740

[7]   Dunning T, Sinclair A, Colagiuri S. New IDF Guideline for managing type 2 diabetes in older people. Diabetes Research and Clinical Practice. 2014;103:538–540. https://doi.org/10.1016/j.diabres.2014.03.005

[8]   Feinkohl I, Aung PP, Keller M, et al. Severe hypoglycemia and cognitive decline in older people with type 2 diabetes: the Edinburgh type 2 diabetes study. Diabetes Care. 2014;37:507–515. https://doi.org/10.2337/dc13-1384

[9]   Frier BM, Schernthaner G, Heller SR. Hypoglycemia and Cardiovascular Risks. Diabetes Care. 2011;34:132–137. https://doi.org/10.2337/dc11-s220

[10]   Gottesman RF, Albert MS, Alonso A, et al. Associations Between Midlife Vascular Risk Factors and 25-Year Incident Dementia in the Atherosclerosis Risk in Communities (ARIC) Cohort. JAMA Neurol. 2017;74:1246. https://doi.org/10.1001/jamaneurol.2017.1658

[11]   Kalra S, Sharma SK. Diabetes in the Elderly. Diabetes Ther. 2018;9:493–500. https://doi.org/10.1007/s13300-018-0380-x

[12]   Ortiz-Alonso FJ, Galecki A, Herman WH, et al. Hypoglycemia counterregulation in elderly humans: relationship to glucose levels. American Journal of Physiology-Endocrinology and Metabolism. 1994;267:E497–E506. https://doi.org/10.1152/ajpendo.1994.267.4.E497

[13]   Puar TH, Khoo JJ, Cho LW, et al. Association between glycemic control and hip fracture. J Am Geriatr Soc. 2012;60:1493–1497. https://doi.org/10.1111/j.1532-5415.2012.04052.x

[14]   Selvin E, Coresh J, Brancati FL. The Burden and Treatment of Diabetes in Elderly Individuals in the U. S. Diabetes Care. 2006;29:2415–2419. https://doi.org/10.2337/dc06-1058

[15]   Tuligenga RH, Dugravot A, Tabák AG, et al. Midlife type 2 diabetes and poor glycaemic control as risk factors for cognitive decline in early old age: a post-hoc analysis of the Whitehall II cohort study. The Lancet Diabetes & Endocrinology. 2014;2:228–235. https://doi.org/10.1016/S2213-8587(13)70192-X

[16]   Whitmer RA. Hypoglycemic Episodes and Risk of Dementia in Older Patients With Type 2 Diabetes Mellitus. JAMA. 2009;301:1565. https://doi.org/10.1001/jama.2009.460

[17]   Wild S, Roglic G, Green A, et al. Global Prevalence of Diabetes: Estimates for the year 2000 and projections for 2030. Diabetes Care. 2004;27:1047–1053. https://doi.org/10.2337/diacare.27.5.1047

[18]   World Health Organization. World report on ageing and health. Geneva: World Health Organization; 2015.

16 Lipid- und Glukosestoffwechsel bei geschlechtsangleichender Hormontherapie

Matthias Auer

16.1 Einleitung

Bei Transgender-Menschen liegt eine Diskrepanz zwischen der bestehenden Geschlechtsidentität und dem zugewiesenen Geburtsgeschlecht vor. Diese kann durch eine physische Angleichung, durch eine geschlechtsangleichende Hormontherapie und/oder geschlechtsangleichende Operationen teilweise aufgelöst werden. Die Therapie orientiert sich an der Hormonsubstitutionstherapie bei Hypogonadismus in der Allgemeinbevölkerung. Bei Transfrauen (weibliche Geschlechtsidentität, zugewiesenes männliches Geburtsgeschlecht) besteht die Therapie aus einem Östrogen (z. B. 2–4 Hub Gynokadin-Dosiergel® täglich) sowie zu Beginn meist zusätzlich aus einem niedrig dosierten Antiandrogen (z. B. 10 mg Androcur® täglich). Bei Transmännern (männliche Geschlechtsidentität, zugewiesenes weibliches Geburtsgeschlecht) besteht die Therapie in der Anwendung von hochdosierten Testosteronpräparaten (meist Testosteron-undecanoat 1000 mg i. m. alle 10–16 Wochen). Selten finden bei beiden Geschlechtern auch GnRH-Analoga oder hochdosierte Gestagene zur Unterdrückung der körpereigenen Sexualhormonproduktion Verwendung. Das Ziel der Therapie besteht in beiden Fällen im Erreichen eines der Allgemeinbevölkerung entsprechenden Sexualhormonmilieus. Mit entsprechenden Modifikationen findet die Therapie seit den 70er Jahren breitere Verwendung und kann als sicher eingestuft werden [1].

Die geschlechtsangleichende Hormontherapie führt zu einer Veränderung des kardiometabolischen Profils, das sich in vielen Aspekten dem Zielgeschlecht angleicht. Ob dies langfristig auch zu einer geschlechtsspezifischen Veränderung des kardiovaskulären Risikos führt, konnte bisher nicht gezeigt werden [1]. Naheliegende Überlegungen hierzu beruhen darauf, dass kardiovaskuläre Erkrankungen bei Männern im Schnitt 10 Jahre früher als bei Frauen auftreten [2] und das Sexualhormonmilieu hierbei eine maßgebliche Rolle zu spielen scheint, da sich das Risiko mit Beginn der Menopause bei beiden Geschlechtern rasch annähert.

16.2 Effekte der Therapie auf die Körperkomposition

Die Therapie führt insbesondere zu einer Änderung der Körperkomposition, hin zu einem androiden Fettverteilungsmuster bei Transmännern und zu einem gynoiden bei Transfrauen [1]. Bei Transfrauen nimmt somit insbesondere die Fettmasse im Bereich der Hüft- und Oberschenkel-Region um bis zu 40 % zu, während diese bei Transmännern um ca. 16 % abnimmt. Das viszerale Fett bleibt bei Transmännern

https://doi.org/10.1515/9783110682083-016

meist annähernd unverändert, nimmt bei Transfrauen jedoch ebenfalls deutlich zu (18 %) ohne dass es zwingendermaßen zu einer Zunahme des Taillenumfangs kommen muss [3]. In der Gesamtschau kommt es entsprechend zu einer Zunahme des Taille-Hüft-Verhältnis bei Transmännern und zu einer Abnahme bei Transfrauen.

Auch lässt sich innerhalb des ersten Jahres eine absolute Zunahme der Gesamtfettmasse (ca. 30 %) und Abnahme der Muskelmasse (–3 %) bei Transfrauen sowie zu einer gegenteiligen Entwicklung bei Transmännern (ca. –10 % Fettmasse, + 10 % Muskelmasse) beobachten [1]. Bei beiden Geschlechtern nimmt das Gewicht und damit auch der BMI durchschnittlich um ca. 3 % innerhalb der ersten 12 Monate nach Therapieeinleitung zu [3] (Tab. 16.1).

16.3 Effekte der Therapie auf den Lipidstoffwechsel

Bei Transfrauen kommt es zu einem signifikanten Anstieg der Triglyceride (im Mittel ca. 30 mg/dl) bei der Verwendung von oralen Östrogenen, während bei transdermalen Präparaten eher eine Abnahme zu beobachten ist [1]. Die Daten zu Cholesterin sind inkonsistent. Im Gegensatz zu früheren Studien, die einen Anstieg des HDL- und eine Abnahme des LDL-Cholesterins beschrieben haben [4], kam eine kürzlich durchgeführte Metaanalyse zu dem Schluss, dass bei Transfrauen über die Gesamtheit aller eingeschlossenen Studien hinweg keine signifikante Veränderung des Gesamtcholesterins oder der entsprechenden Lipoprotein-Fraktionen zu beobachten seien [1].

Bei Transmännern kommt es unter der Hormontherapie im Gegenzug schon kurz nach deren Einleitung zu einem signifikanten Anstieg der Triglyceride (ca. 21 mg/dl), des LDL-Cholesterins (ca. 18 mg/dl) und einer Abnahme des HDL-Cholesterins um ca. 9 mg/dl [1] (Tab. 16.1).

Die genauen Mechanismen, die zu den beschriebenen Veränderungen führen, sind nicht abschließend erforscht. In einer kleinen Studie konnte jedoch gezeigt werden, dass Veränderungen in den Lipidparametern statistisch sowohl durch direkte Effekte der Sexualhormone als auch durch Veränderungen der Körperkomposition und bestimmter metabolischer Zytokine erklärt werden können [5]. Auch können Veränderungen im Lipid- und Glukosestoffwechsel sich wechselseitig beeinflussen (s. u.).

Zusammengefasst kommt es bei Transfrauen tendenziell zu einem unveränderten bzw. eher verbesserten Lipidprofil, während bei Transmännern die Veränderungen insbesondere der LDL-Cholesterinfraktionen im Hinblick auf das kardiovaskuläre Risiko als ungünstig angesehen werden müssen. Ob sich dies jedoch auch wirklich entsprechend den Erkenntnissen aus der Allgemeinbevölkerung auf die kardiovaskuläre Morbidität und Mortalität in dieser speziellen Population auswirkt, konnte bisher nicht gezeigt werden [1].

16.4 Effekte der Therapie auf den Glukosestoffwechsel

Aufgrund der beschriebenen Veränderungen der Körperkomposition und deren maßgeblichen Einfluss auf den Glukosestoffwechsel sind Effekte der Therapie auch in dieser Hinsicht zu erwarten. Darüber hinaus gibt es jedoch noch weitere Einflussfaktoren, die den Insulin- und Glukosestoffwechsel unter den genannten Therapie-Regimen beeinflussen können. Allen voran zählt hierzu die Therapie selbst. Es ist bekannt, dass Sexualhormone auch unabhängig von der Körperkomposition den Glukosestoffwechsel beeinflussen können [6]. Daten in Bezug auf ein verändertes Risiko für die Entwicklung eines manifesten Diabetes mellitus in dieser Patientenpopulation liegen hingegen bisher nicht vor [1].

Bei Transmännern können nach 12 Monaten Testosterontherapie tendenziell niedrigere Nüchterninsulinwerte bei gleichbleibender Nüchternglukose beobachtet werden, was sich entsprechend in einem niedrigeren HOMA-IR-Index als Zeichen der Insulinresistenz ausdrückt (von durchschnittlich 2,4 auf 1,5) [5,7]. In der bis dato größten Studie zu dem Thema zeigte sich in der dynamischen Testung im Rahmen eines oralen Glukose-Toleranztests (OGTT) jedoch im Gegensatz zu den Nüchternwerten eine Abnahme der Glukosekonzentration über die Zeit, während die Insulinsekretion unverändert blieb [7].

Bei Transfrauen kommt es im Gegensatz dazu, bei gleichbleibenden Nüchternglukosewerten zu einer Zunahme der Nüchterninsulinwerte und damit des HOMA-IR von durchschnittlich 1,7 auf 2,5 [5]. Hier lassen sich weder in der Insulin- noch in der Glukosedynamik während des OGTT signifikante Veränderungen beobachten (Tab. 16.1). In einer anderen älteren Studie, in der die Effekte einer geschlechtsangleichenden Hormontherapie auf den Glukosestoffwechsel nach 4 Monaten mittels eines hyperinsulinämischen-euglykämischen Clamp untersucht wurden, zeigte hingegen in beiden Geschlechtern eine Abnahme der peripheren Glukoseaufnahme bzw. eine Abnahme der Insulinsensitivität. Durch den kürzeren Untersuchungszeitraum und auch durch die Wahl einer anderen Sexualhormontherapie sind die Ergebnisse jedoch nur begrenzt vergleichbar [8]. Insgesamt zeigen die Daten bei Trans-Menschen, dass vermehrte Androgene im Gegensatz zu den Beobachtungen bei Frauen mit polyzystischem Ovarialsyndrom (PCOS) nicht per se zu einer Verschlechterung der Insulinresistenz führen müssen [9].

Die genauen Mechanismen, über die es zu Veränderungen im Glukosestoffwechsel unter der Hormontherapie kommt, sind nicht hinreichend erforscht und schwer von den auch klinisch eindrücklichen Veränderungen der Körperkomposition zu trennen. Es konnte jedoch z. B. gezeigt werden, dass es durch die Therapie sowohl zu Veränderungen der Inkretinsekretion als auch bestimmter Adipokinen kommt [5,7].

Bei Transmännern ist z. B. auf einen oralen Glukosestimulus hin eine vermehrte GIP (Glucose-dependent Insulinotropic Polypeptide)-Sekretion zu beobachten, während bei Transfrauen sowohl die GIP- als auch die GLP-1 (Glucagon-like Peptide 1)-

Sekretion abnimmt. Die Kausalität im Hinblick auf die Insulinsekretion und -sensitivität kann anhand der Art der vorhandenen Daten jedoch bisher nicht sicher belegt werden. Zuletzt können Sexualhormone auch direkt die Insulinsekretion in der β-Zelle des Pankreas beeinflussen [6].

Die unterschiedlichen Beobachtungen hinsichtlich der Veränderungen der Nüchternglukosewerte im Vergleich zu den dynamischen Werten im Rahmen des OGGT, könnten dadurch erklärt werden, dass sie verschiedene Aspekte des Glukosestoffwechsels abbilden. Währen der HOMA-IR z. B. vor allem als Maß der hepatischen Insulinsensitivität angesehen werden kann, wird durch die dynamische Belastung auch die Insulinwirkung bzw. Glukoseaufnahme in Muskel- und Fettgewebe abgebildet. Entsprechend schienen in den genannten Studien die Veränderungen insbesondere mit den Veränderungen der Gesamtkörper-Fett bzw. Muskelmasse und weniger mit der Fettverteilung kongruent zu sein [4].

16.5 Zusammenfassung

Zusammenfassend scheint in den meisten Studien im Hinblick auf den Glukosestoffwechsel eine Verbesserung der Stoffwechsellage bei Transmännern zu beobachten sein, während bei Transfrauen insbesondere die Insulinresistenz zunimmt [7]. Die prozentualen Veränderungen der erfassten Surrogatmarker wie des HOMA-IR machen eine klinische Relevanz zumindest nicht unwahrscheinlich, wenngleich Daten im Hinblick auf das Risiko für die Entwicklung eines Typ-2-Diabetes bisher fehlen. Im Hinblick auf den Lipidstoffwechsel zeigt sich ein anderes Bild, da die Hormontherapie hier tendenziell eher zu einem günstigeren Profil bei Transfrauen und zu einem schlechteren bei Transmännern führt. Auch hier liegen die Veränderungen zumindest in einem Rahmen, der bei Vorliegen weiterer kardiovaskulärer Risikofaktoren eine klinische Bedeutung wahrscheinlich erscheinen lassen.

Tab. 16.1: Metabolische Effekte der geschlechtsangleichenden Hormontherapie.

	Transfrauen	Transmänner
Glucosestoffwechsel		
Nüchternglukose	↑↔	↔
Nüchterninsulin	↑	↓
Insulinresistenz (HOMA-IR)	↑	↓
Glukose AUC (OGTT)	↔	↔
Insulin AUC (OGTT)	↔	↔

Tab. 16.1: (fortgesetzt)

	Transfrauen	Transmänner
Anthropometrie		
BMI	↑	↑
Gesamtfettmasse	↑↑↑	↓
Gesamtmuskelmasse	↓	↑↑
Viszerales Fett	↑↔	↔
Hüftumfang	↑↑	↓
Taillenumfang	↔	↑↔
Lipidstoffwechsel		
Triglyceride	↓	↑
Gesamtcholesterin	↓	↑↔
LDL-Cholesterin	↓	↑
HDL-Cholesterin	↓	↓

*AUC: Area under the curve

Literatur

[1] Maraka S, Singh Ospina N, Rodriguez-Gutierrez R, et al. Sex Steroids and Cardiovascular Outcomes in Transgender Individuals: A Systematic Review and Meta-Analysis. J Clin Endocrinol Metab. 2017;102:3914–23.
[2] Jousilahti P, Vartiainen E, Tuomilehto J, Puska P. Sex, Age, Cardiovascular Risk Factors, and Coronary Heart Disease. Circulation. 1999;99:1165–72.
[3] Klaver M, De Blok C, Wiepjes C, et al. Changes in regional body fat, lean body mass and body shape in trans persons using cross-sex hormonal therapy: results from a multicenter prospective study. Eur J Endocrinol. 2018;178:163–71.
[4] Defreyne J, Van de Bruaene LD, Rietzschel E, Van Schuylenbergh J, T'Sjoen GG. Effects of gender-affirming hormones on lipid, metabolic, and cardiac surrogate blood markers in transgender persons. Clin Chem. 2019;65:119–34.
[5] Auer MK, Ebert T, Pietzner M, et al. Effects of Sex Hormone Treatment on the Metabolic Syndrome in Transgender Individuals: Focus on Metabolic Cytokines. J Clin Endocrinol Metab. 2017;103:790–802.
[6] Xu W, Schiffer L, Qadir MMF, et al. Intracrine Testosterone Activation in Human Pancreatic β Cells Stimulates Insulin Secretion. Diabetes. 2020:db200228.
[7] Shadid S, Abosi-Appeadu K, De Maertelaere A-S, et al. Effects of Gender-Affirming Hormone Therapy on Insulin Sensitivity and Incretin Responses in Transgender People. Diabetes Care. 2020;43:411–7.
[8] Polderman KH, Gooren LJ, Asscheman H, Bakker A, Heine RJ. Induction of insulin resistance by androgens and estrogens. J Clin Endocrinol Metab. 1994;79:265–71.

[9] Cupisti S, Giltay EJ, Gooren LJ, et al. The impact of testosterone administration to female-to-male transsexuals on insulin resistance and lipid parameters compared with women with polycystic ovary syndrome. Fertil Steril. 2010;94:2647–53.

17 Diabetes und Neurobiologie des ZNS

Andreas Barthel

17.1 Einleitung

Basierend auf tierexperimentellen Studien wurde erstmals vor mehr als 150 Jahren ein Zusammenhang zwischen zentralnervösen Läsionen und der Entwicklung eines Diabetes mellitus von Claude Bernard beschrieben [1]. Mittlerweile ist diese Beobachtung durch vielfältige strukturelle und funktionelle Korrelate untermauert worden. So ist beispielsweise bekannt, dass Insulinrezeptoren in zentralnervösen Strukturen exprimiert werden, welche die Nahrungsaufnahme, den Energieumsatz und autonome Funktionen des Organismus regulieren [2]. Weiterhin haben genetische Studien an Mäusen gezeigt, dass ein knockout von zentralnervösen Insulinrezeptoren mit einer Störung der glykämischen Kontrolle aufgrund einer Insulinresistenz assoziiert ist [3].

Da das Gehirn somit als insulinsensitives Organ anzusehen ist, lässt sich nachvollziehen, dass dem Zentralnervensystem (ZNS) eine zentrale Rolle in der Assoziation zwischen Adipositas, Insulinresistenz und Typ-2-Diabetes beigemessen wird. In den vergangenen Jahren wurde daher zunehmend deutlich, dass neurobiologische Regulationsmechanismen grundlegende Aspekte zum Verständnis der Pathophysiologie des Typ-2-Diabetes beitragen.

17.2 Neurobiologische Regulationsmechanismen des Nahrungsaufnahmeverhaltens und Energiestoffwechsels

Obwohl die genauen Mechanismen nicht im Detail geklärt sind, kann es momentan als gesichert gelten, dass Insulin von der Peripherie über die Blut-Hirn-Schranke ins Gehirn transportiert wird. Im Gehirn werden Insulinrezeptoren in einer Vielzahl von Arealen einschließlich des Hypothalamus exprimiert [4,5]. Der Hypothalamus spielt eine wichtige Rolle bei der Integration von Appetitgefühl und Nahrungsaufnahmeverhalten einerseits mit der Steuerung des peripheren Energiestoffwechsels andererseits und ein großer Teil dieser funktionellen Mechanismen ist strukturell im Nucleus arcuatus lokalisiert. So werden in den neuronalen Netzwerken des Nucleus arcuatus orexigene/anabole Effekte über NPY und AgRP vermittelt und durch das anorexigen wirksame α-MSH (POMC) antagonisiert. In denselben Strukturen werden Signale peripherer Hormone, die unmittelbar an der Regulation des Energiestoffwechsels beteiligt sind, wie z. B. Leptin, Ghrelin und auch Insulin prozessiert [6]. So sind beim Menschen einzelne Fälle von Adipositas infolge von fehlenden anorexigenen Effekten des Leptin beschrieben. Diese beruhen auf einer gestörten Leptinproduktion im weißen Fettgewebe oder einem zentralen Leptinrezeptordefekt [7–9]. Weiterhin ist

https://doi.org/10.1515/9783110682083-017

bekannt, dass zentrale Insulinrezeptoren eine wichtige funktionelle Rolle bei der peripheren glykämischen Kontrolle spielen. So entwickeln Mäuse mit einem Neuronspezifischen knockout des Insulinrezeptors („NIRKO") eine Adipositas, die mit einer deutlichen Insulinresistenz assoziiert ist [3]. Darüber hinaus erfolgt über eine Aktivierung zentraler Insulinrezeptoren eine funktionelle Modulation hypothalamischer Neurone. Dieser zentrale Mechanismus hat über den N. vagus eine Hemmung der hepatischen Glukoseproduktion durch Gluconeogenese und Glykogenolyse – unabhängig von der Aktivierung hepatischer Insulinrezeptoren – zur Folge [10]. So geht man inzwischen davon aus, dass die Nüchternhyperglykämie beim Typ-2-Diabetes nicht nur durch die periphere, sondern auch über eine zentrale Insulinresistenz verursacht wird.

In den vergangenen Jahren hat sich unser pathophysiologisches Verständnis des Typ-2-Diabetes also deutlich gewandelt. Mittlerweile gehen wir davon aus, dass gestörte zentralnervöse Regulationsmechanismen eine Hyperphagie mit entsprechender Gewichtszunahme und alimentärer Adipositas induzieren, welche mit der für den Typ-2-Diabetes ursächlichen Insulinresistenz assoziiert ist. Weiterhin werden auch für die beim Typ-2-Diabetes beobachtete Störung der Betazell-Sekretionskinetik des Insulins fehlende zentrale Regulationseinflüsse als mögliche Mitursache angesehen. Darüber hinaus wird aufgrund einer Assoziation zwischen Typ-2-Diabetes und Alzheimer-Erkrankung auch ein pathophysiologischer Zusammenhang zwischen einer gestörten Signaltransduktion des Insulinrezeptors und spezifischen neurodegenerativen Prozessen diskutiert [11,12].

17.3 Praktische Konsequenzen gestörter zentralnervöser Regulationsmechanismen

Strukturelle und funktionelle Affektionen des hypothalamischen neuronalen Funktionsnetzes können mit klinisch relevanten Veränderungen des Appetitempfindens und Nahrungsaufnahmeverhaltens und entsprechenden metabolischen Veränderungen wie einer Insulinresistenz infolge der daraus resultierenden Gewichtszunahme einhergehen.

Sehr anschaulich zeigt sich dies oftmals bei Patienten mit Läsionen im Zwischenhirnbereich unterschiedlichster Genese, beispielsweise bei einem Kraniopharyngeom. Hierbei handelt es sich um einen meist langsam wachsenden gutartigen Tumor im Hypothalamus-/Hypophysenbereich. Infolge des Tumorwachstums und im Rahmen der chirurgischen Therapie kommt es sehr häufig zu strukturellen Läsionen im Bereich der hypothalamischen Areale, die an der Kontrolle des Energiestoffwechsels und der Nahrungsaufnahme beteiligt sind. Aus diesem Grund zeigen diese Patienten sehr häufig eine ausgeprägte Appetit- und Gewichtszunahme mit entsprechenden metabolischen Konsequenzen. So entwickelt ca. 1/3 der Kraniopharyngeompatienten eine ausgeprägte Adipositas und als Konsequenz findet sich bei diesen Patienten ein deutlich erhöhtes Risiko, an einem manifesten Typ-2-Diabetes mellitus zu erkranken (relatives Risiko von ca. 6) [13].

Eine funktionelle Beeinträchtigung der hypothalamischen Kontrolle des Nahrungsaufnahmeverhaltens und Energiestoffwechsels mit entsprechenden metabolischen Konsequenzen tritt häufig auch im Rahmen einer Therapie mit Psychopharmaka auf. So ist bekannt, dass die Aktivität der NPY-, AgRP- und α-MSH-Neurone des Nucleus arcuatus durch serotonerge (5-HT2), histaminerge (H1) und dopaminerge (D2) Effekte und damit deren orexigene/anorexigene Wirkung modifiziert wird. Insbesondere Neuroleptika zeigen typischerweise oft eine hohe Bindungsaffinität an diese Rezeptoren und unter der Therapie mit den meisten Neuroleptika findet sich häufig eine Appetit- und Gewichtszunahme. Antidepressiva beeinflussen typischerweise vorwiegend den Serotoninstoffwechsel des Gehirns und auch unter einer antidepressiven Therapie sind unerwünschte Wirkungen auf das Körpergewicht nicht unüblich. Aber auch unter der Therapie mit Antikonvulsiva, stimmungsstabilisierenden Medikamenten (Lithium) sowie unter manchen Anxiolytika werden metabolische Effekte und Gewichtszunahme beobachtet [14,15]. Letztlich sind die unerwünschten metabolischen Wirkungen der meisten Psychopharmaka aber nur teilweise über diese direkten zentralnervösen Mechanismen erklärlich, darüber hinaus werden eine Reihe anderer Wirkmechanismen von Psychopharmaka (Beeinflussung hormoneller Regelkreise sowie weitere periphere Stoffwechseleffekte) in diesem Zusammenhang diskutiert.

Aufgrund der Ausprägung metabolischer Effekte unter psychopharmakologischen Therapien sowie der Häufigkeit medikamentös behandelter psychischer Störungen wurde diese Problematik mittlerweile von mehreren wissenschaftlich medizinischen Fachgesellschaften aufgegriffen und basierend auf einfachen anamnestischen und klinischen Daten Protokolle zum Monitoring des metabolischen Risikos unter einer Therapie mit Psychopharmaka in klinischen Leitlinien vorgeschlagen [16].

17.4 Zusammenfassung

Es gibt zunehmende Evidenz dafür, dass Störungen im Bereich neurobiologischer Regulationsmechanismen eine sehr wichtige, aber bisher unterschätzte Rolle in der Pathophysiologie des Typ-2-Diabetes mellitus spielen. Im praktisch-klinischen Bereich wird dies beispielsweise sehr anschaulich durch die metabolischen Risiken häufig eingesetzter Psychopharmaka illustriert. Dieses Problem wird auch zunehmend in Leitlinien wissenschaftlich medizinischer Fachgesellschaften berücksichtigt.

Literatur

[1]   Bernard C. Leçons de physiologie expérimentale appliquée à la médecine. Baillere et Fils, Paris, 1854.

[2]   Schwartz MW, Figlewicz DP, Baskin DG, Woods SC, Porte D Jr. Insulin in the brain: a hormonal regulator of energy balance. Endocr Rev. 1992;13:387–414.

[3]   Brüning JC, Gautam D, Burks DJ, et al. Role of brain insulin receptor in control of body weight and reproduction. Science. 2000;289:2122–2125.

[4]   Gray SM, Barrett EJ. Insulin transport into the brain. Am J Physiol Cell Physiol. 2018;315:C125-C136.

[5]   Kleinridders A, Ferris HA, Cai W, Kahn CR. Insulin action in brain regulates systemic metabolism and brain function. Diabetes. 2014;63:2232–2243.

[6]   Schwartz MW, Porte D Jr. Diabetes, obesity, and the brain. Science. 2005;307:375–379.

[7]   Farooqi S, Rau H, Whitehead J, O'Rahilly S. ob gene mutations and human obesity. Proc Nutr Soc. 1998;57:471–475.

[8]   Niazi RK, Gjesing AP, Hollensted M, et al. Identification of novel LEPR mutations in Pakistani families with morbid childhood obesity. BMC Med Genet. 2018;19:199.

[9]   Farooqi IS, O'Rahilly S. Mutations in ligands and receptors of the leptin-melanocortin pathway that lead to obesity. Nat Clin Pract Endocrinol Metab. 2008;4:569–577.

[10] Pocai A, Lam TK, Gutierrez-Juarez R, et al. Hypothalamic K(ATP) channels control hepatic glucose production. Nature. 2005;434:1026–1031.

[11] Biessels GJ, Despa F. Cognitive decline and dementia indiabetesmellitus: mechanisms and clinical implications. Nat Rev Endocrinol. 2018;14:591–604.

[12] Manolopoulos KN, Klotz LO, Korsten P, Bornstein SR, Barthel A. Linking Alzheimer's disease to insulin resistance: the FoxO response to oxidative stress. Mol Psychiatry. 2010;15:1046–1052.

[13] Wijnen M, Olsson DS, van den Heuvel-Eibrink MM, et al. Excess morbidity and mortality in patients with craniopharyngioma: a hospital-based retrospective cohort study. Eur J Endocrinol. 2018;178:93–102.

[14] Gahr M, Connemann BJ, Cabanis M, Denoix N. Metabolische Nebenwirkungen von Psychopharmaka. Nervenheilkunde. 2016;35:559–569.

[15] Barthel A, Bauer M. Psychotropic drugs and metabolic risk. In: Depression and Type-2-Diabetes. Hrsg.: Ismail K, Barthel A, Bornstein SR, Licinio J. Oxford University Press. 2018;127–139.

[16] Consensus development conference on antipsychotic drugs and obesity and diabetes. American Diabetes Association; American Psychiatric Association; American Association of Clinical Endocrinologists; North American Association for the Study of Obesity. Diabetes Care. 2004;27:596–601.

Stichwortverzeichnis

www.ingramcontent.com/pod-product-compliance
Lightning Source LLC
Chambersburg PA
CBHW081512190326
41458CB00015B/5348